Dados Internacionais de Catalogação na Publicação (CIP)
(Câmara Brasileira do Livro, SP, Brasil)

Alon, Ruthy
 Espontaneidade consciente : desenvolvendo o método Feldenkrais / Ruthy Alon ; [tradução Maria Silvia Mourão Netto]. — São Paulo : Summus, 2000.

Título original: Mindful spontaneity.
Bibliografia.
ISBN 85-323-0738-8

1. Espontaneidade (Traço de personalidade) 2. Método Feldenkrais 3. Movimento terapêutico. I. Título.

00-4356 CDD-613.7

Índices para catálogo sistemático:

1. Método Feldenkrais : Exercícios corporais : Aptidão física   613.7

ESPONTANEIDADE CONSCIENTE

RETORNANDO AO MOVIMENTO NATURAL

RUTHY ALON

Desenvolvendo o Método Feldenkrais

summus editorial

Do original em língua inglesa
MINDFULL SPONTANEITY: LESSONS IN THE FELDENKRAIS METHOD
Copyright © 1996 by Ruthy Alon
Publicado pela North Atlantic Books, Califórnia e
pela Somatic Resources, California, EUA.

Tradução:
Maria Silvia Mourão Netto

Revisão técnica:
Mathilda Yakhni

Capa:
Carlos Zibel

Ilustração à página 109:
Ginger Beringer

Editoração:
Acqua Estúdio Gráfico

Feldenkrais®, Feldenkrais Method®, Functional Integration®,
Awareness Through Movement®, e Feldenkrais Guild® são
marcas registradas da Feldenkrais Guild®

Atenção:
Este livro não tem a intenção de substituir tratamento médico.
Leitores que têm problemas de saúde devem procurar auxílio
médico.

A leitura deste livro bem como os exercícios nele propostos
não pretendem substituir a vivência efetiva em sessões e aulas
que envolvam o método aqui descrito.

Proibida a reprodução total ou parcial
deste livro, por qualquer meio e sistema,
sem o prévio consentimento da Editora.

Direitos para a língua portuguesa
adquiridos por
SUMMUS EDITORIAL LTDA.
que se reserva a propriedade desta tradução.
Rua Itapicuru, 613 - cj. 72
05006-000 — São Paulo, SP
Telefone (11) 3872-3322 Fax: (11) 3872-7476
http://www.summus.com.br
e-mail: summus@summus.com.br

Impresso no Brasil

Para Moshe, o grande mestre, que conosco compartilhou todas as suas invenções, de tal maneira que cada um de nós foi inspirado a reinventá-las, desde o princípio.

Agradecimentos

Gostaria de agradecer a cada uma das muitas pessoas que caminharam comigo durante a criação deste livro. Meus sinceros agradecimentos aos meus alunos de todas as partes do mundo, cujo despertar para as próprias transformações fez desse método um ensinamento vivo; a Zvi, de Tel-Aviv, meu amigo de sempre, por sua ajuda incondicional; ao editor, Navil Drury, da Crafstman Press, na Austrália, que confiou neste livro e em seu valor, e o aceitou com o nome que tem; a Agnes Lilienfeld, em Jerusalém, por sua arte nas ilustrações; a Myra, minha digitadora em Jerusalém, que decifrou de bom grado as intermináveis correções manuscritas que eu vivia acrescentando ao original; a Ziona Sasson, em Jerusalém, pela ajuda no quase-que-impossível projeto de traduzir o manuscrito do hebraico para o inglês; a Colin, em Sydney, que passou longas horas peneirando a terminologia alheia ao inglês; a Amitabha, que se importou e dedicou muito trabalho para melhorar o livro; à professora Ruth Miller, por seus *insights* lingüísticos e pelo incentivo; e aos meus muitos colegas, praticantes do Feldenkrais no mundo todo, por sua abertura diante da minha interpretação do método.

Sumário

Apresentação à edição brasileira 11

Prefácio à primeira edição americana 13

Introdução à primeira edição americana 15

Introdução à segunda edição 19

1. Honestidade funcional 23

2. Aprendizagem orgânica: Aprendendo por meio de opções 45

3. Terapia familiar para a comunidade das vértebras 103

4. Movimento para a vida, movimento para o amor 141

5. Costas retas ou costas sábias? 163

6. Mudança nas proporções da divisão do trabalho 219

7. Liberte suas costas 291

Leituras recomendadas 308

Apresentação
À edição brasileira

Espontaneidade consciente. Um paradoxo ou a possibilidade de uma movimentação criativa, orgânica e sintonizada com o natural? Ruthy Alon é uma pioneira. Foi uma das alunas diretas, em Israel, de Moshe Feldenkrais, criador do Método Feldenkrais de Educação Somática.

Ruthy desenvolve neste livro o que aprendeu e criou, ao longo de anos de experiência e dedicação, em relação à compreensão da organização do movimento humano. Ela nos conta que nosso corpo possui uma inteligência própria, que normalmente está aprisionada em hábitos que, ao mesmo tempo, facilitam o nosso dia-a-dia e nos aprisionam a padrões que se repetem e podem resultar em dores e desconfortos físicos: "Somos em vários graus prisioneiros em nossas prisões particulares".

Porém, é parte da natureza do organismo humano obter melhor organização de movimento mediante o desafio da criatividade. As explorações de movimento que o Método Feldenkrais propõe são as ferramentas para não desistirmos da liberdade.

Você vai encontrar a cada página deste livro um convite ao movimento. Não ao exercício, mas a mover-se com graça, poesia, sensibilidade e inteligência, em seu próprio ritmo. O movimento cotidiano e usual se transforma em não-usual, permitindo que cada um descubra e se aproprie da singularidade de seu movimento.

Quando o livro *Consciência pelo movimento*, de Moshe Feldenkrais, foi lançado no Brasil em 1977, ele certificava, nos Estados Unidos, o segundo grupo de alunos autorizados a trabalhar com seu Método, e estes iniciavam sua prática profissional. De lá para cá, o Método expandiu-se internacionalmente, multiplicando-se as formações e sua aplicação nas mais diversas áreas do conhecimento humano: esportes, terapêuticas física e psicológica, e ensino das artes. Pensadores como Heinz von Foster vêem profundas ligações e atualizações práticas desta metodologia com os paradigmas da cibernética e semiótica que servem de base para as teorias sistêmicas.

Vale ressaltar que todos os livros de Moshe Feldenkrais traduzidos para o português ou aqueles relacionados a seu Método, foram lançados pela Summus Editorial.

Formamos, em São Paulo, um grupo de profissionais internacionalmente certificados no Método Feldenkrais. Há quinze anos atuamos em importantes centros de pesquisa e difusão, no Brasil: Universidade de São Paulo (USP), Universidade de Campinas (Unicamp), Pontifícia Universidade Católica de São Paulo (PUC), Instituto Sedes Sapientiae, SESC, Oficinas Oswald de Andrade, e no exterior: Festival de Dança de Viena (Wien Tanz Festival), Departamento de Estudos Continuados da Faculdade de Medicina em Colima, México, Indigo – Centro de Estudos e Desenvolvimento da Saúde, Argentina, juntamente com nossa prática particular.

Márcia Taques Bittencourt
Psicóloga, mestre em psicologia clínica pela PUC-SP.
e-mail: mtbittencourt@uol.com

Márcia Martins de Oliveira
Psicóloga, professora e supervisora em psicodrama pela Febrap, faz parte das equipes internacionais de Formação no Método Feldenkrais de Educação Somática.
e-mail: mmdeo@uol.com.br

Mathilda Yakhni
Psicóloga, professora do Centro de Educação Somática Existencial.
e-mail: myakhni@uol.com.br

Ricardo Osse
Psicólogo, instrutor associado da Moy Yat Ving Tsun Martial Art System.
e-mail: rosse@macbbs.com.br

Prefácio
À primeira edição americana

Quando se passeia pelo zoológico de San Diego não se pode deixar de sentir o cuidado com que foi oferecida aos animais a sensação de um espaço aberto. As girafas, em especial, têm privilégios extraordinários: não ficam absolutamente presas atrás de grades. São rodeadas em três lados por rochas enormes e, na frente, só por uma estreita trincheira que as separa dos visitantes.

O guia explica que as girafas são muito cuidadosas quanto a riscos de danos aos seus tornozelos. Diante da peculiar incumbência de equilibrar o corpo no alto de pescoços tão longos, elas se orientam visando evitar quaisquer obstáculos. Nunca ousam cruzar a trincheira em busca da liberdade, mesmo que essa esteja a um passo de distância. Diz o guia que se trata de uma barreira psicológica.

E não somos todos nós, em graus variáveis, cativos de nossas próprias prisões, encarcerados por hábitos limitadores? E, embora sejamos seres humanos conscientes e vejamos o absurdo das autolimitações, não sabemos como cruzar essa estreita trincheira e ganhar a liberdade.

A Consciência Pelo Movimento é um método que ensina como não desistir da liberdade. O dr. Moshe Feldenkrais, fundador do método, criou um processo de aprendizagem pelo qual as pessoas podem ser gradualmente treinadas, com paciência, delicadeza e segurança, num ambiente cálido, longe das ameaçadoras condições de um trincheira, a se mover de modo a entrar e sair de armadilhas, em várias espécies de situação. Quando as pessoas se conscientizam de suas opções mais amplas, suas barreiras psicológicas perdem o poder sobre elas. Elas alcançam o outro lado não só capacitadas a transitar nas vastas expansões da liberdade, mas ainda portando a dignidade de serem soberanas em sua ações, capazes de escolher a maneira como desejam viver.

O dr. Feldenkrais tinha o dom de melhorar a capacidade humana, inspirando as pessoas a entrar em contato com a sabedoria orgânica de sua coordenação, em sintonia com a intenção da natureza. Os horizontes que seu método descortinam continuam se alargando quanto mais a pessoa se apercebe disso. Dedico este livro a uma única e estreita trincheira – as dores nas costas – por meio da qual você pode experienciar algumas maneiras de pensar e se movimentar, segundo o método Feldenkrais, para que elas o guiem até cruzar as barreiras, deixando-as para trás rumo a um nível de funcionamento tão elevado como você jamais teve.

Chamo esse processo de aprendizagem de Gramática da Espontaneidade.

Ruthy Alon

Jerusalém

Introdução
À *primeira edição americana*

Somos todos viciados, criaturas de nossos hábitos. Nós os adquirimos e nos encaixamos neles, em decorrência de todas as repetições. Dessa maneira, somos tanto individualizados quanto coletivizados por eles. Não desistimos deles sem ansiedade e sofrimento. A direta negação de um hábito é ameaçadora e invasiva, e passamos por convulsões e paroxismos semelhantes aos do viciado para quem a droga é negada. Inventamos e desfilamos todo um exército de desculpas e artimanhas para manter nossos hábitos a salvo de escrutínios e interferências, pois parecem ser uma parte sacrossanta de nossa identidade.

O que começa como oportunismo em resposta a eventos ou traumas específicos, e é posto em prática como solução imediata para a ocasião, com o tempo se entrelaça com o próprio repertório neuronial e passa a compor nossas capacidades musculoesqueléticas. São a base estrutural de nossas rotinas. Quando não temos de desperdiçar tempo e energia preparando novas respostas perante a multidão de circunstâncias em contínua mudança, os hábitos nos servem bem e ficamos presos a eles. Mas em troca esquecemos da riqueza de nossas capacidades criativas e espontâneas. O que nos salva dos absurdos de invenções desnecessárias também interdita nosso acesso ao refinamento, à sensibilidade e à diversidade. Nós nos dispomos a restringir nossa capacidade de responder e, dessa forma, damos início ao envelhecimento por meio de nossa resistência a mudar.

A difícil escolha entre a ordem induzida pelo hábito e as possibilidades oferecidas pela mudança pode contar com um significativo apoio, ao educarmos nossa incessante conscientização* para que equilibre o que está disponível com o que é

---

* Nota: *Awareness* neste livro está sendo traduzido por consciência, uma vez que não temos uma tradução exata desta palavra em português. É usada no sentido de: consciência, percepção, consciência com atenção e consciência com conhecimento.

apropriado. Isso é automático somente em seu mais alto nível. Até lá, transcorre uma vida inteira baseada em paciente observação e treinamento. Somos todos espectadores do grande caleidoscópio. Nesse sentido, temos um conjunto de imagens em mudança que, implicitamente confiamos, nosso sistema nervoso vai filtrar e para o qual irá elaborar uma reação. A observação é presenciar algo suplementado pelos poderes conscientes de discriminação que nosso sistema contém. Requer atenção, retomadas de memória, reflexão e abertura, para que se distingam tantas formações quanto possível, no caleidoscópio. Não deve ser importunada nem distorcida pelo ego enquanto transcorre. Esse fator – a dimensão do "eu" – só aparece quando finalizamos posteriormente a nossa reação.

O melhor laboratório no qual se recupera esse poder de observação está em dedicar atenção a qualquer bebê solto no espaço, enquanto vai esculpindo suas reações, ainda não crivadas de hábitos, ao meio ambiente. Suas tentativas e seus erros dão acesso a incontáveis padrões diferentes de movimento totalmente isentos de restrições de tempo e alheios às imposições sociais. Encontrar soluções é excitante e reforçador, e o bebê está pronto para ir adiante e enfrentar problemas mais complexos. A perseverança do bebê é sempre espantosa, assim como sua disposição para repetir e experimentar livremente e a determinação de seus esforços. Claro que esse processo não está livre de frustrações e fracassos. Mas esses servem como estímulo para continuar tentando. O impulso para a autodeterminação é parte integrante do sistema normal. Nossa sensação de adequação vem de conseguirmos dominar a transição de um estado de impotência para o da aquisição de diversos recursos básicos de sobrevivência, dentre os quais o de se colocar sobre os próprios pés. Conseguir chegar até aí é uma luta, mas a glória está em fazê-lo. Toda a origem do prazer e da alegria está em se propor e conseguir.

Os ditos folclóricos costumam conter gotas de *insights* clássicos espargidas em meio a seus clichês. Na canção *Sixteen Come Sunday* [Dezesseis vêm domingo], existe uma maravilhosa frase de repúdio, perto do final, quando o rapaz mais do que ávido é logrado pela moça que ele esperava conquistar: "Se quando pode você não vai, não deverá poder nunca mais". Que concisão exata para traduzir a oportunidade perdida! O conceito chave dessa frase também está ainda mais diretamente presente no antigo adágio sobre a capacidade: "Use-a ou perca-a". É inevitável que a inocência do bebê seja ofuscada e subvertida pela coerção social e pelos traumas, conforme ele avança em seu desenvolvimento. Os adultos incumbidos do bebê têm a grande responsabilidade de interagir com essa criança de maneira a reconhecer tanto quanto possível suas necessidades, e de a não sobrecarregarem com as arbitrariedades habituais das expectativas preexistentes. A oportunidade de estar aberto à aprendizagem pode ser mutuamente enriquecedora.

Com efeito, como em Dezesseis vem domingo, praticamente todos já sentiram o sabor das muitas oportunidades perdidas que estão além do controle pessoal. Os padrões habituais continuam firmes no lugar. Parte do turbilhão dos adolescentes vem de sua percepção intensa e altamente focada da insegurança que move o mundo e de sua falta pessoal de recursos para lidar com isso. Pode ser só um desejo com esperança de se tornar realidade, mas é possível que as experimentações do Método Feldenkrais feitas por Ruthy Alon, e detalhadas neste livro, consigam fornecer uma base substancial para centrar e ancorar essas inquietações. No lugar de hábitos sólidos, a pessoa em desenvolvimento estaria encontrando ao mesmo tempo força e flexibilidade para lidar com as muitas e tempestuosas mudanças que vão da infância à idade adulta.

As últimas décadas da vida sempre foram caracterizadas como um inevitável caminho de involução, como a inescapável decrepitude marcada pela fragmentação e pobreza de reações tanto dos sentimentos quanto dos movimentos. Somos compulsivamente dirigidos pelas limitações solidificadas dos hábitos, assiduamente cultivados e cultuados ao longo de anos. Cada vez mais açoitados pelas mudanças e com um leque progressivamente menor de modos de adaptação, vamos nos encurvando, retorcendo e encurtando até nos encurralarmos na imobilidade. Somos hábeis no uso de artifícios *ad hoc* – bengalas, articulações artificiais, cadeiras de rodas inteligentes. Será realmente inevitável um cenário assim? Acho que não. Podemos ser igualmente hábeis em aceitar os desafios conforme venham ao nosso encontro. Somos diferentes da soma de nossas partes; não nos permitamos cair na indiferença quanto a este fato. Em vez de assistir ao nosso declínio, por meio de observação e conscientização podemos usar as singelas habilidades esboçadas por Ruthy Alon para encontrar soluções específicas para os nossos problemas. Um miligrama de mudança consciente num padrão de movimento vale um quilo ignorado de distorções.

Ao formular as regras que governam a relação de nossa complexa biologia com o meio ambiente, os métodos tradicionais de educação optaram por desfechar um ataque maciço e rígido contra o organismo em desenvolvimento, ou por ignorar inteiramente o anseio fundamental de autoconscientização. Este precisa, como feito idiossincrático, ser atendido pelo teor de motivação e curiosidade que restam à pessoa depois de por ela ter passado o trator da educação que é fornecida pela sociedade. Agimos como se o desenvolvimento humano pessoal fosse imaterial e sem peso, a ser deixado – como o mato rasteiro – forçando o caminho rumo ao Sol, sejam quais forem as circunstâncias. Recebemos a sociedade que compramos. Os humanos são diversos e instáveis demais para que as técnicas de clonagem possam funcionar, e o resultado final desse esforço é que nos falta riqueza e satisfação no viver, e coesão. Na era atual de revolução da informação, destilamos confusão sem direção. Isso ocorre porque o conhecimento dos fatos e das técnicas só tem base se se ancora no autoconhecimento direto. Estamos desesperadamente carentes de estoques nessa área.

Moshe Feldenkrais foi integrante de um reduzido grupo de pioneiros deste século, que teve a dedicação e a força de consagrar de forma produtiva toda uma vida profissional a essa finalidade. Mas só ele teve, literalmente, o comando do Método Feldenkrais sob suas mãos. O que ele deixou foi um testamento aberto, um espelho especial refletindo o paradoxo da condição humana, ao mesmo tão comum e tão singular. Isso significa que toda pessoa que estudar e usar esse presente deve fazê-lo com sua interpretação e criativamente. Portanto, não é de causar surpresa que os instrutores atualmente dedicados ao ensino do Método Feldenkrais contribuam com a marca da sua individualidade. As regras, poucas e simples, que constituem seu cerne agem como um prisma, permitindo uma simultânea liberdade no ensino e, não obstante, manifestando a força focalizada e coerente do método em geral. Só se pode ganhar com isso; não há perdedores. O Método Feldenkrais é um instrumento como poucos para se ganhar o acesso à conscientização pessoal e poder cultivá-la. E pode ser iniciado em qualquer idade, inclusive por deficientes e lesionados. Tem algo a oferecer a todos.

Depois de trabalhar com Feldenkrais por muitos anos, Ruthy Alon desenvolveu seu próprio modo individual de ensinar o método. Ela é um exemplo de como é possível desenvolver-se ao longo de um percurso pessoal sem, em qualquer medida, afastar-se do espírito dos ensinamentos de Feldenkrais. O que ela tem de mais particular a oferecer é sua empatia poética, uma rara habilidade para transmitir a intencionalidade e a beleza das ações, pois é só pelo movimento que somos conhecidos e podemos estar no mundo. Sua hábil apreensão do que é essencial é acompanhada por um profundo entendimento de como melhor apresentar esses elementos. A cada final de aula, neste livro, podem-se captar *insights* novos, inéditos, que são produto de sua exemplar capacidade de refinamento da percepção.

A engenhosidade do Método Feldenkrais é que começa com o trivial e acaba deixando a pessoa em perfeitas condições de encarar o que for. A magia de Ruthy está em acender e revitalizar a dupla sensibilidade-movimento, para que o percurso pareça cada vez mais aquele deslizar das férias, que nunca precisariam ter fim.

Ao participar do que ela oferece, cada pessoa tem a oportunidade de se descartar do vício de seus hábitos, de uma maneira agradável e não contundente. Mediante observações maduras, conscientes, cada um vai sendo suave e seguramente conduzido por um novo caminho, que permite libertar a espontaneidade aprisionada. O resultado é a capacidade de se tornar cada vez confiante para se incumbir do rumo e das dimensões de sua própria vida. Vá com tudo!

Dr. Bernard Lake
Clínico-geral
Sydney, Austrália
1990

Introdução
À segunda edição americana

Quem, dentre nós, não deseja viver com mais saúde e de maneira mais produtiva? Quem não gostaria de superar as dores comuns e nossas maneiras habituais de interferir com nós mesmos, para viver com mais vitalidade, mais plenamente? *Espontaneidade consciente,* livro inspirado pelo Método Feldenkrais, pode guiar-nos nesse sentido. Esse método, em vez de oferecer soluções fixas para os nossos problemas, convida-nos a nos investigar em profundidade para descobrir, dentro de nós, possibilidades que nunca sonharíamos ter, que podem nos proporcionar uma nova e melhor qualidade de vida.

Moshe Feldenkrais foi um físico israelense, faixa preta em judô, e uma das mentes mais originais do século XX. Desenvolveu seu método primeiro como maneira de melhorar seu próprio funcionamento e nível de bem-estar. Ávido por explorar mais o que tinha descoberto, começou a trabalhar com alguns amigos e colegas, individualmente. Dessa maneira, certificou-se de que suas descobertas não eram idiossincrasias que diziam respeito só a si mesmo. Depois de algum tempo, esse trabalho individual passou a ser conhecido como Integração Funcional. Ele também encontrou um modo de levar para grandes grupos o que havia descoberto. Esse método grupal de aprendizagem é conhecido hoje como Consciência Pelo Movimento. Feldenkrais trabalhou com a melhora da movimentação mas sua meta era desenvolver a conscientização, a capacidade de saber o que se está fazendo e de usar na própria vida atos eficientes. Um dos resultados desse trabalho é mais vitalidade. Outro é a capacidade de dar vida aos próprios sonhos.

Feldenkrais começou a treinar pessoas para que ensinassem seu método, em Israel, no final da década de 1960. Nessa época, seu método parecia muito radical. Durante quase trinta anos dedicara-se à investigação de sua maneira de levar as pessoas a melhorar de vida e a participar melhor do mundo. Já vinha há anos dando aulas em Tel-Aviv para o público leigo, mas ainda não se sentia pronto a treinar outros. Suas idéias a respeito de como as pessoas podem aprender e melhorar seu funcionamento, e de como o sistema nervoso trabalha para promover a aprendizagem, eram muito diferentes das visões tradicionais sobre aprendizagem disponíveis à época em que iniciara o seu trabalho. Como cientista experiente (tinha sido assistente, em Paris, de Joliot-Curie, na década de 1930), queria um sólido embasamento científico do que estava fazendo antes que pudesse treinar os outros para que ensinassem seu trabalho. Alguns alunos, grandemente beneficiados por suas aulas, pressionaram-no para que os ensinasse. Embora não estivesse ainda seguro de estar pronto, aquiesceu. E foi para o bem do mundo inteiro que ele assim o tenha feito.

Ruthy Alon participou desse primeiro grupo de treinandos de Feldenkrais, um grupo reduzido, de apenas treze pessoas. Ela, portanto, foi uma pioneira, que ousou entrar de cabeça naquele trabalho rico e desafiador numa época em que a comunidade externa mal o reconhecia. Feldenkrais introduziu seu trabalho nos Estados Unidos em 1971, e sugeriu a Ruthy Alon que, no ano seguinte, desse aulas do Método Feldenkrais no Instituto Esalen, na Califórnia. Ela mergulhou no clima de Esalen. Nos dez anos seguintes, voltou para apresentar *workshops* de Consciência Pelo Movimento tanto nesse local como em Berkeley, Nova York e Boulder. Ao longo desse período, começou a desenvolver sua própria maneira de apresentar o trabalho, tornando-se assim, ela também, uma pesquisadora. Hoje é uma das instrutoras mais antigas do método. Ainda está investigando e evoluindo, dando significativas contribuições ao ensino e à prática do trabalho de Feldenkrais.

Espontaneidade consciente é uma de suas contribuições originais. Ela apresenta a abordagem de Feldenkrais de maneira vivencial. Assim, o leitor é compelido a tentar pôr os diversos experimentos em prática, nos movimentos. O leitor investiga como se tornar mais consciente de suas ações e sensações. Essa é uma verdadeira filosofia de vida, que envolve a liberdade de recuperar e reaprender o movimento natural e equilibrado que celebra a vida. É mais profundo do que parece à primeira vista, pois afeta nossa forma de pensar, respirar, solucionar problemas com criatividade, e ainda a nossa capacidade de reagir ao amor. A chave para essas mudanças é algo que ela denomina de "aprendizagem orgânica".

O que é aprendizagem orgânica? *Espontaneidade consciente* oferece exemplos em abundância. Ainda existe algo esquivo nesse conceito. Afinal de contas, não é orgânico para nós todo tipo de conhecimento? Vamos contrapor duas formas de aprender, para lidar com essa idéia de forma mais clara.

De um lado, em geral, ao pensar em aprendizagem pensamos no que fazíamos na escola. A aprendizagem pode envolver conhecimento de fatos, e o que aprendemos para nos tornar cidadãos de nossas respectivas sociedades. Também aprendemos habilidades específicas: leitura e escrita, como lidar com símbolos, que é o que fazemos na matemática. Boa parte desses conteúdos foi aprendida pela repetição. No entanto, tudo foi guiado ou dirigido por meio de instruções. Até na aprendizagem de habilidades físicas, como as exigidas nos esportes, fomos instruídos, compelidos a imitar o modelo do instrutor.

De outra maneira, ensinada menos abertamente, aprendemos a usar os nossos olhos e a posicionar a cabeça e o pescoço de acordo com as exigências da situação da classe. Parte desse treinamento foi útil, mas uma maior parte ainda foi destrutiva, impedindo que habilidades posteriores alcançassem seu nível ótimo de funcionamento na vida. Foi nossa maneira de nos adaptar à situação escolar. Esse outro aprendizado não foi falado, foi secreto. No ambiente da escola, muitas vezes não nos era produtivo, era um tipo orgânico de aprendizado.

A pergunta que na escola ninguém nos fez foi: como é melhor que nos organizemos? Na escola fizemos o melhor que pudemos. Sob a pressão de termos de nos sobressair, e agradar aos professores e pais, freqüentemente esse "melhor" estava longe de nossas verdadeiras capacidades. O esforço e o estresse cobraram seus preços, até dos que tiveram êxito e ficaram nos primeiros lugares. Por exemplo, muitas crianças chegam à escola sem qualquer vestígio de deficiência visual. No entanto, em poucos anos, estão precisando de óculos. Para elas, uma função básica – a visão – foi deteriorada em virtude da pressão de usar os olhos de maneira rígida. Freqüentemente, antes da escola, antes da intensa aculturação, nossa capacidade de aprender era extraordinária. Durante nossos primeiros dois anos de vida, aprendemos a ficar em pé em meio gravitacional, caminhar, nos comunicar com os outros por meio da linguagem, usar os órgãos dos sentidos para construir um mundo perceptual que nos permite mover-nos e agir em nosso ambiente. Essa aprendizagem, envolvendo a organização básica do nosso sistema nervoso, também é sutil. Não detectamos sua importância. Fazemo-la sem instrução.

Moshe Feldenkrais contrapôs essas duas formas de aprendizagem perguntando o que aconteceria se instruíssemos as crianças a caminhar e falar. A maioria entende imediatamente a questão. Essas instruções iriam atrapalhar seu processo de aprendizagem. A segunda maneira, não regida por instruções, é o que Ruthy Alon chama de *aprendizagem orgânica*. Uma aprendizagem vital para nossa existência.

Nosso legado biológico também conta com a capacidade de organizar nossas ações e percepções por atos no mundo. Como disse o biólogo Francisco Varela, em conversa recente, "[...] *nosso sistema cognitivo cria regularidades coerentes, e fará isso sejam quais forem as circunstâncias*". Em *Higher Judo*, Feldenkrais escreveu:

> No corpo perfeitamente amadurecido, que cresceu sem perturbações emocionais de porte, os movimentos tendem, gradualmente, a se conformar às exigências mecânicas do mundo que nos cerca. O sistema nervoso evoluiu sob a influência dessas leis, e é adequado a elas.

Esses movimentos, sem qualquer interferência da pessoa, conformam-se à mecânica da estrutura do sistema musculoesquelético. Somos capazes de movimentos bela e habilmente organizados, para todas as nossas atividades. Por outro lado, poucos dentre nós se aproximam de seu pleno potencial. O que aprendemos em situações tão estressadas é que criamos adaptações que obstaculizam outros aspectos de nossa vida. Feldenkrais comenta: "*No entanto, em nossa sociedade, movidos pela promessa de grandes recompensas ou intensas punições, distorcemos o desenvolvimento natural do sistema a tal ponto que muitas ações são excluídas ou restritas*".

Precisamos recuperar essa capacidade de aprender de maneira fundamental, resgatando o que excluímos e restringimos em nós. Precisamos encontrar movimentos que sejam fluentes e equilibrados. É uma tarefa árdua. E no entanto, como demonstra o processo que este livro descreve, quando nos conscientizamos de nós e nossos atos, muito passa a ser possível. Temos de encontrar uma nova maneira de aprender, que lembre ao máximo a forma como aprendíamos quando éramos crianças.

Ruthy Alon define da seguinte maneira a aprendizagem orgânica:

> A aprendizagem é orgânica quando o próprio organismo usa suas faculdades para fazer um ajustamento, inventar uma solução funcional, explorar, negociar, avaliar

para atualizar uma conclusão, de tal modo que a pessoa possa substituir uma reação habitual, contraprodutiva, por outra, mais precisa. A melhora no desempenho corporal é validada, não quando este é calculado intencionalmente e imposto por imitação, mas somente se deriva espontaneamente do interior do organismo não-consciente – fenômeno raro para a pessoa madura. Mas se o adulto puder resgatar essa capacidade natural da infância para inventar o sucesso, eis a fonte tanto do otimismo biológico quanto da verdadeira melhora da movimentação, e ainda de maior bem-estar.

A aprendizagem orgânica é um processo biológico disponível a todos nós. Por que a aprendizagem orgânica tem sido tão mal compreendida e comentada? As estruturas de nosso pensamento têm-nos permitido passar sem enxergar o que o tempo todo esteve bem diante de nosso nariz. Os cientistas, no passado, consideravam o mundo externo um dado independente, e o sistema nervoso uma espécie de gravador do que existe aí fora. Foi assim que surgiram conceitos como estímulo e resposta, reforço, aprendizagem pela repetição. Segundo essa orientação, não vemos realmente como aprendem as crianças muito pequenas, e consideramos que esse modelo se aplica para darmos continuidade ao nosso desenvolvimento durante a vida adulta. Nos últimos anos, os cientistas cognitivos começaram a investigar redes operacionais não-lineares, e os psicólogos do desenvolvimento passaram a investigar como as crianças aprendem a organizar suas ações, na qualidade de criaturas dotadas de auto-organização. Finalmente, não estamos mais considerando automática a organização da ação e da percepção. Este é um bom augúrio para o reconhecimento da aprendizagem orgânica. Contudo, não precisamos aguardar uma cabal validação científica para investigar por conta própria as condições do nosso bem-estar.

Como a aprendizagem orgânica foi o nosso caminho original para nos organizarmos a fim de estarmos no mundo, pode ser o percurso que nos recupere a capacidade de reformular nossos padrões de movimentação e as atitudes que podem nos conduzir a uma vida mais sadia e produtiva. Temos uma chance de inventar a exploração, de deitar no chão e usar nossa capacidade de conscientização e foco de atenção para crescer de novo, seja qual for nossa idade. Podemos, dessa forma, reduzir nossa auto-interferência, nossas dores e limitações. Podemos ter vitalidade e dar vida ao nosso potencial criativo. Essa é a mensagem essencial do trabalho de Ruthy Alon. Cabe ao leitor decidir se a utilizará.

Carl Ginsburg
Instrutor do Método Feldenkrais
Albuquerque, Novo México
Outubro de 1995

1
Honestidade Funcional

Sua versão de por que você tem dor nas costas

Se uma curva acentuada na estrutura da região lombar das costas fosse a causa de todos os problemas das costas, então milhões de pessoas do mundo inteiro sofreriam o tempo inteiro.

Se a estrutura correta fosse uma região lombar sem curvatura, ligada à pelve em continuidade, como sua extensão, então o modelo de ausência da dor seriam aquelas pessoas empertigadas com costas retas como tábua, que se movimentam como se o corpo fosse um bloco único. Para poder olhar para o lado, elas precisam virar também os pés.

Se costas flexíveis fossem a resposta, então bailarinos, atletas e acrobatas nunca seriam afligidos por dores nas costas.

Se a meta fosse costas fortes, as pessoas musculosas que fazem trabalho físico pesado estariam imunes ao sofrimento nas costas.

Se levantar cargas pesadas fosse a fonte de dores nas costas, então qualquer um que carregasse peso, de entregadores de água a halterofilistas, seria inevitavelmente vitimado.

Se músculos abdominais frouxos fossem a causa de costas fracas e doloridas, então todas as crianças se queixariam de dor nas costas e todo adulto que deixasse seu abdome relaxado poderia esperar sentir dor nas costas.

Se a postura ereta para caminhar – a aparentemente arbitrária invenção da humanidade – fosse a raiz do problema, então gerações de seres humanos, desde a aurora da evolução, estariam vivendo em agonia constante.

Se a pressão nas costas expressa pressão sobre a alma, então todos que estão felizes com o seu viver estariam livres de problemas nas costas.

Se o desamparo das costas fosse o castigo para o esforço exagerado no sexo, quem conseguiria ficar longe da dor?

Existe uma fórmula para evitar dor nas costas?

Dor nas costas é a causa número um de ausências no trabalho, a razão de não desfrutar do lazer por causa de dor, de decepção com um corpo que trai, motivo para a imobilidade e o desamparo frustrantes, o declínio da auto-imagem, e a sabotagem da nossa aspiração de fazer de nossas vidas o que quisermos.

A dor nas costas ataca secretárias e porteiros, eruditos e analfabetos, trabalhadores sedentários e rurais, ricos e pobres, gente do campo e gente da cidade, gordos e magros, velhos e moços, os que se curvam rotineiramente para trabalhar e os que tomam cuidado para nunca se curvar, os que têm vida ativa porque querem e os que acham um horror se movimentar, homens e mulheres indistintamente.

Os que adotam alguma disciplina de exercícios vigorosos acreditam que suas costas doem porque não se exercitaram o suficiente, e continuam em busca de solução recorrendo a mais exercícios especializados. Os que se abstêm de quaisquer outros movimentos além dos exigidos por suas rotinas diárias acreditam que suas costas doem porque se deixaram "entusiasmar" e tentaram fazer algo não habitual. Assistentes e gerentes que ficam sentados durante muitas horas dizem que as costas doem por causa disso. Os vendedores e operários industriais que devem trabalhar em pé dizem que as costas doem por causa disso. Os carteiros declaram que andar demais destrói suas costas.

Os que têm costas curvas, talvez até deformadas, estão certos de que seu sofrimento vem de sua má postura. Há, porém, pessoas portadoras de estruturas maciçamente distorcidas que desconhecem completamente a dor, e outras, com costas aparentemente normais, e até mesmo lindas, que sentem dor constante.

- Pode existir alguma resposta única e inequívoca para este enigma?
- Pode alguém resolver um problema da vida orgânica, tão intrincado e de feitio sempre diverso?
- Está certa a lógica humana, ao esperar uma resposta inequívoca, em sintonia com a lógica da natureza?

Se você está preocupado com suas costas, e acha que só precisa encontrar uma cura específica, então pode ser que não veja como a realidade abrangente de sua qualidade de vida consente que a dor se instale. Como muitos outros, você pode achar difícil ver que a maneira como você trata o seu corpo – seu bem mais concreto e o templo de sua alma – é inseparável da maneira como você lida com os demais aspectos de sua vida.

Você está ciente da maneira como cultiva seu bem-estar? Quanto está comprometido com o aprimoramento de sua vida de acordo com suas preferências? Quanta eficiência e satisfação você ousa desejar para si no que faz? Você sente a necessidade de se esfalfar e sacrificar para corresponder às demandas da vida, ou segue entusiasticamente adiante, correspondendo aos desafios e vencendo os contratempos, sem deixar que os obstáculos o impeçam de ir em busca da competência e da alegria? Se sua atitude quanto ao lugar que ocupa na vida vem de uma ansiedade crônica, vem de acreditar que a vida está contra você, será difícil deixar que seu corpo experiencie mais soltura e otimismo.

É a diferença entre a esmagadora tentativa de suspender a deterioração de um lado, e, de outro, usar a inteligência para aprender como progredir. É a diferença entre aqueles cujo único desejo é não sentir dor nas costas, e os outros que ousam se empenhar por viver como verdadeiramente desejam, prontos para aprender como usar as costas de tal maneira que elas não os impeçam de colocar em prática as suas aspirações.

O estado de suas costas pode ser um barômetro crítico e nítido refletindo tudo o mais a seu respeito e a respeito de sua postura na vida: o alinhamento de sua alma tanto quanto o de sua coluna; seu panorama de esperanças assim como a riqueza e a variedade de seus movimentos e vocabulário; a versatilidade com a qual reage à incessante mudança das situações assim como a coordenação entre todas as partes de seu corpo; sua assertividade social assim como sua sensibilidade para o conforto e a sensação de satisfação do seu corpo.

Suas costas no primeiro plano de sua ecologia do movimento

Ao considerar suas costas apenas da perspectiva da qualidade do movimento, você irá perceber que sua coluna é a encruzilhada de interações e funções, local onde as mais remotas partes de seu corpo se ligam e se equilibram umas com as outras.

O que acontece nas suas costas evidencia o nível de comunicação por todo o seu organismo. Assim que você se dá conta dessa integração, não pode deixar de levar em consideração o todo, as partes que doem tanto quanto as que não doem. Para visualizar a função de suas costas no contexto do restante de seu corpo, tente se lembrar de como elas ficam duras e contorcidas, quando seus pés devem pisar um terreno irregular. O elo de reciprocidade entre costas e joelhos provavelmente lhe é familiar por experiência: é do conhecimento de todos que flexionar o tronco com os joelhos esticados dispara um sinal de alarme nas costas. Talvez você não esteja tão consciente do quanto suas costas estão intimamente sujeitas aos movimentos do tornozelo. Indiretamente, se seus tornozelos se recusam a dobrar de modo amplo, elástico, os joelhos não conseguem se posicionar no espaço naquele ponto que permitirá à pelve ficar solta e, dessa maneira, aliviar a pressão sobre a região lombar.

A respiração também serve como pista para o comportamento das costas. Sua coluna está ligada às costelas de maneira inteiramente tangível. O raio de movimentação de cada costela determina não só o volume de ar do ciclo respiratório e a posição dessa costela, mas também afeta o alinhamento das vértebras ligadas a ela.

Na realidade, não existe uma única parte ou função de todo o seu ser que exista em separado das costas, ou que não esteja sendo expressa por meio delas. O estado das costas depende de como o pescoço é capaz de se movimentar, das opções disponíveis à pelve, do nível de tônus dos músculos das pernas e coxas, do modo como o peso está distribuído sobre os pés e da totalidade da memória funcional de seus movimentos.

Por exemplo, quando você escolhe olhar para alguma coisa que está à sua direita, a responsabilidade de deslocar os olhos até o ponto desejado recai apenas sobre a prontidão de seus olhos para percorrerem uma cena? Até que ponto o tronco também participa do giro? Será que cada uma das vértebras, e todas elas, se articulam e se movem em separado da seguinte, ao longo de toda a coluna? Ou será que a rotação só ocorre no pescoço ou, inclusive, num ponto específico dele? Talvez você poupe tanto às vértebras de seu pescoço quanto as de suas costas do trabalho e mude a direção do rosto girando a pelve. Há pessoas que precisam mudar a localização dos pés no chão para que possam olhar para um lado; para elas, é mais fácil assim do que obter a diferenciação entre as vértebras.

A maneira como você organiza suas costas também está sujeita ao que acontece com seu abdome. Talvez durante essa leitura você queira rever suas idéias acerca do relacionamento entre aptidão física e um certo tônus muscular em seu abdome, chegando até a se questionar se de fato uma barriga bem dura significa o prometido alívio das costas.

Você tem consciência do acordo tradicional entre as diversas partes de seu corpo quanto à divisão do trabalho? Uma observação sensível do funcionamento corporal sugere que a ação côncavo-convexa da região lombar faz parte de um movimento em onda no qual todos os esfíncteres – os olhos, punhos e trato digestivo – trabalham de modo sincrônico. No mesmo sentido, a liberdade para suas costas depende da soltura ou contração do ânus e do estado de sua garganta, na outra ponta desse trato tubular.

A sensação de conforto em suas costas também é influenciada pelas mudanças de temperatura. Até que ponto você confia em sua pele para regular sua temperatura interna no ponto ideal, mantendo-o confortável por dentro a despeito das condições externas variáveis? A região lombar das costas, por sua natureza, é a primeira a expressar cada receio e desconforto, quer a pessoa esteja consciente desses sentimentos, quer não, e prontamente expressará sua resistência ao frio contraindo-se.

Será que as pessoas com dores nas costas aprenderam por meio de intervenções conscientes a adaptar essas interações em seu benefício? Será que as pessoas que não sentem dor investem tempo em cuidados deliberados e em planejar e coordenar as muitas interações entre as costas e o restante do corpo, usando algum mapa funcional, movimento a movimento?

Evidentemente essa é uma missão impossível. É difícil imaginar que seria possível monitorar até mesmo com computadores e uma equipe altamente treinada uma rede tão complexa de dependências e combinações recíprocas como a que sustenta as funções do organismo. Então, quem ou o que efetua o trabalho de uma coordenação gratificante para a pessoa despreocupada?

A migração interna que monitora a manutenção da vida perpetua seus padrões próprios ao mesmo tempo que possui a capacidade de reagir a condições internas e externas em incessante mudança. A coordenação de seqüências complexas e intrincadas de funções vitais é realizada por grupos musculares diferentes, um após o outro, sem interrupção ou desgaste. A característica dessa vitalidade é sua não-intencionalidade, uma espécie de inteligência subconsciente comum a todas as criaturas.

Sua capacidade de controlar o equilíbrio geral de suas costas no contexto da ação orgânica do corpo inteiro é semelhante à sua capacidade de controlar e direcionar sua digestão, seu metabolismo, os batimentos cardíacos, o crescimento, ou o trabalho de qualquer outro sistema vital que não dependa de sua intervenção consciente.

Felizmente, o movimento do corpo no espaço é mais fácil de se acompanhar e mudar do que qualquer outro aspecto que expresse a corporificação da vida em andamento. O movimento humano no espaço é um contexto de comunicação entre o movimento intencional, gerado por um discernimento consciente, e o talento inato para a auto-organização espontânea e eficiente. Ao lidar com suas costas, você realmente enfrenta uma rede imensa de interações. Alguns trajetos dessa rede foram comprometidos, até mesmo danificados, por uso excessivo; outros foram parcialmente apagados ou obliterados por falta de uso, permanecendo esquecidos sob uma camada de hábitos obstinados que os recobrem como erva daninha.

A intenção deste livro é reinstalar os trajetos que permitem abrir passagem para o livre fluxo da movimentação; é oferecer ao leitor um mapa a ser decifrado por seu intelecto consciente, para ser aplicado ao seu campo de experiências diretas por meio de suas próprias sensações e movimentos.

Uma das coisas principais que você aprenderá é uma maneira de estimular as costas e as regiões do corpo que trabalham junto a estabelecer um ciclo de atividade mais rico em coordenação e configuração. Assim você poderá relembrar-se daquilo que um dia foi capaz de fazer. Um espectro completo de movimentos pode então fluir através de mais partes do corpo que ficaram livres da dor, e aliviar assim o fardo daqueles setores específicos, superirritados, de suas costas. Ao recuperar a harmonia, suas costas também começam a se recuperar.

É importante que você perceba que, nessa viagem, você deve se envolver pessoalmente. Só você pode estar alerta para suas próprias sensações internas. Só você pode monitorar e orientar o movimento que lhe é apropriado em qualquer instante.

Exploração criativa *versus* seguir instruções

Recuperar as costas é como desemaranhar um imenso nó. Quando você tenta soltar um fio só do emaranhado, logo percebe que não ganha nada puxando com força. Precisa de uma outra estratégia. Seria melhor achar a paciência necessária para observar uma coisa em relação a outra, rastreando a singularidade de cada nó.

Primeiro você tenta puxar o fio que cede com mais facilidade e, ao mesmo tempo, segue os seus efeitos enquanto ele vem deslizando pelo meio do nó. Isso é feito de modo suave para que se possa parar a qualquer momento e soltar qualquer novo nó que venha a se formar de repente. Ou para voltar atrás e tentar outro caminho, levando em conta o que se observa na configuração que sempre muda. A sutileza de seus movimentos, ao empreender essa manobra sem fim antecipado, é o que garante o êxito dela.

Há um conto antigo que descreve um teste de caráter ao qual era submetida a candidata a noiva ao visitar a casa paterna de seu prometido. Ela recebia uma bola enovelada de fios para desemaranhar, e nesse trabalho iria revelando as suas qualidades: sensibilidade do toque, versatilidade, fidelidade à elegância interior que evita o confronto impaciente, capacidade de respirar fundo diante das frustrações, e saber extrair destas mais idéias favoráveis para uma solução.

Você precisa dessa espécie de inteligência quando se dispõe a desemaranhar o nó das suas costas. A obediência cega a exercícios padronizados, carentes de criatividade, imporá a suas costas uma batalha interminável. Com certeza você conhece a sensação de frustração que vem de executar exercícios destinados a ajudá-lo, mas que o fazem sentir uma dor ainda maior, apesar de sua fiel perseverança.

Possivelmente, a resposta não está na lista dos exercícios, nem nas configurações que esboçam, e nem mesmo na sabedoria por trás de suas propostas, mas sim na maneira como você os realiza. No caso de você desejar reabilitar suas costas doloridas recorrendo à imitação baseada em teorias tomadas de empréstimo, você abdica de sua sensibilidade individual a tudo o que há de especial a seu respeito, perdendo o contato com as sutis e singulares sensações internas, sensações que mudam a cada momento, as quais são as únicas capazes de guiá-lo no discernimento dos limites que lhe são seguros, limites além dos quais você pode se machucar. Quando você não está atento aos seus próprios sinais interiores, torna-se mais vulnerável a lesões recorrentes, como uma pessoa perdida no escuro.

É espantoso até que ponto as pessoas se dispõem a seguir instruções estritas, severas, mecânicas, exercitando-se todo dia obedientemente, esforçando-se muito para dar o melhor de si, seguindo as instruções tão forte e rapidamente quanto possível, sem levar em consideração o sacrifício de tanto empenho e a escassez de resultados. Algumas pessoas estão dispostas a investir o esforço que for, e a pagar qualquer preço, para se verem livres de dores nas costas, exceto por uma coisa: não estão disponíveis a prestar atenção total em si mesmas, olhando para seu íntimo e comunicando-se com paciência e gentileza com o próprio corpo.

Muitos de nós foram criados com o lema de que a vida consiste em obrigações sérias e que devemos aceitar o preço, como se nossa honestidade moral dependesse de nossa prontidão para fazermos o máximo – sendo esse "máximo" interpretado como mais poder, mais envolvimentos, mais quantidades. Não fomos criados para valorizar nosso máximo em termos de qualidade, sensibilidade e lealdade à nossa dimensão interior. É só quando nos mobilizamos para fazer algo energeticamente que acreditamos ter dado conta de nossa tarefa; nem sequer percebemos o castigo que nosso corpo cumpre. Ser paciente e atento, de maneira elegante e harmoniosa, não nos parece legítimo, como se sensibilidade fosse egocentrismo, e o desejo do refinamento não passasse de luxo.

Talvez precisemos redefinir o significado de conquistar, para que, assim, comecemos a avaliar nossos desempenhos não só no plano quantitativo, em termos de distância e velocidade, mas também no plano de nossas experiências internas, avaliadas pelo que sentimos. Assim que conseguirmos compreender que essa forma de conquistar, contrária à sensação interior de nosso organismo, é, na verdade, falsa, poderemos dar início ao processo de resgate.

Negando os sinais internos

Uma geração inteira foi criada para igualar aptidão física com o modelo do tronco flexionando para a frente enquanto os joelhos ficam estendidos e as mãos esticadas encostam no chão. Esse movimento era realizado várias vezes seguidas, rápida e prestimosamente, no melhor estilo escolar. Provavelmente nenhum de nós pôde evitar investir nossos melhores esforços e toda nossa força de vontade para alongar nossos músculos ao máximo, como se não apenas o reconhecimento social mas também nosso auto-respeito dependesse de nosso sucesso em tocar o chão. A essa flexão acrescentava-se a crença de estarmos fazendo o certo para nos manter em forma. Durante essa flexão apertávamos os dentes como se fosse algum tipo de emergência, provavelmente segurávamos o ar e forçávamos o pescoço, não permitindo que a cabeça ficasse solta, levada pelo próprio peso – não porque isso acentuaria a flexão, mas porque os olhos não estão acostumados a abdicar do controle do que está acontecendo adiante. Os músculos das costas estavam no mesmo ponto de esforço que faríamos para arrancar de um só golpe uma árvore do chão. Quanto mais conseguíamos esticar as pernas e os músculos das costas, forçando as mãos no chão, mais convencidos ficávamos de que nunca alcançaríamos resultado algum sem forçar deliberadamente, e lutar, para vencer a resistência do nosso corpo.

Nosso sucesso só reconfirmava a noção de que somos impotentes por natureza, sozinhos, quando não interferimos para dar uma ajuda à vida. Mais que nunca tínhamos certeza de que só podíamos confiar em nossa força de vontade para manobrar e obter resultados de nosso corpo relutante. Essa espécie de movimento é como um empréstimo: não o possuímos.

É possível desfrutar esse sucesso, que só o lembra do quanto você é fraco, filho adotivo da vida? Chegamos até a acreditar no conflito entre nosso desejo e nossas inclinações naturais. O relacionamento com o nosso corpo tornou-se um vínculo de manipulação. Autodisciplina, manter-nos sob controle, tornou-se a norma. Se, mesmo que por apenas um dia, deixássemos de realizar nossa cota de exercícios, temíamos que nosso nível de realizações diminuísse numa comprovação adicional de que nosso corpo estava aguardando uma oportunidade para fugir. Não dedicávamos nem sequer um momento para nos indagar se o próprio esforço vigoroso em si não poderia ser o fator que estava justamente levando o corpo a exagerar sua reação, querendo evadir-se.

Esse tipo de exercício demonstra um total desrespeito pelos sinais internos invisíveis mediante os quais o corpo divulga suas queixas precisas por meio dos tecidos e nervos. Se, no dia seguinte, a dor é muito grande para ser ignorada, esse fato é entendido como endosso à teoria de que a dor é a prova do valor do movimento – "sem dor, não se ganha nada" – e vamos em frente fazendo ainda mais força, exercendo ainda mais a nossa determinação. Estamos comprometidos numa disputa com o nosso corpo, acreditando que quanto mais exigirmos dele, melhores serão os resultados, os quais são mensurados em números: a que distância as mãos estão do chão? Quantas vezes por minuto? Quantas flexões sem intervalo? Dígitos, cronômetros, marcas de quilometragem. Presumimos que somos objetivos, que adotamos uma abordagem científica.

Qualidades que não podem ser medidas

Essa abordagem não lhe permite perceber o que pode ser sabido pelo lado direito do cérebro. Quando só os resultados quantitativos são levados em consideração, então todo o rico e completo mundo interior da coordenação multidetalhada fica perdido, juntamente com as intermináveis possibilidades das sempre variáveis proporções de vigor investido, à medida que o movimento migra de uma parte do corpo para outra. Não se tem mais a permissão para sentir a graça e o prazer, que ocorrem quando o investimento é congruente com o movimento produzido – com a observação da configuração, com o tom pelo qual você se comunica com você mesmo com todas as sutis subsensações que compõem sua atitude perante o movimento – todas as qualidades sofisticadas que se entrelaçam, à semelhança do entrelaçamento que constitui a própria malha cerebral.

Quando os movimentos corporais parecem-nos ser retos e unidimensionais, nossos pensamentos também se tornam superficiais. Nós não só empobrecemos nossa movimentação em uma cela de formas quadradas, mas também exaurimos o poder inventivo da imaginação, impedindo que ela brinque com as nossas múltiplas possibilidades no espaço.

Números não são testemunhos de resultados a longo prazo. Não informam nada sobre o relacionamento comprometido entre a mente analítica e ambiciosa, em busca de reconhecimento social, e o organismo frustrado. Números não podem refletir o castigo que certamente advém quando o organismo desenvolve um preconceito contra qualquer exercício, ao se permitir que exerça livre-arbítrio. Assim, para romper o cerco de sua resistência interna a se movimentar, a cada vez é preciso convocar mais e mais força de vontade e despender maior esforço físico. Esse é o juro que você paga sobre aquele empréstimo.

Ao longo de seus anos na escola, as crianças aprendem educação física. O que sobra disso no final? Que disponibilidade e entusiasmo elas demonstram por exercícios, na fase adulta, quando estão livres das coerções pedagógicas?

Mover-se hoje para adorar mover-se amanhã

Em seu confronto com seu organismo, o que lhe sobra não é a ação realizada mas a resposta do organismo a essa ação. O que importa é até que ponto o organismo está disposto a aceitar a direção que você lhe ditou. O resultado é o que emerge de sua própria conclusão autônoma em resposta à ação empreendida. Essa reação, às vezes, é contrária à intenção da ação. O músculo estendido à força reagirá contraindo-se com a mesma intensidade, e essa reação tem a mesma consistência de um reflexo.

Diante desse conhecimento da dinâmica orgânica, você pode começar a buscar um estilo de movimentação que seu corpo sinta entusiasmo para repetir no futuro, por livre e espontânea vontade.

Poucas pessoas decidem conscientemente retornar aos exercícios, de livre e espontânea vontade. E têm boas razões para isso: melhorar a saúde, o preparo físico, a forma e a aparência de seu corpo. Mas quantos de nós movem-se pelo puro prazer de fazê-lo, lembrando da sensação direta de ter adorado a experiência do movimento que flui, sem precisar de um motivo para isso afora a própria sedução de se sentir livre e solto, animados pelo prazer de saber que nascemos para nos movimentar, com a convicção de que a liberdade de movimentos é nosso direito de nascença, e que prescinde de qualquer outra justificativa?

Mais efeitos com menos esforços

A respeito do teste da flexão à frente, Feldenkrais tem uma maneira elegante de melhorar esse movimento em poucos minutos, e sem grande alarde.

- Se quiser experimentar, primeiro verifique sua capacidade inicial. De pé, incline-se para a frente e estenda os braços na direção do chão, sem forçar os joelhos para que fiquem retos.

- Agora, diante de uma mesa, descanse os antebraços no tampo e apóie a cabeça sobre as mãos.

- Comece a trazer o joelho direito, delicadamente, na direção do seu estômago, só um pouco, enquanto o joelho esquerdo acentua um pouco mais a flexão; repita várias vezes.

- Agora, estenda a perna direita para trás várias vezes, deslizando os dedos pelo chão, permitindo assim que o joelho direito fique ligeiramente mais reto. Alterne, agora, entre flexionar o joelho direito para a frente com o pé no ar e estender a perna para trás, em contato com o chão. Acrescente a este movimento de ida e vinda girar o joelho para a esquerda quando ele vem para a frente, e apontá-lo para a direita, quando o pé desliza para trás, pelo chão.

- Inverta a coordenação. Aponte o joelho para a direita quando ele se flexionar para a frente e vire-o para a esquerda, quando estiver deslizando para trás do corpo.

- Faça com a outra perna os mesmos movimentos.

- Outra variação simples: com a cabeça apoiada nas mãos, que estão sobre a mesa, comece a andar no lugar, ora com um pé, ora com o outro. Deixe os joelhos se flexionarem o mínimo. Nessa posição, quando a cabeça se mantém imóvel, as costas ficam obrigadas a efetuar todos os ajustamentos necessários para poder mudar o peso de um pé para o outro. Depois de alguns minutos, afaste-se da mesa, e sem nenhum esforço extra realize o primeiro movimento de se flexionar para a frente, com os braços estendidos na direção do chão. Você vai perceber o que o seu corpo aprendeu.

- As pessoas que a vida inteira tiveram dificuldade de flexionar o tronco para alcançar o chão e se referem a isso como uma real limitação ficam pasmadas ao descobrir que, para libertar sua competência natural das restrições, bastam alguns movimentos alternados que lembrem à coluna sua capacidade de se flexionar e estender para fora.

A dinâmica do levantar-se da cama – escolha entre bem-estar e autolesão

Depois de ter provado a harmonia espontânea no processo da Consciência Pelo Movimento, que resgata o funcionamento orgânico, ao olhar para trás, você vai se dar conta de como foram precários e desconjuntados os movimentos de seu corpo até aqui. Um movimento rotineiro comum, como levantar-se da cama, repetido numerosas vezes sem que lhe dediquemos um só pensamento, pode, se realizado de maneira consciente, tornar-se um meio para uma revisão completa da sua atitude com respeito aos seus movimentos.

- Você tem alguma idéia de como costuma lidar com a gravidade ao erguer o peso de seu corpo, quando está deitado de barriga para cima, até ficar sentado? Você se senta diretamente, ou levanta de lado, e sempre desse mesmo lado? O que você força para fazer esse movimento? Qual é o momento crítico? O que acontece com a sua respiração? O que você sente na região lombar das costas, no estômago e no maxilar? Qual é o papel de sua cabeça? Que configuração o movimento desenha no espaço? Quando você aprende a prestar atenção uma infinidade de detalhes começa a vir à luz.

- Explorar esse movimento no contexto de uma aula feita no chão permite-lhe experienciar uma série de movimentos e o convida a acompanhar as sensações por eles induzidas. Você pode iniciar o processo de se levantar trazendo as pernas até o peito com os joelhos dobrados, o que indica para o seu corpo que é para se enrolar como uma bola, para facilitar o rolar. Você rola sobre um lado, repetindo esse movimento devagar várias vezes, atento para a dinâmica interna de seu movimento de rolar.

Rolar: de deitado a sentado

Se estiver disposto a aceitar a idéia da rotação e, antes de mais nada, a usar uns instantes para arredondar as costas, role sobre um lado, gire o rosto para o chão e, por um momento, abdique de controlar o mundo; então, o movimento espiral irá erguê-lo com fluência e suavidade até que fique sentado. O seu pescoço estará livre de esforço e você vai se levantar com a sensação de que o dia que tem pela frente também poderá ser igualmente confortável.

- Observe como, a cada vez, a pressão de seu peso é transferida para esse lado, e como sua caixa torácica e suas escápulas cedem à pressão, cedendo mais ao chão. Identifique de que maneira a direção de seus olhos contribui para o fluxo de seu movimento de rolar.

- Você pode experimentar várias maneiras de passar os joelhos pelo meio do corpo até que cheguem ao lado, sentindo o que ocorre com mais facilidade: passá-los juntos ou separados, movê-los simultaneamente do começo ao fim ou deixar que um vá depois do outro. Depois pode descobrir qual joelho tem de estar ativo e qual simplesmente vai atrás, de forma economicamente passiva. Você pode localizar a parte de suas costas que cola no chão em virtude do movimento para o lado, além de tomar consciência da área sobre a qual evita se apoiar.

- Esse tempo todo sua cabeça participou do movimento de rolar, mas não desencostou do chão. Você deixa sua cabeça entrar numa rotação que leva o rosto até o chão, enquanto seu peso é sustentado pelo ponto do contato, seja seu braço ou o colchonete. Esse detalhe, que não é comum para a maioria das pessoas, tem uma significação especial. A primeira coisa que a maioria das pessoas faz, quando pretende se levantar, é levantar a cabeça no ar, num movimento frontal. Levantar a cabeça quando o corpo está parado e deitado de costas impõe toda a carga do movimento sobre o pescoço, que deve se esforçar para sustentar todo o peso da cabeça, enquanto a nuca está sendo curvada para trás. Dessa forma, o peso da cabeça trabalha para aumentar a compressão sobre as vértebras cervicais, numa articulação bastante sensível e delicada.

- Por outro lado, se a cabeça se descolar do chão com o rosto voltado para baixo, que é a posição alcançada quando se rola o corpo para que fique de lado, o pescoço é acionado com segurança. O peso da cabeça suspensa de rosto para baixo trabalha no sentido de aliviar a pressão da convexidade arredondada da nuca e oferece mais espaço entre as protuberâncias vertebrais.

- Depois de já ter rolado até agora várias vezes sobre o lado, você pode descansar e prestar atenção às mudanças que tiverem acontecido. Você vai descobrir diferenças entre os dois lados. O que serviu de base para o movimento de rolar vai parecer mais colado no chão, ou estar diferente em algum outro sentido, em comparação com o lado sobre o qual o movimento de rolar terminava. Aprendendo a discernir sensações cada vez mais sutis, você pode começar a apreciar e captar com exatidão as informações que seu organismo vai lhe dando sobre o modo como você o utiliza.

- Continuando a rolar ainda sobre o mesmo lado, para que você possa perceber com mais clareza os detalhes da organização do seu movimento, preste atenção especial para não deter o movimento da cabeça, permitindo-lhe oscilar durante o seu percurso de rotação, descrevendo assim uma curva no espaço. Com esse movimento contínuo, como um pincel, sua cabeça vai aos poucos afastando-se do chão ao mesmo tempo que vai sendo suspensa pelo próprio peso, estando o rosto virado para baixo.

- As pernas também participam do movimento de se levantar. No momento apropriado você pode estender uma para baixo e, assim, levar a cabeça um pouco mais para cima na outra ponta dessa "gangorra". As suas mãos também têm um papel vital a desempenhar no processo de chegar à posição sentada. Desde o começo do movimento de rolar até ficar sobre um lado, deixe uma das mãos ficar na sua frente no chão, para lhe dar apoio. Com isso, você vai poupar o pescoço de fazer força desnecessária. O momento em que a cabeça e o peito desencostam do chão é só uma fase do movimento redondo contínuo. Ele ocorre sem esforço e de forma insignificante, sem ameaçar o pescoço, sem trancos nas costas ou no estômago e sem interferir na sua respiração.

- Você continua indo e vindo no movimento de rolar até ficar de lado e voltar à posição original; chegará o momento em que rolar terminará levantando-o suave e facilmente até que fique sentado, sem impor carga alguma ao pescoço. Em vez disso, o trabalho é atribuído à parte maior e mais forte de seu corpo: a pelve. Ao girar a pelve, você confia o movimento à sabedoria da espiral que irá levantá-lo até sentá-lo, com suavidade e elegância.

- Logo você conseguirá aplicar ao outro lado o mesmo processo de se levantar, explorando a personalidade diferente que talvez encontre ali. Depois de algum tempo, será capaz de rolar de lado e se sentar com a mesma facilidade de ambos os lados. O movimento arredondado, de balanço e simétrico, permite-lhe uma variedade de maneiras de uso das mãos e, talvez, você ainda seja capaz de se sentar sem recorrer a elas. Chegará o momento em que você não vai mais precisar se lembrar dos detalhes, podendo confiar em seu senso interno de coordenação. Enriquecida pelo processo, sua coordenação interior acabará levando-o a uma espontaneidade cada vez mais fluente.

A maior dificuldade é acreditar que você pode se mover sem dificuldade

Com o tempo, o processo de repetir a transição da posição deitada até ficar sentado acaba se tornando simples, claro e de modo algum cansativo. O maior problema consiste em abandonar a crença de que sentar-se é difícil. Se, como tantos outros em nossa cultura, você foi criado segundo o mito das "flexões abdominais", provavelmente presume que só está em forma quando acha que superou suas dificuldades, pagando a multa de forçar o pescoço, de enriquecer o maxilar, de retesar o estômago. Por isso, seu movimento rotineiro pela manhã começa jogando deliberadamente o corpo para cima, de maneira abrupta, começando pela cabeça, só para se tranqüilizar quanto a estar em boa forma. Esse esforço no pescoço confirma sua convicção de que o dia que tem pela frente deve ter-lhe reservado muitas incumbências mais a serem agilizadas. Essa convicção é, a cada manhã, reforçada pelo estado de espírito altamente sugestionável que está em vigor no momento em que a pessoa desperta.

Assim que você perceber o quanto é fácil e agradável sentar-se, a partir da posição deitada, em comparação com sua antiga maneira habitual, começará a se perguntar se, afinal de contas, não seria legítimo escolher o meio mais fácil. Você pode então aceitar melhor a idéia de que o fácil é simples, e que o simples está certo.

Certo em termos de eficiência, ou certo em termos de escolha?

A aula no chão não tem a finalidade de demonstrar o único modo certo, mas, antes, de permitir-lhe descobrir as suas possibilidades. A sua maneira habitual de se levantar pode não estar incorreta, não por causa de sua organização ineficiente, com suas penalidades correspondentes, mas porque o limita a um padrão compulsivo. Esse padrão impede que você adote uma outra maneira possível de organização. Os hábitos não deixam escolha.

Ao dominar o âmbito das escolhas, você fica livre para decidir por si mesmo se gostaria de se sentar levantando primeiro a cabeça, à custa do pescoço, ou se prefere poupar sua energia para outra coisa. Nesse nível de consciência, você pode ver a vantagem de se tratar com desvelo e convidar o movimento de rolar para que o faça sentar-se de maneira prazerosa. Você pode até começar a acreditar que o dia que tem pela frente guarda momentos de lazer e despreocupação, apoio e consentimento para que seja leal às suas necessidades particulares.

Assim que, pela consciência de seus movimentos, você houver decifrado uma maneira prazerosa de se sentar, não será mais capaz de primeiro erguer a cabeça e dizer a si mesmo que a razão pela qual seu pescoço dói é que seu corpo está contra você. Se continuar insistindo em escolher a forma que o autolesiona, depois de haver provado a outra opção, tornar-se-á evidente que não é seu pescoço que é tão obstinado, mas algo mais fundo bem no seu íntimo, que se recusa a lhe permitir ser gentil consigo mesmo.

Encorajando o impulso de auto-afirmação

Além da transformação de sua maneira habitual de se levantar pela manhã, o processo atua num nível mais profundo para encorajar o direito que o organismo tem de buscar aquilo que mais lhe dá a sensação de conforto e segurança. A intenção do processo é dar apoio à sua inclinação por improvisar movimentos que sejam mais sadios e eficientes; é despertar uma faculdade destinada a salvaguardar a sua existência e inseri-la no ambiente; é desenvolver suas percepções sensoriais de ouvir, sentir e explorar; é aguçar o julgamento mental nas avaliações e navegações. Esse guia inato foi outorgado a cada criatura viva.

Todo movimento realizado segundo o processo do Método Feldenkrais, com atenção e consciência, constitui uma oportunidade para entrar em contato com seu guia interior. Sua sabedoria inata sabe como selecionar, entre as muitas opções, aquela que melhor promove sua vida. Além disso, o próprio processo de verificar as opções desenvolve a sua inteligência para criar movimentos gratificantes em geral.

Se você sofre de dor persistente no pescoço, e continua se machucando toda manhã saltando abruptamente da cama assim que o despertador toca, levantando a cabeça na ponta de um pescoço travado, sem nunca se dar conta de como reforça o dano, então não existe qualquer exercício mecânico supostamente destinado a torná-lo flexível, capaz de ajudá-lo. O que você precisa é reabilitar seu instinto de autopreservação.

Esse instinto o guiou no passado. Ao longo de uma extensa jornada de explorações experimentais, iniciada quando você ainda era um bebê, ele o vem ajudando. Naquela época, você parecia se divertir ao se movimentar de maneira desajeitada, sem nenhum significado ou seqüência aparente, experienciando sensações não verbalizadas, sem ninguém para guiá-lo. No nível mais profundo, seu instinto estava deduzindo, selecionando e peneirando o que servia à vida, até você ter conquistado domínio de seus membros e conseguido ficar em pé sobre as próprias pernas. Também ensinou-o a cair sem se machucar e insistiu para que você continuasse tentando e se movimentando ao longo de todo o processo de auto-refinamento.

Como criança em crescimento, seu instinto guiou-o até que coordenasse os movimentos de maneira graciosa e harmoniosa. Você correu, saltou e subiu, adorando fazer isso várias vezes seguidas, com facilidade e energia inesgotáveis, como uma necessidade direta da vida irrompendo de seu íntimo.

Onde foi que você perdeu a bússola para o seu bem-estar?

Em algum ponto do caminho rumo à maturidade, seu instinto se tornou nublado e perdeu sua orientação benéfica.

Foram aquelas carteiras escolares, contra as quais depois de algum tempo você desistiu de se rebelar, que suprimiram seu instinto para se mover? Ou você desistiu de se movimentar porque começou a acreditar que seria uma boa criança se parasse de se mexer tanto? Você perdeu o acesso à riqueza de sua coordenação orgânica porque foi ensinado a obedecer e imitar "os movimentos certos", conforme eram demonstrados pelas autoridades em educação física? Ou talvez sua inventividade não tenha tido chance de se desenvolver, diante dos monótonos desafios dos movimentos físicos e das provas de resistência que a ginástica convencional exigia.

Teria você perdido sua graça e fluência de movimentos quando seu *status* social – e sua autovalorização – passaram a depender do número de vezes que você conseguia repetir linhas retas arbitrárias, em exercícios que chocavam seu sistema ao mesmo tempo que o forçavam a ignorar os protestos que subiam de seu íntimo?

Ou, quem sabe, você não procurou mais oportunidades de se movimentar, pois os movimentos tinham-se vinculado à sua motivação para competir, deixando-o com o gosto amargo da frustração quando perdeu aquela corrida apesar de todo o seu esforço ou, pior ainda, quando a venceu e depois se sentiu sozinho com a vitória.

Como foi que você desistiu do direito de ter um ritmo próprio?

Talvez seu ritmo individual tenha ficado comprometido quando lhe disseram que parasse de sonhar acordado e, nos anos seguintes, em todas as oportunidades nas quais você se negou a auto-renovação que pode surgir dessas pausas na atividade. Ser arrastado pelo enlevo de um momento de distanciamento por trás de um véu de meditação tornou-se para você um desperdício ou, até mesmo, vergonhosa indulgência.

Você foi elogiado sempre que se afobou para realizar e conseguir. Aprendeu a desempenhar sob pressão, rápido em se levantar, rápido para responder, rápido para comer, a ponto de, mesmo com tempo livre nas mãos, não se lembrar mais de como fazer todas essas coisas de forma sossegada. Se alguma vez você se permitiu uma pausa para não-fazer, por se sentir cansado, achou que isso era algum tipo de fracasso de sua parte. Em vez de interpretar a fadiga como uma instrução para ceder à suavidade, à doçura e à inocência, como sinal para se largar totalmente, você se treinou para enrijecer o corpo, investindo o restante de suas forças no esforço de resistir à necessidade de descansar.

No momento atual, é possível que você tenha se levado a trabalhar horas extras, comprometendo-se com cada vez mais obrigações, incluindo aí a tarefa de ir em busca do desenvolvimento espiritual. Continua acumulando a falta de sono e descanso de que seu corpo necessita, e está acostumado a funcionar no nível crônico de tomar empréstimos da vida. Não escuta os gritos de protesto de seu organismo. Nem está atento para suas necessidades orgânicas, fazendo pausas para considerá-las apenas quando seu corpo não responde. Você não percebe que, quando está a ponto de ou dar o máximo ou desfalecer, na realidade você abdicou do controle, da capacidade de direcionar sua vida. Você não sabe como reverter, intencionalmente, a aceleração do seu envolvimento. Não sabe como diminuir o nível de sua tensão interna, nem como recuperar a vitalidade que ficou empobrecida depois de anos de auto-erosão.

Bocejar – como aceitar a dádiva de auto-renovação dada pela natureza?

Você talvez nem se permita uma pausa para bocejar, quando a natureza oferece esse momento. Você tenta resistir ao bocejo e, quando não consegue eliminá-lo no início, então se esforça para, no mínimo, limitar seu volume e rapidamente ocultar a boca com a mão.

Bocejar é um fenômeno universal no mundo vivo. Por meio do bocejo, a natureza o arranca de uma estagnação num nível metabólico superficial. Ele o sacode para que saia da estagnação induzida pela precária e parcial utilização do que você poderia ser. Bocejar desperta-o para corrigir o débito de uma respiração deficiente, podendo então assimilar o oxigênio que você não ousava captar. O bocejo induz um movimento de alongamento do corpo todo, no qual se apresenta toda a possibilidade de expansão de seus músculos de uma maneira completa e prazerosa que, de propósito, nunca seria possível de se realizar da mesma forma – a boca inteiramente aberta numa expansão que se estende pelo organismo todo. Pelos caminhos escondidos de sincronização interna, todos os órgãos tubulares – tais como as passagens de seu trato digestivo, sistema respiratório e seus genitais – ressoam com o bocejo e também se expandem. Nesse despertar, todas as partes do corpo retomam seu contato com uma pulsação mais coerente e vibrante, e você retorna à realidade com uma presença mais plena.

Para que o bocejo ocorra, porém, é necessário um certo limiar de soltura. O bocejo não pode irromper por meio dos músculos tensos de um organismo inteiramente recrutado para enfrentar um estado de emergência. No entanto, quando você reduz seu envolvimento extra, quando abre mão de sua defensividade e de sua coerção e passa a ouvir o que vem de dentro, quando começa a se deixar ser do jeito que é, sem quaisquer pretensões exaustivas, então a natureza irá oferecer-lhe a dádiva que abre as comportas até agora bloqueadas. A sociedade, ao incentivar apenas as manifestações cuja orientação é externalizante, interpreta o bocejo como demonstração de tédio e ensina as pessoas para que se desculpem por essa ofensa social.

Alguma vez alguém já se deu ao trabalho de equilibrá-lo, ensinando que às vezes você também tem permissão para ser fiel a si mesmo, confiando nas necessidades que brotam de seu íntimo.

Culpa ou elogio – corroendo seu poder de julgar por si mesmo

Você parou de sentir orgulho de seu corpo por causa de críticas frustrantes que repetidamente o exortavam a ficar em pé reto, como se isso dependesse de sua vontade e prontidão para obedecer? Ou foram demonstrações de admiração que você recebeu por truques bem-desempenhados, e isso ensinou que, para obter reconhecimento pelo ser maravilhoso que você é, era preciso que você se valesse de todos os seus recursos para se exibir? Você tentou se exibir para seus professores e inventou maneiras de impressionar os amigos. Anos depois, mesmo quando estava só, seu ego continuava ávido por aprovação e carente de testemunhas para dar-lhe a sensação de reforço, apesar de essas testemunhas só existirem em sua imaginação.

Ao aceitar tanto as críticas quanto os elogios você entregou aos outros o poder de julgá-lo, e passou a depender da presença de terceiros, ficando, com o passar do tempo, cada vez mais distante do som de sua voz interior.

Sua forma – a única coisa que você não faz por ela é aceitá-la

O que o seu corpo tem que o incomoda: a forma que os outros percebem ou a sensação que você tem dele, e que só você conhece?

Você é dessas pessoas que enxerga a própria imagem em termos dos desvios que apresenta em relação à norma de pesos e medidas, entregando ao mundo uma longa lista de fracassos, de refeições feitas mecanicamente, que saíram de seu controle? Se você tentou mudar de aparência valendo-se das sanções de todas as espécies de dietas, sabe, com humildade, como é árduo obter resultados duradouros quando escolhe ir pela via do conflito direto com seus hábitos compulsivos.

Alguma vez você já reparou que a mensagem mais predominante que irradia de você, mais além do que sua aparência e nível de competência, é a única coisa que de verdade está dentro de sua margem de escolha? Acima de tudo o que seu corpo divulga e o que é mais percebido pelas pessoas à sua volta é sua atitude para com ele. As pessoas captam o que você pensa a seu respeito, e você está pronto a fazer o esforço que for para conquistar o amor delas – exceto amar seu próprio corpo.

Roupas que fazem a pessoa – auto-expressão ou constrição

São as roupas que você usa que limitam seus movimentos? As calças superapertadas, a cintura esmagada em elásticos, o cinto puxado até onde dá, o sutiã que belisca? Até a sua respiração desiste de tentar superar essas constrições e permanece limitada a um esforço superficial: você usa apenas uma parcela da movimentação possível de suas costelas, só uma parte do volume de seus pulmões, só uma pequena quantidade de oxigênio consegue, de alguma maneira, infiltrar-se por entre todas essas barreiras.

Na Etiópia, no dia de lavar as roupas, vêem-se nas ribanceiras tiras retangulares de tecido estendidas na grama para secar. São as roupas das nativas. Essas tiras, macias e flexíveis, são enroladas no corpo das mulheres com uma habilidade tradicional. Quando elas andam, o tecido ganha vida num jogo de dobras ondulantes que recobrem a estrutura de cada membro em separado e, ao mesmo tempo, permite que o movimento flua de dentro para fora.

Em contraste com esse quadro, em nossa cultura mais avançada, acreditamos que as roupas fazem a pessoa. Sentimos orgulho de trajes cortados com exatidão para corresponder a medidas tomadas em pose estática. Se o tecido também tem textura rígida, então essa roupa implica um estilo quase claustrofóbico, manipulando a pessoa que a está usando para que se comporte como o manequim sobre o qual ela foi concebida.

Talvez os ornamentos que sempre decoram a frente das indumentárias levem a crer que as possibilidades se estendem apenas à frente da pessoa. Suas costas esquecidas não foram convocadas a participar do planejamento de seus movimentos. Quando uma vértebra flexionada na curvatura da região lombar cede à compressão do peso corporal e é repetidamente desgastada nesse mesmo ponto, você não sabe mais como reconduzi-la a um posicionamento seguro. Você empurrará e puxará áreas irrelevantes até tirá-las do lugar também, sem demonstrar qualquer domínio sobre setores específicos da coluna no mesmo nível de competência que tem para fechar a mão em punho, ou como o músico que intencionalmente movimenta um único dedo. Talvez o longo processo de desenvolvimento da habilidade do músico possa dar-lhe uma noção do que é preciso fazer para salvar suas costas.

O que acontece nas suas costas está fora do alcance de sua visão e fora de sua mente. Imagine a sensação que você teria se estivesse embrulhado num quimono japonês, com um bordado único e extraordinário cobrindo suas costas. Você consegue imaginar a revolução que isso causaria em termos das prioridades da orientação de seu funcionamento?

Sapatos – forma ao preço da mobilidade

Uma rápida olhada aos seus pés revela como você cuida deles. Você oferece aos seus pés desafios variados para estimular a sabedoria que eles têm quanto à elasticidade, garantindo-lhes espaço e conforto suficientes, ou maltrata-os constantemente, soterrando-os em superfícies densas como cimento, submetendo-os à tortura dos decretos de uma moda inconseqüente que restringe os movimentos e causa dores que sobem pelo corpo todo até os ombros? O modo como seus pés se colocam nos calçados dita a maneira como as vértebras se alinham umas sobre as outras. O grau de liberdade que você dá a seus pés para que mudem e se ajustem de maneira sofisticada e sensível irá determinar se o mundo é um lugar agradável e acolhedor para você, ou se você deve estar constantemente em guarda, sempre cauteloso quanto a estar se equilibrando sobre as armadilhas da vida, retorcendo-se e esgotando-se para lidar com a carga de seu próprio peso.

Você consegue se lembrar de alguma época de sua vida em que seu entusiasmo por esse processo todo costumava cantar por meio da rica e versátil elasticidade de cada uma e de todas as articulações dos ossos de seus pés?

Hoje em dia existem calçados perfeitamente capazes de se ajustar ao seu pé, como se tivessem sido feitos a partir da impressão da planta dele na areia. Além de darem uma sustentação congruente a toda a superfície do seu pé, oferecem a liberdade de brincar e dialogar com o chão durante o movimento de andar.

Como você carrega um peso?

Talvez tenha sido sua mochila escolar que tenha comprometido sua maneira de andar e sua postura, ao carregá-la na mão sempre de um mesmo lado, ou melhor, às costas, com as alças pressionando os ombros e obrigando-os a se levantar num movimento de defesa. Pode ser que você tenha sido um dos que soube se beneficiar das malas escolares e carregou a sua na cabeça, à maneira dos antigos carregadores de água. A sobrecarga do peso ao incidir sobre a cabeça desencadeia no organismo inteiro uma reação em sentido contrário que conduz ao alinhamento de toda a coluna, a qual então se endireita para cima.

Alguma vez você já tentou a solução dos habitantes do Nepal? Lá, as alças da sacola que levam a carga são passadas pela testa, o que estimula a cabeça a se projetar para a frente e para cima, ou seja, aquela direção que todos os interessados numa boa postura almejam. A carga em si, por estar às costas, convida a curvatura lombar a pressionar para trás e se sustentar, enquanto os braços e as mãos dobrados e apoiados nas alças conseguem, com pouco esforço, regular a pressão que é exercida sobre a cabeça.

O problema com o que você não faz

É possível que o seu problema nas costas se origine naqueles atos que você não realiza. Provavelmente você não engatinha e já se esqueceu da última vez em que rolou pelo chão. Você nunca se acocora, não "planta bananeira", não salta nem dá pulos no ar. Não se enrola como um tatu-bola nem se balança, não sobe em árvore e talvez nem mesmo puxe ou empurre. A sociedade espera que você tenha uma aparência sólida e reservada. Seu trabalho é feito, para você, pelos elevadores e veículos. A tensão decorrente dessa exaustiva monotonia do não-fazer assenta em seus olhos estressados de tanto olhar fixamente, usados como se fossem muletas para suportar a carga de seu envolvimento não-expresso, mantido sempre represado.

Como você parou de ousar

Será que seus pais, por uma questão de preocupação com o seu bem-estar, limitaram sua ousadia para se mover? Quando você se equilibrava numa trava estreita, colocando um pé cuidadosamente à frente do outro, praticando o mais inteligente de seus talentos de movimentação – sua sensação cinestésica de equilíbrio – provavelmente seus pais disseram: "Desça daí! Você vai cair!". Ou quando você girava em torno do próprio eixo, vezes e vezes seguidas, demonstrando uma habilidade exclusiva do bípede humano, e sua vitalidade acelerada treinava seus olhos para verem com suavidade e fluência, de acordo com os ditames da sofisticada coordenação imposta por giros de alta velocidade, seus pais não lhe diziam "Pare de girar! Você vai ficar tonto"? Você estava recebendo claras mensagens das pessoas que eram as mais importantes em sua vida, dizendo que se movimentar significava perigo e que a sua necessidade de ousar e experienciar, explorar e decifrar as suas sensações era para eles motivo de preocupação.

Ainda existem alguns lugares na Terra em que pessoas adultas conseguem subir rapidamente em árvores altas de tronco liso para colher cocos e beber sua água. Fazem isso com graça e sem nenhum esforço, com alegria e bom humor e uma simplicidade que, para eles, nada tem de mais. Você pode estar certo de que, enquanto cresciam, ninguém ficava lhes dizendo "Cuidado", "Desça daí, isso não vai acabar bem", "Não tenho paciência para esses seus truques", "Você sabe que a criança boazinha fica quieta no seu lugar".

Correr riscos e escalar com habilidade perfeita fazem parte do potencial da capacidade humana. Mas este é limitado pelas advertências de adultos autoritários que, motivados por uma preocupação sincera com a segurança da criança, desconsideram a importância do impulso interno para aprender. A ânsia inquisitiva da criança em crescimento nem sempre conquistou a simpatia de seus pais, assim como sua necessidade de interagir com o ambiente – descobrindo de forma experimental sua força e competência para lidar com ele – não recebeu dos pais o devido respeito. Essa atitude desconfiada penetra na mente em desenvolvimento e o jovem irá absorvê-la, mesmo que resista a ela. Como uma lavagem cerebral, essa atitude passará a controlar todas as suas futuras considerações e reações, a tal ponto que você não se entregará facilmente a um processo de mudança, assim como todas as outras atitudes sociais que as crianças assimilam, ao longo de seu caminho de desenvolvimento.

O protótipo de alongamento

Talvez tudo isso tenha começado muito antes, desde o princípio mesmo, no próprio momento em que você entrou no mundo. Se teve sorte, sua primeira vivência com um alongamento completo foi muito agradável, brotando de dentro de você quando estava confortável e pronto, recebendo apoio com amor. No entanto, se você nasceu num hospital moderno, assim que saiu do útero de sua mãe e antes de poder se refazer da experiência pela qual passou, antes de ter chance de se orientar nessa atmosfera diferente com ar seco e luzes ofuscantes, você foi abruptamente içado no ar pelos tornozelos, convulsionando de terror, e estapeado nas costas para terem certeza de que você estava respirando.

Suas costas suavemente arredondadas, que, desde sua formação, estiveram curvadas como uma concha, cercadas protetoramente pela mãe, são assim asperamente tracionadas para se alongar. Enquanto o estavam submetendo ao choque desse abrupto alongamento de ponta cabeça, você era exposto ao vazio e ao medo de cair, que vem a ser o mais instintivo de todos os medos na face da Terra.

Não foi assim que o mundo civilizado apresentou-o ao seu próprio corpo? Esse choque ficou gravado em seu cérebro no momento mais receptivo possível. Talvez a lição que o sistema nervoso registrou tenha sido que alongar-se e endireitar-se são movimentos ameaçadores. Anos depois e sempre que você está se sentindo abalado, seu corpo busca consolo afundando naquela posição inicial, arredondada, envolvente, que não teve chance de amadurecer segundo o seu próprio ritmo, e nela você reduz e encurta sua estatura.

Lesão do eixo da personalidade

Depois de tudo isso, se suas costas doem você ainda pode achar que agora só precisa saber como empurrar até o lugar certo algum músculo relutante. Você não percebe que, na verdade, foi o eixo de sua personalidade que sofreu uma lesão, pois parou de sentir o quanto está sendo privado e se mostra incapaz de levantar-se em protesto contra o que oprime seu desenvolvimento rumo ao que você poderia ter sido. A ânsia vital de sobrevivência, que sinaliza a todas as criaturas vivas os perigos a serem evitados, não funciona com você. Você perdeu o mecanismo do julgamento independente que sabe como navegar na direção do que é melhor para você, tendo adotado abordagens baseadas nas opiniões de terceiros a respeito do que é melhor.

Tudo isso começou muito cedo na vida, antes mesmo que você soubesse como se afirmar. Você era impotente, plenamente aberto a aprender o que seus protetores esperavam que fizesse, e permaneceu alheio ao seu direito de considerar o que sua própria sensibilidade lhe dizia. Cresceu ignorando como cuidar de sua ecologia pessoal. Hoje manobra seu corpo sem confiar em sua sabedoria interior. Não é nem mesmo capaz de diferenciar mais entre a voz de seus próprios instintos naturais, originais, e a voz que vem de seu acordo habitual com a realidade.

Melhora pela recuperação da realidade

A bússola que o conduzirá até a saída do labirinto de seus problemas nas costas não será uma outra receita de cura, nem uma técnica revolucionária exigindo disciplina. Ao contrário, ela virá da recuperação de sua sensibilidade para consigo mesmo. O estado de suas costas irá melhorar quando você começar a cultivar um nível refinado de escuta, dando ouvidos ao modo como usa seu corpo. Acompanhar as manifestações de sua existência enquanto as realiza resgatará a autonomia de sua sabedoria interior, que sabe como encontrar a maneira apropriada em cada situação. Somente a sua própria pesquisa independente pode aguçar sua reação aos desafios contínuos que a vida insiste em lhe apresentar. Então você será capaz de atravessar todas as situações com eficiência, elegância e graça, movimentando-se com um corpo mais autoconfiante e aperfeiçoado.

Só dentro de si mesmo é que você poderá encontrar essa sabedoria. Ela ainda está ali, presente e sem direito a votar, oculta pelo manto das ações e dos hábitos mecânicos que se recusam a passar por uma inspeção atualizada de sua competência. Quando essa sabedoria volta a despertar, você ouve o que ela tem a dizer a respeito da qualidade de seus movimentos, enquanto está se movimentando. Você observa, com humildade, e revê desde o princípio como faz o que está fazendo, mesmo que tenha certeza de que sabe como fazê-lo. Existe, então, a chance de que o funcionamento automático inconscientemente programado para a autoperpetuação se abra à transformação e crie espaço para um estilo sensível, dotado do poder de se renovar.

Curando pelo progresso

Para curar as costas, você tem de ir mais além de apenas aplacar o conflito que surgiu quando concordou em levar uma existência limitada. Se você está apenas em busca de remover a dor, então está preso na mesma visão tacanha que a criou, para início de conversa. No entanto, quando está interessado em progresso, quando começa a desfrutar o que é descobrir mais e mais as ricas e variadas possibilidades que estão à sua disposição, quando não está mais disposto a desistir do prazer que existe em se mover com graça e facilidade, quando escolhe englobar todas as partes de seu corpo para que funcionem como uma só família unificada e solidária, quando afia sua capacidade de se ajustar, de manobrar, de ser engenhoso, então está se treinando para uma honestidade orgânica que leva em seu bojo a cura de suas costas.

Para curar suas costas, você tem de curar sua autovalorização orgânica, permitindo-se ser mais seletivo quanto ao estilo de seus movimentos, inspirado pelo entusiasmo perante todas as possibilidades que a vida lhe oferece. A cura de suas costas virá na esteira da reviravolta que ocorrerá ao adotar uma visão mais ampla do que é existir. Quando você puder aprimorar o nível de seu funcionamento por inteiro, então também as suas costas começarão a se recuperar de seu estado depressivo. Você pára de usá-las de uma maneira prejudicial, não por ser cuidadoso e estar evitando lesioná-las, mas por haver resgatado a sabedoria orgânica que consegue coordenar todo o espectro de sua movimentação.

Conscientização – a gramática de sua espontaneidade perdida

A mesma sensibilidade que existe por trás do mecanismo que o protege dos perigos também alimenta sua busca de progresso. Você aprende como cultivar o progresso só quando dá ouvidos ao que suas sensações estão lhe dizendo, e só quando lê os sinais de seus limites pessoais de segurança. Só aumenta sua competência quando dá atenção àqueles detalhes que fazem toda a diferença em termos de qualidade. Só tomando consciência é que a diferença fará diferença.

Não é o movimento que proporciona o progresso, mas estar em sintonia com a dinâmica interior do movimento dentro de você. Não é o desenho do movimento visto no espaço que gera seu refinamento, mas sim a descoberta de que ele se inicia dentro, entre você e você mesmo. Não é o resultado medido em números que o leva até o nível do alívio, mas sim a percepção das indicações que devem ser seguidas para poder produzi-lo.

Provavelmente você não está pronto para abrir mão da ocupação que, na sua opinião, pode ser a causa das suas dores nas costas. Certamente você não consegue mudar o fato de ser um bípede. Dificilmente conseguirá mudar a sua estrutura ímpar, mesmo que o deseje. No entanto, está ao seu alcance mudar o estilo segundo o qual você funciona. Você é dotado da capacidade de transformar a atmosfera em que se movimenta, de alterar o tom no qual se comunica com seu organismo. Tem a facilidade de alimentar seu vínculo com seu próprio corpo, ao praticar maior respeito por suas reações. Ouvir de modo ativo o seu ser interior é a encruzilhada na qual a intenção de sua mente consciente se encontra com o funcionamento mais profundo, não intencional, de seu sistema nervoso. Essa consciência deliberada, prerrogativa do gênio humano, é o instrumento para revitalizar a sua espontaneidade orgânica perdida.

2

Aprendizagem Orgânica: Aprendendo por Meio de Opções

Somos todos bebês prematuros?

Imediatamente após o nascimento, um minúsculo filhotinho cego de canguru é capaz de subir pela barriga de sua mãe até entrar na bolsa que está à sua espera.

O filhote de girafa entra no mundo enquanto sua mãe está andando. Isso quer dizer que, ao nascer, ele cai de uma altura de dois metros e instantaneamente se recupera, fica sobre suas pernas e já é capaz de dar os primeiros passos, no mesmo ritmo do bando em movimento.

O bebê humano leva, aproximadamente, um ano para atingir a capacidade de ficar em cima das pernas e começar a se movimentar. Essa demora no processo de conquistar a independência funcional, nos humanos, em relação a outras espécies, pode ser comparada ao retardo dos bebês prematuros, cujo atraso no desenvolvimento não é proporcional ao tempo de gestação que ficou faltando. Ao ser exposto aos desafios da existência antes de estar pronto para eles, o prematuro precisa de muito mais tempo do que os bebês de desenvolvimento completo para alcançá-los nos seus estágios de desenvolvimento. A impressão é que a lenta recuperação dos prematuros a partir de sua impotência original é a multa que a natureza aplica quando seu ritmo natural é alterado. A pressa para se desenvolver não vale a pena, diz a natureza, porque, a longo prazo, é preciso uma paciência muito maior e mais complexa para conseguir amadurecer e chegar em segurança ao estágio da independência funcional. Desse ponto de vista, podemos considerar o prolongado desenvolvimento dos prematuros símbolo dos obstáculos ao desenvolvimento humano, em comparação com as outras criaturas vivas.

Especulando ainda mais além, pode ser que a fêmea humanóide primata que se colocou em pé sobre as pernas tenha tido dificuldade para levar sua gestação até o fim e, por isso, pariu antes da hora. O nascimento antecipado se tornou, então, uma mutação coletiva dos bípedes. Se é isso, todos nós, seres humanos, somos realmente bebês prematuros pagando a multa da pressa original.

Existe um outro paralelo com os bebês prematuros, que não puderam completar o crescimento de seu cérebro, nem a maturação de suas várias funções. Na humanidade toda, o cérebro também continua a se desenvolver e passar por mudanças muito tempo ainda após o nascimento. Esse é um aspecto que contrasta acentuadamente com as outras criaturas que chegam ao mundo com um cérebro plenamente formado, dotado de todos os padrões estruturais de habilidades que prescindem de longos períodos de treinamento. Nascem aptas a se pôr em movimento e com a capacidade de lidar com o ambiente. Talvez a partir de um pré-aprendizado do acervo coletivo de instintos uniformes, de uma determinada espécie, cada um dos seus indivíduos deve criar e adaptar para si um repertório particular de hábitos condicionados pelas experiências do início de sua vida. Por meio desse processo, refinamos progressivamente as nossas competências e os nossos recursos para resolver problemas, e dominamos a habilidade de aprender e ter a chance de fortalecer nossas próprias características singulares.

O fato de o cérebro humano assumir sua forma enquanto se encontra *à mercê* das condições acidentais do ambiente em que está crescendo deixa espaço para a variedade individual que dificilmente encontrará, em outras criaturas, a mesma diversidade. Feldenkrais costumava dizer que se você observar os movimentos dos gatos, mesmo que por muito tempo, achará difícil discernir diferenças entre eles... mas, quando observamos seres humanos, mesmo que estejam vestidos com uniformes, imediatamente observamos características distintivas em cada indivíduo.

Seja qual for o destino do desenvolvimento, quando os bebês humanos nascem antes do tempo são, na verdade, duas vezes prematuros: no que diz respeito ao seu destino pessoal e como seres humanos. São criaturas especialmente impotentes: para permanecer vivas precisam não só da incessante devoção dos pais, mas também da devoção de toda um equipe de enfermeiros e médicos das alas para prematuros. Além disso, dependem de um sofisticado conhecimento médico, de tendas de oxigênio e de toda uma parafernália de equipamentos complexos.

Também existe outro fator salvador: o fator senso-cinestésico. Recentemente redescobriu-se que, para promover o desenvolvimento dos prematuros e ajudá-los a atravessar seus estágios imaturos, eles precisam ser tocados e se movimentar. Quanto mais estiverem em contato direto com outros seres humanos, sendo tocados com delicadeza por todo o corpo, e quanto mais forem balançados suavemente, tanto em colchões d'água como no colo de uma pessoa, mais chances terão de superar com êxito suas dificuldades respiratórias, ganhar peso, e mais depressa saem de sua condição de impotência para a de força. O contato vivo e o movimento recriam o clima sensorial do útero materno. Dentro do útero, todas as superfícies do corpo do feto estão em permanente contato e são submetidas a um movimento de balanço incessante e imprevisível.

Essas duas sensações que dão vida – o movimento e o toque – são efetivamente o campo de interesse e de contribuição do Método Feldenkrais.

Do ponto de vista do desenvolvimento, todos nascemos prematuros, alguns mais, outros menos. Para todos nós, o Método Feldenkrais oferece um significado especial. As pessoas conseguem satisfazer seu anseio por uma movimentação gratificante quando, nas aulas em grupo da Consciência pelo Movimento, recebem instruções para fazer movimentos suaves e abertos à descoberta, sempre dentro dos seus limites de conforto e num ritmo que lhes seja tranqüilo. Como no início da vida, seu corpo está completamente apoiado, pois estão deitados no chão; na aula de Integração Funcional, que é dada individualmente, podem receber o toque do professor – toque que guia e tranqüiliza – enquanto seu peso, como no início da vida, é completamente sustentado pela maca onde está deitado.

Dessa maneira, as pessoas aprendem a aprender novamente, como faziam no começo. Este livro é dedicado àquela parte do método que lança luz sobre o mundo dos movimentos independentes.

Aprendizagem inicial

O professor David Berson, diretor do Departamento da Visão, do Hospital Shaare Zedek, em Jerusalém, atesta que, quando existe a necessidade de operar os olhos de um bebê, é necessário remover as ataduras depois de no máximo três dias e deixar o corte exposto. Descobriu-se que se os olhos ficarem cobertos mais do que três dias tornar-se-ão para sempre olhos preguiçosos, e a criança não confiará mais neles quando usá-los.

Essa é uma informação chocante acerca das limitações da aprendizagem natural. Mesmo que os humanos sejam as criaturas que mais aprendem, ainda parece que a nossa capacidade de nos ajustar pode ser bloqueada; neste caso, por um atraso de não mais do que três dias! Está claro que esse atraso tem o poder crucial de causar um dano que continua vivo pelo resto da vida da pessoa, só porque ocorre junto com um estágio específico do desenvolvimento do bebê em crescimento. Se acompanharmos esse fenômeno, poderemos compreender a essência do pensamento de Feldenkrais em seu método de melhoria do funcionamento humano.

Uma das facetas distintivas da maneira de pensar de Feldenkrais é sua abordagem integral das funções. No corpo vivo, o movimento não ocorre como um fenômeno localizado e separado; pelo contrário, ele se desenrola no contexto de uma função consistente e coordenada, que repetidamente configura sua relação por toda a rede, ativando algumas partes enquanto inibe outras.

A reeducação dos movimentos utiliza esse princípio orgânico da interdependência, cultivando uma nova correspondência entre as partes do organismo. Considerar o movimento um relacionamento entre partes e todo é uma das coisas que torna esse método tão eficiente quando se trata de decifrar hábitos e restaurar funções. Em outras palavras, fazer exercícios só com os olhos pode não trazer resultados; mas diferenciar o movimento dos olhos dos seus relacionamentos condicionados, ao contrário, desarticulará o código dos hábitos e oferecerá uma melhora progressiva.

Feldenkrais chegou ao seu *insight* sobre a reorganização da função humana observando o processo da criação dos padrões habituais na aurora da vida, utilizado pela natureza para conseguir transformar bebês impotentes em pessoas dotadas da capacidade de se mover por si. Tornar um hábito propenso a mudar pode ser possível se seguirmos os mesmos princípios que valeram quando do início da instalação dos hábitos. O que é esse processo de formar moldes de hábitos?

Por meio das transformações mais intensas que ocorrem no início da vida, o desenvolvimento vai abrindo caminho, do acidental para o organizado, do aleatório para o deliberado, da convocação geral e indiscriminada de partes para o ato diferenciado que as seleciona. Quanto mais no início do caminho do desenvolvimento está o bebê, mais novidades ele tem pela frente. O processo de auto-exploração nesse labirinto outorga ao bebê suas escolhas individuais. Ao adaptar seu próprio estilo de funcionamento, ele não está pré-equipado com soluções automáticas, mas deve chegar a elas por esforço próprio, recorrendo a experiências e deduções. O bebê escolhe para usar aqueles métodos que lhe dão satisfação e a gratificação de seus desejos. O método preferencial de desempenho é a semente do hábito adquirido.

A desvantagem de escolher a partir de um leque acidental de alternativas é a chance maior de errar, além da armadilha de permanecer preso ao erro. Portanto, talvez, se um olho é operado numa idade crucial, quando o cérebro está formulando seu método para interpretar imagens visuais numa visão que faça sentido, então, durante o período em que esse olho ficou vendado, o outro pode adquirir mais competência em termos dessa habilidade. E o ponto importante aqui é que o método de esclarecer a visão já se tornou vinculado com a coordenação do restante das funções em outras partes do corpo, que se tornaram ao mesmo tempo mais abrangentes.

Por exemplo, existe uma ligação entre o olho e o direcionamento de todo o esqueleto. Uma olhadela para um objeto situado à direita acionará, de imediato, uma certa rotação da pelve para a direita; isso puxará toda a coluna e caixa torácica, fazendo com que também girem junto e, dessa maneira, a cabeça pode virar com mais facilidade para a direita e assentar os seus telerreceptores no objeto. Esse ato elicia a prontidão da mão para se estender, assim como posiciona as pernas para que se movimentem de maneira correspondente. A perna direita se torna o pivô fixo e a outra fica livre para ajustar seu posicionamento. Uma coordenação mão-olho aperfeiçoada tem um papel significativo na orientação espacial da pessoa e em sua capacidade de estimar dimensões. Dirigir veículos, por exemplo, é inconcebível sem essa ligação mão-olho.

Quando o outro olho do bebê se abre – fraco depois da operação, e tendo perdido os eventos significativos que ocorreram com as últimas novidades de seu desenvolvimento – ele pode despertar uma sensação de dissonância alienante. Quando o cérebro tem de levar em consideração o que o olho machucado enxerga, para decifrar e interpretar essa informação, não só terá dificuldade em coordenar as diferentes informações provenientes de cada olho, mas também irá confundir o que o olho sadio já aprendeu. Mesmo que o cérebro encontre uma maneira de ajustar-se à falta de simetria entre os dois olhos, os elos que foram forjados entre o olho sadio e a totalidade das demais funções corporais não permitirão que o cérebro abdique facilmente da maneira especial como aprendeu a se organizar com o intuito de obter suas satisfações. Da mesma maneira que as girafas que não cruzam o fosso, o organismo que busca, de modo consistente, o conforto imediato é muito mais propenso a escolher a linha de menor resistência. Ele prefere, às vezes, descartar por completo as informações do olho retardado e, assim, livrar-se do ônus de lidar com a estranheza dessa diferença. Essa é uma solução paliativa, um abrir mão de graus de vitalidade, que continua se fixando quanto mais for utilizada. Com a radicalização dessa diferença, também vai crescendo a negação de sua existência.

Além disso, se os dois olhos do bebê ficarem vedados por um período extenso de tempo (no caso de ambos terem sido lesionados numa fase crucial da formulação da visão), embora não haja um problema de simetria entre os olhos, a capacidade de ver do bebê ainda assim ficará prejudicada. Quando os dois olhos forem expostos, encontrarão um corpo que progrediu e já aprendeu a tirar suas próprias conclusões, sem ter-se acostumado com a coordenação ocular. Joseph Pearce, em seu livro *Magical Child,* escreve sobre o fenômeno das pessoas cegas que, na idade adulta, passam por operações que recuperam, organicamente, sua capacidade de ver. Não obstante, passam por dificuldades para interpretar as luzes e imagens que se formam em sua retina em termos de uma visão sensível, e consideram-na uma perturbação. Quem sabe que outras funções perdemos da mesma maneira, quantas qualidades mais foram negligenciadas dentro de nós por não termos recebido nenhum incentivo para despertá-las, por não terem sido estimuladas a se unir com o restante do corpo, quando ele estava abrindo seus primeiros trajetos para estabelecer os padrões prototípicos de sua auto-ativação.

Por exemplo, podemos saber como sentir confiança e receber amor se, nos nossos primeiros dias de vida, não tivemos oportunidades suficientes de relaxar completamente nosso peso, sendo acolhidos nos braços e carregados em várias posições, entregando-nos a uma mãe ou a um pai sensível e amoroso?

Temos alguma chance de saber quando é apropriado para nós parar de comer se, nessa época, a semente de nossos indicadores de satisfação não foi respeitada?

Temos alguma chance de formar uma imagem clara e completa de quem somos se, nesses tempos de moldagem, não fomos tocados e acariciados muitas e muitas vezes, nas várias partes de nosso corpo?

Temos alguma chance de usar igualmente uma perna como a outra, ou um ombro, um joelho, uma mão, um olho, um lado da mesma forma que o outro, se, na fase de engatinhar, não nos deram chances suficientes de praticar até aperfeiçoar, com chances abundantes de treino, aprendendo como peneirar e perceber nossas preferências não-simétricas?

Temos alguma chance de nos mover com graça, deixando solto o pescoço, se, nesses dias primordiais, nossos pais tinham o hábito de nos ajudar a levantar da cama até que sentássemos puxando-nos pela frente, pelas mãos estendidas, despertando, dessa maneira, aquela tensão que muito rapidamente aprendemos a situar em nossos pescoços e estômagos?

Que funções estão para sempre lacradas pela preguiça, comprometendo uma parte do nosso potencial, soterradas por hábitos canhestros que não necessariamente são o melhor jeito para nós? O que, em nós, ainda é suscetível de ser despertado e desenvolvido? Onde se situa a fronteira final da aprendizagem em adultos? Somos ou não capazes de retornar ao estágio das tomadas de decisão, do primeiro ano de vida, ao ponto em que ficamos presos e imobilizados pelas limitações, para podermos reaprender, novamente sem palavras, da mesma maneira como uma criança aprende com uma diligência infatigável, com curiosidade, sensibilidade e inocência? Terá essa cultura que tanto valoriza o aprendizado intelectual se divorciado em caráter irrevogável da sabedoria inata, da sabedoria que existe em se submeter à dinâmica oculta da evolução experimental portadora das pistas para o progresso?

Refinando o estilo pessoal da movimentação: o meio para se levar à mudança de hábitos

Feldenkrais tem uma mensagem a respeito desse tema tão importante da reaprendizagem intencional na idade adulta. Imbuído da visão de um nível ideal de funcionamento, tal como pretendido pela criação, ele levava as pessoas a explorar, conscientemente, todos os possíveis desvios de seus padrões individuais de desempenho, para que pudessem redescobrir, de dentro para fora, um modo de se mover destinado a ser mais congruente com a intenção original do movimento. Ele mostrava que toda pessoa, sob certas condições, pode abrir cada um de seus hábitos funcionais para o processo do aperfeiçoamento, até certo ponto. Ele dizia que não existe situação em que não seja possível oferecer uma maneira um pouco melhor de organização.

A melhora de que Feldenkrais falava não era uma correção, mas a reabilitação da aprendizagem – no contexto da criança em desenvolvimento que tem uma ânsia inata para incessantemente testar e buscar o que funciona melhor e traz mais satisfação. A salvação para a pessoa trancafiada em seus hábitos, que na melhor das hipóteses se contenta com um potencial parcial, ou que, na pior, se deteriora, está em estimular esse anseio de encontrar maneiras mais gratificantes de se movimentar, assim como em despertar-lhe a inteligência para que se ajuste com mais eficiência às novas situações, um traço característico do crescimento.

A tartaruga e o porco-espinho são considerados as criaturas mais antigas, pois mantiveram suas formas originais. Não se desenvolveram nem mudaram desde o início da evolução porque suas estratégias têm-lhes servido bem. Eles confiam na forte couraça externa que protege a fragilidade de seu precário desenvolvimento interno. No entanto, seu êxito, em termos de sobrevivência, impediu-os de se tornarem mais inteligentes. Hoje são mortos nas rodovias porque não têm habilidade para se ajustar a circunstâncias diferentes, para reavaliar suas reações. Eis uma boa metáfora para os hábitos: as pessoas preferem morrer a mudar algo que um dia serviu-lhes bem.

Culturas inteiras degeneraram e desapareceram por terem-se aferrado a perpetuar algo que, numa época anterior, haviam tido êxito e, depois, parasse de desenvolver, como Fritjof Capra demonstra em seu livro *O ponto de mutação*. Feldenkrais se propõe a sacudir você para que abandone o que até hoje fez com sucesso, desafiando-o a atingir todos os dias ainda mais sucessos, até que aprenda a desenvolver todos os recursos do seu organismo para criar o sucesso. Como meio de auto-aperfeiçoamento, Feldenkrais usa o estilo individual de movimento de cada pessoa.

A única coisa que você pode mudar, diz Feldenkrais, é a maneira como você faz o que faz. Você não pode mudar seu código estrutural herdado; não pode impedir-se de sentir as emoções que sente, assim como não há modo de sentir outra coisa além daquilo que sente. Em raras ocasiões, você pode ter um certo controle sobre o que está pensando, sobre as crenças e opiniões que alimenta a respeito do mundo e de si mesmo, embora seja muito difícil para você interferir na maneira como usa seu cérebro. Mas, em todas as situações e fases de sua vida, é possível que você, com relativa facilidade, efetue mudanças na maneira como se movimenta. Você consegue ter acesso à sua movimentação com grande conforto. Pode escolher como apresentar sua coordenação, seu ritmo, sua configuração no espaço, a variedade de seus movimentos e a atitude diante da vida que seus movimentos traduzem.

O movimento é a essência daquilo que, para você, significa estar vivo. É inconcebível considerar qualquer forma de vida sem o fluxo do movimento, quer seja visível no espaço, quer esteja escondido no íntimo da pessoa. Todas as funções fundamentais da vida dependem de sua mobilidade, seja a procriação, a defesa ativa na luta pela sobrevivência, ou a manutenção do organismo mediante seus ciclos repetitivos internos, ou ainda a satisfação de desejos em relação ao ambiente. As manobras abstratas e improvisadas do cérebro humano, por meio das quais são descobertos métodos criativos, também constituem um aspecto da interação pelo movimento. O sistema nervoso usa uma dinâmica de movimento que vem e vai rapidamente entre o ato executado no ambiente, a reação e a reavaliação do ato.

A qualidade da coordenação do movimento de seu corpo é uma indicação não só de seu nível de aptidão e de até onde você foi, como ainda de seu caráter, de seu relacionamento consigo mesmo na hierarquia social e do grau de prazer que você se permite na vida. Seu movimento pessoal é a grafologia de tudo o que você é. Quando você trabalha com o seu movimento tem meios de se apropriar eficazmente de sua vida, de influenciá-la e ser influenciado por ela.

O ser humano tem um apego particularmente profundo aos seus hábitos de movimentação, pois criou-os pessoalmente. Sendo uma espécie de substituto para instintos insuficientes, as estratégias habituais de uma pessoa são estabelecidas segundo aquelas experiências ímpares que lhe são mais caras. Os humanos se apóiam nas muletas de seus hábitos de movimentação como se fossem instintos coletivos, que foram testados pela evolução da espécie inteira, e atribuem-lhes como origem o funcionamento mecânico dos instintos.

Moshe Feldenkrais nos lembra de que nós mesmos escolhemos os nossos hábitos no passado, e que, realmente, somos capazes de escolhê-los outra vez. Seu método da Consciência pelo Movimento oferece a cada ser humano a possibilidade de reexaminar e atualizar seu repertório pessoal. Seu método conduz a experimentos e experiências não-convencionais, por meio dos quais poderemos descobrir percursos melhores do que os habituais. O que é ainda mais importante, seu método demonstra que não existe necessidade de permanecer apegado nem mesmo a um jeito novo e melhor, pois continua sendo possível avançar a partir desse ponto e seguir adiante com o desenvolvimento. O caminho rumo a movimentos mais eficientes e seguros é guiado exclusivamente pelos nossos próprios sentidos. Aprendemos a ouvir o que há dentro de nós e a confiar em nossas sensações pessoais. Confiar diretamente nesse processo não só nos encaminha para novas maneiras de nos movimentar como ainda revitaliza a nossa aptidão geral para a vida.

A grandeza de Feldenkrais foi seu gênio ao esboçar o processo da auto-evolução. Seu método tem o mérito de devolver as pessoas ao seu ciclo de auto-aperfeiçoamento, até mesmo se elas sofreram lesões ou foram além dos limites do desespero, porque ele acompanha o trajeto do processo original por meio do qual o organismo aprendeu, inicialmente, sua forma de sustentar.

Existe um provérbio hassídico que diz: "O que aprendemos a estragar podemos aprender a reparar". O organismo reage e se corrige, desde que suas regras elementares para tomar decisões sejam respeitadas e se compreenda o tipo de aprendizagem que ocorre nos anos iniciais do processo de desenvolvimento.

O que confere ao processo de aperfeiçoamento de Feldenkrais a eficácia da aprendizagem orgânica?

O que o distingue de outras disciplinas de desenvolvimento físico que nos apresentam padrões definidos e desejados como meta a ser empreendida e alcançada?

O que faz da consciência do movimento uma estufa que cultiva as conclusões que brotam de dentro, surpreendendo até nós mesmos, como naqueles dias do início de nosso desenvolvimento?

Qual é o clima que permite ao nosso sistema nervoso atingir uma decisão atualizada, livre dos condicionamentos passados?

Quais são as condições que nos devolvem ao estado primal da mente, caracterizado por explorações sem conclusões predeterminadas.

O que nos convenceria a sacrificar as velhas maneiras, seguras e conhecidas, para ingressar no incerto território do novo?

As respostas a essas perguntas podem ser deduzidas de investigações que seguem o mesmo percurso que a natureza utiliza para incentivar o funcionamento da vida, em seus primeiros anos de crescimento. Todos os processos da Consciência pelo Movimento almejam entrar em contato com esse modelo de aprendizado e aplicar seus princípios. Por conseguinte, quais são esses princípios da aprendizagem orgânica espontânea?

Aprendizagem reconstruída: erros iniciados

Você terá boas idéias se tiver muitas idéias.

Moshe Feldenkrais

Reagir sempre da mesma maneira previsível é uma condição neurótica que beira a compulsão. Ser capaz de agir de certa maneira e também se abster, não fazendo isso de jeito nenhum, é um progresso; mas esse é um nível ainda primitivo de tudo ou nada, nível que não contém nenhuma moderação ou variedade e que não pode assegurar a melhor solução. Quando os adultos funcionam só no modo preto-ou-branco, eles têm poucas chances de alcançar satisfações.

Diz Feldenkrais que a vantagem do ser humano é sua capacidade de realizar o mesmo ato de pelo menos três maneiras diferentes. Três opções são o mínimo exigido, garantindo maior eficiência à pessoa e começando a proporcionar a sensação de que ela é livre, dona de sua vida. O processo da Consciência pelo Movimento afia a ligação da pessoa com a inteligência de seu organismo; este pensa, não em termos de palavras, mas de estratagemas, manobras, imagens. Dentre todas as extensas escolhas de alternativas de movimento, a pessoa escolhe o seu próprio modo individual, que é aquele que a atende melhor, da mesma forma como o animal que de tempos em tempos pára e fareja o ar, para decidir em que direção prosseguir em seu imprevisível caminho. A investigação de seus movimentos é uma pesquisa íntima de si mesmo que só você conduz. Seu objetivo não é produzir movimentos, mas aprender o que é possível descobrir com eles. Essa abordagem permite que você interrompa o movimento em qualquer estágio, que lhe dê continuidade como antes ou que conscientemente altere um componente dele; evidentemente, ainda observando o tempo todo as sutis diferenças entre cada uma das modalidades.

Erros como desafio ao aprendizado autônomo

Feldenkrais usou do processo de aprendizagem que ocorre na natureza a atividade de explorar variações no modo como uma função é acionada ou, se quiser, a metodologia do ensaio e erro. A aprendizagem que ocorre na natureza depende totalmente da permissão para cometer erros. Talvez você não se lembre dos muitos erros que cometeu quando aprendeu a ficar em pé, andar, subir escadas, saltar.

Provavelmente não se lembra nem sequer de como aprendeu atividades "civilizadas" como beber em um copo ou xícara, segurar garfo e faca, escrever, escovar os dentes. Mas talvez se lembre de como começou a andar de bicicleta, ou da primeira vez em que dirigiu um carro.

Para se sintonizar com o estado mental dos primórdios da aprendizagem, da maneira como acontecia em seus primeiros passos – aprendendo o que ia se esclarecendo e cristalizando a partir de experiências pessoais diretas –, você só precisa transferir a caneta ou escova de dentes para a outra mão. Logo você vai perceber que os conceitos anteriores que tinha a respeito de realizar essas tarefas habituais – mesmo que já tenham-se tornado automáticas para você – não são suficientes quando tem de realizá-las em condições diferentes das usuais. Uma mudança no contexto de suas condições ambientais leva-o de volta ao primeiro degrau da escada, lá onde você começa como se estivesse no princípio. Ali, no ponto zero de segurar a escova com a outra mão, você pode recapturar a sensação que acompanha o aprendizado primal. Só as informações sensoriais que recebe de seu modo de ação é que lhe mostram como ajustar seu julgamento e mecanismo de direcionamento até que, lentamente, você consiga controlar seus movimentos para que se tornem congruentes com a sua intenção.

O princípio operacional desse método de aprendizagem é a auto-experimentação pelos erros. O processo de passar por vários erros repetidos oferece a oportunidade de afiar a inteligência para ser possível lidar com mais eficiência com a tarefa imediata, chegando, com o tempo, a minimizar inclusive esses mesmos erros. Depois de ter fechado o círculo e conseguido realizar a função de maneira a se sentir satisfeito, você está livre para ir em frente e dar conta de um conjunto mais amplo de funções, num percurso também inicialmente crivado de erros de que você precisa, para aprender a eliminá-los.

Depois de observar um bebê por algum tempo, você talvez comece a constatar uma lógica por trás do que parece ser uma desordem de movimentos. Por exemplo, lembre-se do bebê naquele estágio em que ele está aprendendo a pôr a chupeta na boca. Você consegue imaginar que longo caminho, repleto de obstáculos, ele percorre até alcançar o controle dessa função? Pegar deliberadamente a chupeta e segurá-la na mão já são em si feitos complexos. A organização interna dos membros e músculos é apenas uma parte de sua organização em relação a um objeto de seu ambiente, que, a propósito, é muito esquivo e instável.

Provavelmente você já observou quantas vezes o bebê tenta levar a chupeta para perto da boca até conseguir colocá-la no lugar sem errar. Nesse processo, o bebê pode tocar a orelha, a bochecha, a testa, o queixo, ou virar a chupeta ao contrário. A chupeta pode se perder no meio do caminho, quando ocorre uma superestimulação, num momento de intensa necessidade de agarrar. Essa superestimulação pode disparar, então, o reflexo de susto, levando o bebê a abrir a mão. Até mesmo quando o bebê está trazendo a chupeta até a boca e mirando na direção certa, ele pode de repente acelerar o movimento e perdê-la num piparote, tendo de começar tudo de novo. Mesmo uma função tão básica não é automaticamente dada a um bebê; o jovem organismo humano deve conquistá-la por meio de uma aprendizagem autônoma.

Como o bebê consegue aprender? Certamente não por meio de palavras e conversas. Mesmo que alguém coloque a chupeta na boca do bebê e demonstre como iniciar essa função, a longo prazo isso só o privará de sua capacidade de encontrar por si as soluções. Os erros são necessários para que ele desenvolva sua independência. A natureza equipou o bebê com a motivação de levar até a boca todos os objetos que ele conseguir agarrar; dessa maneira, ele alcança o controle de si mesmo e dos objetos que o cercam. Várias vezes seguidas o bebê cometerá erros e cada um deles é uma nova aula. Ele recebe sensorialmente a informação do toque da mão na chupeta e a sensação de dobrar e endireitar o braço por meio do uso de seus músculos; esses dados se alteram conforme as diferentes distâncias no espaço. Sente a experiência de virar o corpo todo e o olhar, e isso facilita seu ato. O bebê está muito ocupado treinando seu guia confiável, formando seu mecanismo de julgamento que irá acompanhar sua futura orientação motora, coordenando todas as funções restantes com seu caráter e ritmo, para a realização precisa de suas intenções. Conseguir colocar a chupeta na boca é importante não só em si mas também em termos de desenvolver um método que tem sucesso. A mesma capacidade de aprender com os erros, e o grau de otimismo e prontidão que a acompanha, assim como os erros em si (que são o contexto que desafia a aprendizagem), são todos ingredientes essenciais ao longo do caminho de se chegar em níveis progressivos de independência e de continuar aperfeiçoando-os.

Durante esses anos de conscientização, você tem de obter controle de seu desempenho por meio do mesmo sistema de passar pelo caminho dos erros que irão aos poucos diminuindo. Se você se perguntar como foi que começou a andar de bicicleta, certamente se lembrará da primeira tentativa, da experiência de realmente pedalar, para a qual nenhum conselho ou nenhuma teoria poderia tê-lo ajudado. Só as informações que extraía das sensações de seu próprio corpo serviam para que você corrigisse qualquer desvio e com isso se prevenir contra desvios ainda mais exagerados. E você fez isso ao mesmo tempo que mantinha seu corpo equilibrado, a bicicleta equilibrada, ainda cuidando de seguir o trajeto pretendido.

Improvisação dirigida: atualizando hábitos

Embora à primeira vista não pareça, o processo de aprendizagem de Feldenkrais utiliza os mesmos princípios do aprendizado autônomo. Em vez das improvisações características dos anos da primeira infância, o processo orienta sistematicamente o adulto para enfrentar vários erros. Todas as diretrizes na Consciência pelo Movimento são uma série de variações de aspectos incomuns da movimentação, que não é mais realizada por pessoas presas a seus hábitos. Essas variações podem ser consideradas erros introduzidos num certo tema de movimentação.

As instruções não são dadas para que você se esforce em obedecê-las estritamente, competindo para se sobressair em sua execução. Antes, são dadas para que, por meio delas, a pessoa aprenda por si mesma como aguçar os seus sentidos, os seus sensores internos que, sozinhos, são capazes de melhorar a sua coordenação e a qualidade das suas ações. O uso das variações lhe dá a oportunidade, há tempos esquecida, de explorar novas soluções junto com as antigas rotinas, e talvez, novamente, continuar enriquecendo-as pelo incentivo dado a cada nova variação. Usar os erros introduzidos (ou, como são chamados no processo de aprendizagem, as alternativas) é a sua garantia de sucesso na escolha diária de seus melhores movimentos.

Não faça bem: faça de outro jeito

Não tome uma decisão antes de haver considerado todas as alternativas.

Moshe Feldenkrais

Você não sabe o que não sabe. Somente quando se permite experienciar uma maneira de agir que talvez até o momento nunca tenha tentado é que será capaz de sentir que está acontecendo algo novo.

Quando você emprega a linguagem das alternativas, a impressão é de que está fazendo coisas novas e não-convencionais. Mas essa é uma linguagem que seu sistema nervoso entende, linguagem que trará à tona o melhor dele. Descobriu-se que existe uma só coisa com o poder de interromper o curso da deterioração: envolver-se no processamento de novas informações. A abertura para enfrentar o inesperado mantém as pessoas com o espírito jovem. Os recursos internos mobilizados quando você busca o equilíbrio entre risco e oportunidade recompensam-no com o prêmio do entusiasmo pela vida. Entretanto, a maioria das pessoas desiste de saborear a aventura quando pode se manter em sua zona de segurança conhecida.

Feldenkrais respeita a sua necessidade de segurança e o apego com que cultiva aqueles hábitos que lhe oferecem sensação de segurança, mesmo que ao preço de limitá-lo. Ele sabe que o motivo que o leva a se apegar ao *status quo* e o impede de aprender um modo melhor é seu medo de fracassar. Quando você tem medo, não pode funcionar no melhor de suas capacidades, pois a ansiedade compromete sua inteligência. Quando o medo se instala, a sensação é de que você está num beco sem saída, que tem de se safar a qualquer custo, e, por isso, a tendência é deixar-se arrastar por uma agressão compulsiva e irrelevante. Feldenkrais não lhe diz: "Não sinta medo", assim como não lhe diz "A saída do beco é por aqui". Ele lhe oferece condições nas quais é possível treinar e descobrir que existe mais do que apenas uma única saída.

Mesmo que um certo hábito não seja favorável ao seu bem-estar, é altamente provável que, à época em que se instalou, fosse a melhor alternativa que seu sistema nervoso conseguiu encontrar. Mas é possível que as alternativas que estiveram ao seu alcance, na época do início da formação dos hábitos, não tenham sido suficientes e tenham sido aceitas em condições limitadoras. Seu sistema nervoso, desde essa fase, ficou fortemente propenso a ceder a acordos, e continuará a perpetuar os mesmos hábitos limitadores a menos que seja trabalhado, outra vez, segundo a mesma linguagem que é acionada para a tomada de decisões. Você leva o seu sistema nervoso – intencionalmente, agora – a entrar no estado primal de abertura mental para descobertas, quando lhe fornece informações de que não dispunha até então, ao convidá-lo a enfrentar, novamente, a matéria-prima do desconhecido, abordando-a segundo diversos pontos de vista.

No decorrer desse encontro com uma nova perspectiva, enriquecida por novas opções – especialmente se elas oferecerem soluções mais confortáveis e atraentes – ocorre uma coisa notável. Seu beco sem saída não parece mais ameaçador, uma vez que você passa a perceber que tem a escolha de agir de modo inédito. Seu impulso apressado e de autodefesa é trocado por uma consideração funcional. Seu sistema atualiza sozinho as próprias decisões antiquadas. O hábito perde seu *status* de decisão determinada e se torna apenas um papel, respeitado conquanto não exclusivo, ao lado de uma nova solução. Não é o processo que oferece a solução mais relevante, mas a sua reação sadia a um leque maior de escolhas entre possibilidades que brotam de seu íntimo de maneira espontânea e autônoma, mais além do controle de sua dimensão consciente.

Essa espécie de correção efetuada por descobertas internas é diferente para cada pessoa. É esse aspecto que constitui a aprendizagem orgânica e lhe confere o poder de lutar de igual para igual com os hábitos obstinados. Quando seu mecanismo de autocorreção fica mais afiado, você é orientado a progredir. Tampouco está limitado ao progresso específico que fizer. Seu mérito não vem do crédito que você momentaneamente adquire em seu banco funcional, mas sim do talento em obtê-lo. Na realidade, você está treinando sua capacidade de ousar, no campo da arte de como não parar de ir atrás de mais satisfação, de como não abdicar da vitalidade. A familiaridade com o método da recuperação de escolhas encoraja-o a continuar refinando suas ações. Suas correções são efetuadas com mais agilidade e facilidade, e não são vividas como acontecimentos especiais que exigem a cessação do fluxo de atividades. Quando você desenvolve o sentido da audição pode corrigir seu desempenho musical enquanto está tocando o seu instrumento. A motivação para o refinamento se torna um modo de vida.

O verdadeiro ganho: o otimismo biológico

Quanto mais o cérebro aumenta a inteligência de seu corpo, mais perto você chega de um nível de funcionamento que ultrapassa a necessidade mínima para existir. Você começa a participar daquilo que o atrai. Nesse nível de competência, começa a vislumbrar até onde o cérebro humano adulto consegue alcançar, se não tivesse sido detido nos estágios iniciais do seu desenvolvimento.

Nesse sentido, a evolução de movimentos específicos no processo da aprendizagem torna-se simplesmente um bônus; o verdadeiro ganho está em que sua vida adquire uma direção nova e mais positiva. Isso quer dizer que, a cada dia e a cada ano que passam, você é mais capaz de realizar cada ato de uma maneira progressivamente melhor – com mais eficiência, sabedoria, precisão e economia – desde que não tenha desistido de sua determinação de buscar essas qualidades.

Dirigindo-se a um público de terceira idade, Feldenkrais disse certa vez: "A curiosidade de aprender não depende de idade". Acrescentou que eles, em particular, podem ter grande sucesso com o método porque não têm mais agressividade para gastar, que é o que acontece com muitos jovens que tendem a confiar no poder de seus músculos e, dessa maneira, não assimilam as sutilezas da eficácia. As pessoas mais velhas praticamente não têm outra escolha a não ser ficar atentas enquanto buscam o canal mais confortável e viável de se movimentar. Uma das vantagens exclusivas da Consciência pelo Movimento é que se trata de um método que tem algo a oferecer a cada um. Não se destina a treinar campeões para que vençam competições, embora esses também possam usá-lo como método de auto-aperfeiçoamento ajustado com exatidão às suas necessidades. A Consciência pelo Movimento se importa com o nível de funcionamento de cada pessoa da comunidade, de todas as condições e níveis de idade. Até mesmo a pessoa cujo corpo está perdendo o preparo, que se julga limitada em sua imaginação e se esqueceu de como ser criativa em seus movimentos, reagirá às improvisações induzidas do processo com o mesmo espírito de renovação e aspiração que é típico do crescimento.

Você consegue imaginar suas sensações e seus sentimentos quando descobrir que é um organismo vivo em perpétua mudança, capaz de autocorreção e de progresso, enquanto estiver vivendo? O otimismo que acompanha o processo de aprendizagem, o entusiasmo da pessoa quando o descobre, além do quanto ela passa a se valorizar, são o que torna esse método tão atraente e capaz de motivar alunos e professores a se comprometer com ele.

Ciclos alternados: o jogo preparatório da natureza

Alguma vez você já teve a chance de ver um gato em ação, no momento em que localiza um rato, até que o dilacere em pedaços? Talvez já tenha visto como, nessa dança de caça, o gato pára de vez em quando, ouve, e reajusta a sua posição, deslocando a cabeça de um lado para o outro, para poder aperfeiçoar o alinhamento preciso de seus telerreceptores; ou como se acocora antes de saltar, vibrando seu peso de uma perna para a outra até se tornar uma flecha que vai direto rumo ao alvo. Quando ele salta e apanha o rato, pode não matá-lo logo, mas só assustá-lo e deixá-lo escapar, repetindo desde o princípio todo o processo da emboscada, da mira e da captura. Isso pode durar uma hora. O que o gato ganha com isso? É possível que a natureza esteja preparada para esbanjar seu poder com divertimentos?

A impressão é de que o gato age de acordo com um plano básico de caça que lhe garanta consistência, de tal sorte que ele não pare de caçar sua presa mesmo que essa luta não seja imediatamente recompensadora. Essa propensão à persistência, a retornar à luta, está tão enraizada em seu sistema que ele vai utilizá-la mesmo que tenha êxito já na primeira tentativa. A violenta operação dessa luta de vida ou morte contém mais paciência, planejamento e repetição do que poderia parecer inicialmente.

Alguma vez você já viu como o lobo se prepara para caçar um caribu? A velocidade do caribu é comparável à do lobo e ele ainda tem chifres poderosos. Quando muitos caribus se reúnem num bando podem impedir qualquer lobo de se aproximar. Ora, quando é então que a astúcia do lobo lhe permite ter êxito na captura de um caribu? O livro *Never Cry Wolf*, de Farley Mowat, descreve o tipo de coordenação grupal necessária nessas circunstâncias. Pelo menos quatro ou cinco lobos conseguem manipular todo um rebanho de caribus para que um exemplar mais fraco seja escolhido como a vítima de sua refeição. No começo, quando os lobos revelam sua presença, todos os caribus se aproximam para formar um rebanho compacto. Nenhum lobo é tolo o bastante para investir e atacar. Os lobos ficam imóveis e os caribus também. Eles ouvem uns aos outros. Os dois grupos aguardam. Os lobos ficam na espreita, esperando que um ponto vulnerável se exponha, e os caribus ficam esperando o sinal de ataque. A iniciativa é dos lobos. Como cães pastores, começam a correr em torno do rebanho, latindo e assustando os caribus para que eles dêem corridas curtas. De repente eles param. O rebanho também. Imagine como cada caribu individual supera seu instinto de medo e se coordena em perfeita sintonia com o rebanho.

Depois de outra pausa paciente e tensa, novamente os lobos tentam dispersar os caribus, agora em outra direção. Após percorrerem uma pequena distância, eles param novamente de repente. Toda vez são os lobos que iniciam a imprevisível direção de seu movimento. Com a coordenação grupal e a coesão do rebanho abaladas, os caribus se esforçam repetidamente para alterar sua formação e continuar em bando. Durante toda a intensa caçada, nesse teste crítico de sobrevivência, se houver um caribu em particular que se mostre minimamente menos atento ou menos apto, com talvez alguma pequena limitação numa das patas, que não lhe permita se deslocar em uníssono com o rebanho, no mesmo nível de agilidade dos demais, é esse animal que será a vítima dos lobos. Numa determinada altura do ciclo da caçada, esse caribu não será mais capaz de permanecer no rebanho, que terá mudado de formação e localização. No mesmo momento em que for isolado e separado dos outros, esse animal perdeu a luta. Ele ainda pode lutar com um único lobo cara a cara, mas não simultaneamente com todos os que estão ao lado e atrás dele.

Um princípio coerente se destaca nesses projetos de caça do gato e do lobo. Parece que durante a interação crítica entre um animal e outro, a natureza geralmente faz uso de um procedimento preparatório em vez de um confronto direto e imediato. Em todo o tumulto da luta pela vida, a natureza tem respeito pela paciência envolvida na passagem por um estágio preparatório, estágio que é caracterizado por ciclos alternados de ação e cessação da ação. Esse padrão estrutural, que impede os animais de terem sucesso imediato, pode ser um meio de oferecer tempo para melhorar a eficiência de suas ações e táticas.

Parece que a humanidade civilizada perdeu aquela paciência primordial do caçador. As pessoas se aproximam de iniciativas complexas como se se esperasse delas que saibam como atacá-las com perfeição de imediato. As pessoas se esquecem de que têm permissão para regular o grau de força investida, para cuidar da trajetória e do *timing* necessário ao seu desempenho. As pessoas perderam a humildade de se acercar de uma incumbência mediante uma fase de investigações, na qual despertam reações, ouvem, e levam esse *feedback* todo em consideração. As pessoas impacientes exigem de si mesmas que de manhã levantem da cama com um salto preciso, mesmo que seu pescoço se queixe. As pessoas impacientes se entregam ao sexo sem preliminares, e não entendem por que depois a experiência se revela superficial.

A falta de paciência é um verdadeiro problema, especialmente quando a pessoa está sofrendo e sentindo dores. Então, mais do que nunca, ela precisa da assistência da sabedoria da natureza com suas repetidas explorações preparatórias. Infelizmente, porém, é em geral nesses momentos que se é mais tentado a forçar uma resolução imediata da questão, recorrendo ao que à pessoa parece ser o modo certo de consegui-la.

Esboços e tentativas *versus* passar no teste

Como a pessoa com um braço que dói se comporta na realização de alguma tarefa diária como pentear o cabelo? As pessoas civilizadas, muito provavelmente, tentarão levantar o braço diretamente na direção da cabeça, da maneira que fazem quando o braço está sadio. Quando esse movimento causa dor, ou a pessoa se relaciona com ela como uma barreira que não pode transpor, desistindo por completo de se pentear com essa mão, ou tenta superá-la com movimentos ainda mais forçados, apesar da dor. Em ambos os casos, é a frustração.

Ao adotar uma abordagem mais consoante com o espírito dos métodos da natureza, a pessoa talvez se dê permissão para tentar alguns esboços e gestos experimentais primeiro, em vez de se lançar de cabeça no teste real imediatamente.

O processo do movimento Feldenkrais aplica o mesmo princípio da natureza ao dar permissão às pessoas para que passem por experimentos gradativos; nesse caso, explorar movimentos menores com o braço, em direções diferentes, em combinações variadas com outras partes do corpo, num ritmo diferente do usual, avaliando em seguida o movimento, que se alterna entre ação e pausa. As repetições são o que alimenta o mecanismo de correção e lhe dão a chance de selecionar a ação eficaz. A repetição de partes do movimento, em pequenas doses, evita que se entre na área de resistência, que sinaliza em alto e bom som o impossível. Proceder gradualmente é o que promove o viável até que esse se torne plenamente presente. O Método Feldenkrais encoraja o estágio preparatório, numa espécie de prelúdio da função.

Encontrando o caminho da menor resistência

O processo da Consciência pelo Movimento, por exemplo, guiará o aluno com braço relutante a primeiro explorar os movimentos possíveis só no punho ou no antebraço, respeitando o limite da dor. Tudo isso ocorre com o aluno deitado, pois nessa posição a propensão a ceder à gravidade ajuda a reduzir o envolvimento exageradamente tenso do braço. O excesso de tensão faz parte da resistência defensiva da pessoa a qualquer movimentação no braço, e remover esse obstáculo liberta o movimento. O aluno irá repetir o mesmo movimento parcial várias vezes, dentro dos limites em que se sente totalmente seguro; essa já é uma importante reabilitação da autoconfiança.

Para poder encontrar um caminho que evite a tendência defensiva do braço dolorido, o professor talvez sugira que o aluno dirija a mão até a boca. Dessa maneira, o aluno entra em sintonia com um movimento fundamental –, com uma das seqüências mais essenciais do comportamento humano – e a chance é que esse movimento seja executado com sucesso. O aluno explora a possibilidade de deslizar a mão sobre a boca sem romper o contato entre o braço e o corpo, num ato que poupa o braço dolorido da tarefa de lidar com o próprio peso enquanto está no ar. Contudo, para ir desse ponto até o alto da cabeça, será inevitável, em algum momento, afastar o braço de sua posição de repouso sobre o corpo. Agora o processo pode sugerir a possibilidade de diversas rotações, capazes de facilitar a realização desse gesto. Talvez o aluno descubra uma trajetória em espiral que comece no dedo mínimo, passe pelo punho, atravesse o cotovelo, vire a palma da mão para a frente, afastando-a do corpo, enquanto o braço se mantém subindo, e indiretamente arraste o ombro e a escápula sem despertar a dor antecipada. Uma série de movimentos variados permitirá ao aluno sentir o que está envolvido em ativar o braço, partindo de uma posição em que o ombro está preso à coluna vertebral, percebendo o quanto isso é diferente da situação em que a escápula se distancia da coluna. Tal diferença oferece o vislumbre do que são os padrões de comportamento, e facilita descobrir onde está a permissão para sentir mais conforto: na tendência rumo ao centro, ou para a periferia. Só o aluno pode avaliar em que posicionamento o ombro responde melhor, e sua conclusão é inteiramente pessoal.

Um outro movimento ajudará o aluno a sentir como o ombro se movimenta com calma e passividade quando a pelve recruta sua própria massa para a ação e a inicia. Deitado de costas, a perna oposta ao ombro dolorido está fletida com pé apoiado no chão. Quando o quadril sai do chão, a contrapressão do pé de apoio se transmite através do esqueleto pelo corpo todo até o ombro dolorido, lembrando-o de como se acomodar mais completamente no chão de acordo com a gravidade. O corpo todo está integrado para servir à nova organização daquela escápula, dando-lhe um ajustamento significativo sem despertar o alarme do trauma. Rastrear as interações recíprocas entre as várias partes do corpo abre todo um mundo de pistas e percepções. O aluno pode sentir como a qualidade do movimento no ombro muda quando o esterno e as costelas, uma a uma, tornam-se propensas a cooperar. Essa observação específica entra no âmbito da qualidade da respiração e deixa entrever com quanta vitalidade a pessoa se permite utilizar sua caixa torácica.

Uma outra combinação de movimentos investiga como virar o dorso da mão na direção do braço estendido influencia a extensão desse braço. Fletir o punho para trás, em ângulo reto, é uma espécie de impulso para cima que recebe o reforço da experiência evolutiva coletiva dos quadrúpedes, ao se apoiarem no chão. Ao final da aula, você tem o esboço de um caminho sinuoso por meio do qual seu braço pode se estender para além da cabeça, com muito mais facilidade do que você supunha antes, e sem dor. Para algumas pessoas, o braço problemático se ergue então com facilidade ainda maior que o outro, que está sadio.

Uma exploração semelhante pode ser feita envolvendo cada uma das demais configurações funcionais do braço. Em vez de estender o braço até a cabeça, você pode organizá-lo para que ocupe uma das muitas posições do engatinhar ou de se abraçar, embalando-se de um lado para outro. Pode também andar, sobre as escápulas, apoiando-se nestas. Uma manobra sofisticada pode também ser capaz de mover a escápula oposta para trás, na posição de quando se está em pé. O afastamento de uma escápula do chão pode desencadear o sinal neurológico do engatinhar, que aciona a outra escápula, a relutante, para que avance com maior aceitação desse movimento. Na realidade, não existe fim para as possibilidades. Mesmo que o sistema nervoso fosse menos engenhoso para inventar jogos preparatórios relevantes e eficientes, ele ainda assim reagiria às variedades do processo dirigido, despertando para a escolha de alternativas mais sofisticadas. Se o impulso para melhorar estiver abafado, pode ser estimulado pelo mesmo método de entrar e sair de situações imprevisíveis, enfrentando desafios que não são exageradamente difíceis, nos quais um impulso saudável pode funcionar e ter êxito. Isso é aprender de fora para dentro, da ação para o cérebro.

Quando você consegue mudar o método segundo o qual usa o cérebro, o movimento do braço não só aprende a evitar a dor, mas todo um mecanismo vital para a aquisição de habilidades está mais uma vez à disposição do organismo, e com a mesma eficiência que lhe garantiu sua existência ao longo de gerações de evolução. Embora sem a agressividade do ataque do lobo que manobra o rebanho de caribus para alterar sua estrutura vezes seguidas, explorar várias opções é um aspecto do processo de aprendizagem que transcorre segundo o mesmo princípio de eliminação do que não é eficiente. O organismo testa diferentes métodos de organização, um depois do outro, investigando as conexões irrelevantes mas profundamente entranhadas naqueles gestos que tornam a ação inoperante. O rastreamento que desmantela esses padrões de seqüências liberta o cérebro para que funcione com menos pré-condicionamentos, e isso se expressa em movimentos menos limitados.

Nas aulas de Consciência pelo Movimento, cada tema de movimentação pode ser submetido a esse rastreamento. Em Amherst, Massachusetts, em 1980, Felden-

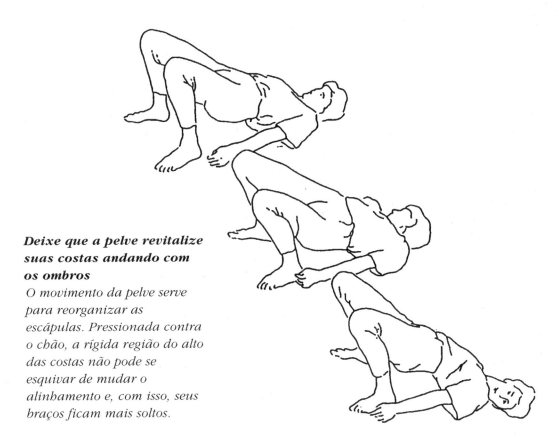

Deixe que a pelve revitalize suas costas andando com os ombros
O movimento da pelve serve para reorganizar as escápulas. Pressionada contra o chão, a rígida região do alto das costas não pode se esquivar de mudar o alinhamento e, com isso, seus braços ficam mais soltos.

krais começava sua sessão de treinamento profissional usando a função de sugar como tema de um processo. O funcionamento da boca é uma das ações mais intensas do organismo inteiro. O movimento da boca talvez seja o primeiro e o último da vida; é ao mesmo tempo tão básico e característico de cada pessoa, que é muito difícil modificá-lo, mesmo quando é possível controlar conscientemente os músculos dessa região. Para lembrá-lo das incontáveis opções que são possíveis no movimento de sugar, e as quais são capazes de o libertar de sua qualidade mecânica, movimente sua língua para a frente, muito suavemente, várias vezes. Movimente os lábios para acompanhar a língua. Deixe os lábios soltos e arredondados. Depois, tente o oposto, fazendo movimentos delicados e lentos de recuo da língua, em contato com o palato superior ou inferior, ao mesmo tempo que os lábios continuam fazendo o movimento anterior de sucção. Trata-se de uma movimentação geral de pequena amplitude mas, se você há anos não faz isso, pode ser uma inovação revolucionária para seu cérebro. Veja se consegue respirar durante essa situação paradoxal, reduzindo a tensão excessiva dos ombros, lábios e olhos. Talvez você sinta a necessidade de bocejar, como uma confirmação de que está refazendo o padrão. Se fizer uma pausa breve, já poderá sentir alguma tendência diferente na sua expressão facial, talvez revertendo parte da tensão crônica.

Uma combinação que interfere ainda mais com seu padrão fundamental é levar a língua muito levemente para um dos lados da boca toda vez que os lábios forem para a frente. Distinga as diferentes sensações quando virar a língua de um lado para o outro. É possível variar não só o padrão do movimento, mas também o contexto de sua postura em relação à gravidade. Por exemplo, quando você realiza todos os movimentos acima deitado de lado, começa a observar outras sutilezas mais, como o fato de que a metade direita de seus lábios se movimenta de modo diferente da metade esquerda, no que diz respeito ao modo de ceder ao próprio peso. Se você fizer esse movimento por um tempo suficientemente longo, a diferença nos lábios poderá mais tarde se manifestar numa sensação diferente que ocupa toda a metade do rosto que estava mais próxima do chão, em contraste com a outra metade mais afastada. Quando todos esses desvios da seqüência padrão são executados de modo suave, repetidamente, sem coerção ou ritmo mecânico, fazendo pausas freqüentes e longas o suficiente para que possa respirar e se adaptar a cada combinação, você ficará surpreso ao descobrir o que ocorre com a sensação do seu rosto. Talvez sinta que uma expressão bastante peculiar difundiu-se por sua face, ou, mais exatamente, você registra uma falta de expressão, numa vivência de serenidade, isenta de qualquer fingimento, e mais próxima do seu eu mais autêntico e neutro.

Um outro meio pode ser a exploração do movimento de se flexionar para a frente com as pernas esticadas, sentado no chão. A intenção de se estender adiante e tocar os pés é um desafio comum para os esportistas. Talvez você não esteja ciente dos esforços desnecessários que geralmente são ativados com essa tentativa. O processo de exploração filtra-os, podendo ser deliberado e consistente. Numa série de variações, por exemplo, você recebe instruções para começar a se flexionar quando os joelhos não estão necessariamente retos. Você se inclina um pouco para a frente, iniciando o movimento dobrando um cotovelo, e indo com ele adiante, para afastá-lo do corpo. Dessa maneira, você vai perceber como o movimento consegue envolver suas costelas e despertá-las para que participem da flexão.

Quando você levanta a cabeça e olha para a frente, na linha do horizonte, enquanto o peito está flexionado, a região lombar das costas tem uma melhor oportunidade de acentuar a concavidade e se aproximar das pernas. Flexionar-se

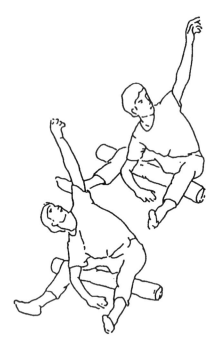

***Organização funcional* versus esforço muscular para se flexionar para a frente com pernas esticadas**

Quando percebe a relação entre as pernas e as costas, você não precisa depender do alongamento de músculos relutantes nas pernas; em vez disso, mobiliza suas costelas e vértebras de maneira não habitual e suas costas se alongarão na medida necessária para a flexão.

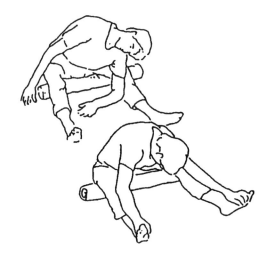

adiante com a cabeça erguida é, possivelmente, uma combinação que nunca lhe ocorreu. No processo de aprendizagem, você não tem de discutir com a teoria; o resultado que você vai experienciar irá informá-lo do que é mais eficiente para você. Você constata, repetidamente, que a eficiência não está num único caminho melhor, mas, sim, na disponibilidade para ousar alterar o habitual. Você continua explorando uma outra possibilidade, a saber, flexionar-se adiante com a cabeça também flexionada mas inclinada para um dos lados, de tal modo que uma das orelhas se aproxime mais do chão e a outra esteja voltada para o teto. A rotação que é criada dessa maneira no pescoço consegue superar a dificuldade postural e real de se flexionar para a frente.

Sentado no chão, você pode manter um cotovelo e antebraço no chão ou onde puder alcançar, enquanto a perna correspondente também está flexionada e o joelho erguido. A outra mão se estende na direção do teto, desenhando um círculo – com a cooperação do tronco todo – o qual você segue com os olhos no sentido horário e depois no anti-horário. Esse círculo provoca um movimento diferenciado de abertura entre as costelas, e entre as vértebras, numa certa altura da parte torácica da coluna vertebral que talvez não esteja habituada a se articular.

No final desse processo, as pessoas ficam espantadas quando constatam como sua flexão à frente agora vai mais longe, mais rente ao chão e flui com mais simplicidade. O que as surpreende ainda mais é a mensagem relativa à perspectiva de vida embutida nesse feito: está sendo dito que se você trabalhar com sabedoria, não tem de lutar contra seus músculos. Só vai precisar interferir no código do padrão funcional e, depois, os músculos se tornarão organizados de maneira correspondente.

Fale com o cérebro, não com os músculos

Se você quer provas ainda mais convincentes de que a questão não são seus músculos mas o nível superior do quartel central, pode fazer um experimento simples que dura dois minutos.

Sentado no chão, levante a cabeça e tente ver o teto. Observe como você executa esse movimento. Em que ponto deste movimento você sentiu alguma dificuldade? O que acontece com a sua respiração?

Agora leve a atenção aos pés. Tire um sapato e estenda esse pé para a frente, o mais que puder, sem tirar a sola do pé do chão. Comece a flexionar lentamente os dedos do pé para baixo, arrastando-os pelo chão como se quisessem alcançar o calcanhar com os dedos. Nessa posição, levante o metatar do chão (a parte macia logo abaixo dos artelhos) e com isso aumente o ângulo de flexão do tornozelo. O tempo todo o calcanhar fica ancorado no chão. Essa é uma combinação incomum de movimentos envolvendo o pé. Deixe que este retorne a uma posição confortável no chão e repita toda a seqüência várias vezes.

No estágio seguinte, toda vez que voltar o pé para o chão estenda os dedos para cima, erguendo-os no ar enquanto o metatarso se mantém em contato com o chão. Alterne estes movimentos várias vezes com o tornozelo – flexionar e estender – enquanto o calcanhar fica o tempo todo plantado no chão. Os dedos apontam para o chão quando o pé está para cima e estão voltados para o teto quando o metatarso do pé toca o chão. Tente reduzir o esforço que você faz para flexionar o tornozelo e os artelhos. Observe que, para desenhar uma combinação diferente, talvez totalmente novo para você, foi preciso usar outro recurso além do da força física. Identifique em você essa qualidade do dar ouvir e esclarecer, pois é essa qualidade que faz a diferença entre se exercitar e aprender.

Agora leve o pé até seu lugar habitual e novamente levante a cabeça para olhar para o teto. Ficou mais fácil agora olhar para o teto?

Certamente você está curioso para saber como vários movimentos com a sola do pé podem interferir com o pescoço; talvez também surpreso, pois a sensação é que o pescoço se esqueceu de suas limitações e restrições naturais. Neste caso, está claro que o estágio preparatório não lidou com todos os músculos do pescoço. Essa atividade foi inclusive realizada na parte do corpo mais distante do pescoço. Como funciona então?

Parece que você está lidando com um sistema orgânico inteligente que tem sua própria lógica e seus próprios acordos tradicionais. É possível que os movimentos alternados no tornozelo e nas articulações dos artelhos tenham trazido à tona da memória funcional de seu sistema nervoso uma pista neurológica primal da posição ancestral para a marcha, em que a sinalização de um pé flexionado ao tocar o solo elicia uma reação ondulatória que percorre toda a coluna e chega ao pescoço, levantando a cabeça na direção do horizonte. Pode ser que a ocorrência de uma atividade não-habitual lance o cérebro todo numa atmosfera de desorientação acompanhada de uma abertura para mudanças. Diante dessa reorganização de seus elementos estruturais, o cérebro responde à realidade sem suas antigas restrições, cujas origens podem estar nos velhos hábitos e em preconceitos que não colaboram em nada. Quer pelo primeiro motivo, quer pelo segundo, ao adquirir a capacidade de formar novos padrões e de anulá-los, pelo treino dessas novas possibilidades, seu sistema tem a chance de realizar movimentos sem esforço, e com a elegância que corresponde a uma pessoa evoluída.

O pensar que vale a pena, diz Feldenkrais, significa encontrar novos meios de agir. Para conseguir o *insigh* de um aprendizado, seu sistema precisa do confronto com um desafio que ele ainda não tenha enfrentado.

O método da Consciência pelo Movimento atende esse requisito. Moshe Feldenkrais criou muitas centenas de processos, propondo a cada vez um desafio inédito. Todo processo se concentra num tema diferente dos demais, e tem sua própria série de passos. É difícil imaginar como um único homem, trabalhando sozinho, pôde decifrar tantas maneiras de influir no aprendizado do cérebro. Durante anos, Feldenkrais trabalhou com as pessoas, observou e entendeu, explorou e experimentou, reuniu e definiu princípios de funcionamento e criou processos práticos para a aplicação destes. Ele era capaz de ensinar durante anos sem jamais repetir o mesmo processo.

Além disso, os professores que ele ensinou estão se tornando cada vez mais criativos mediante seu envolvimento com esse método. Ao redor dos eixos dos mesmos fundamentos, eles desenham numerosos processos sobre os quais ninguém ainda tinha pensado. Essa criatividade torna o ensino um método vivo em contínuo crescimento. Todo professor cria, recorrendo à sua própria experiência pessoal e às suas áreas de interesse. Moshe costumava dizer que todos escrevem o método com a sua própria caligrafia. Essa foi sua grandeza: foi um mestre que criou mestres, não discípulos.

Quando você começou a percorrer a trilha da Consciência pelo Movimento, também entrou no caminho da inspiração e da permissão para renovar. Você melhora não só seus movimentos, mas também sua audácia para recriar, e é isso que alimenta e cultiva a sua vivacidade e vitalidade.

Mudando o contexto: aprendendo por contraste

Manter um diálogo com o computador de seu córtex motor, na linguagem dele, pode parecer uma tentativa de enganá-lo com seus incontáveis estratagemas. A lista de recursos utilizados por Feldenkrais para estimular o sistema nervoso, com a finalidade de aperfeiçoar a eficiência da movimentação, é longa e variada. Uma tática central do aprendizado é a mudança de contexto. Alguma vez você já chegou num ambiente totalmente novo, onde nunca ninguém o viu, e nele foi agraciado com mostras de confiança maiores do que as que jamais recebeu em sua terra natal? Para algumas pessoas, essa mudança de ambiente se torna uma alavanca para florescer e se expressar de modos que não lhes eram possíveis em sua cidade de origem. Minhas viagens aos Estados Unidos para ensinar a Consciência pelo Movimento e a Integração Funcional foram exatamente isso para mim.

O processo do movimento fornece-lhe um ambiente que difere da realidade habitual, primeiro pelo artifício de simplesmente deitar no chão. A postura estendida no chão libera o cérebro de seu envolvimento incessante com a manutenção do equilíbrio na vertical, no campo da gravidade. Você se torna livre para direcionar seus recursos de outra maneira e para se relacionar com a qualidade de sua movimentação. A posição passiva do estar deitado cria um clima que é mais favorável ao aprendizado de sutilezas, e que lhe favorece mais o ouvir do que o fazer. Quando você desiste de funcionar na posição ereta, durante algum tempo, também está preparado para abdicar do estado mental associado a ficar em pé, no qual está comprometido a produzir determinados resultados, fazer coisas, ter êxito no que faz. As muitas coerções que constituem as considerações sociais de sua vida afrouxam o cerco sobre você. Deitado, você está longe de todas as competições ou todos os esforços para ser um sucesso. Ali, na posição de descanso, aceita o estilo desacelerado e não precisa mais antecipar qual a atitude certa. Pode fechar os olhos e, mesmo entre outros, pode voltar-se para si mesmo e estar consigo. Você está num grupo, mas livre de comparações com os outros. Ao dar as instruções verbais, o professor não lhe demonstra um modelo segundo o qual espera que você se meça. Nessa atmosfera de recolhimento, você pode fazer seu trabalho interior, e ter a oportunidade de se tornar mais sensível e observar aqueles tons ocultos que constituem a qualidade do que você faz.

Exploração por meio de variáveis

Além da mudança de contexto induzida por estar deitado no chão, o processo o confronta com uma seqüência de pontos de vista diferentes sobre um determinado tema. Quando você explora o mesmo movimento partindo de posições variadas a cada vez, sua capacidade de distinguir é mais trabalhada e, assim, você se torna mais capaz de localizar com clareza aqueles detalhes da dinâmica interna que são responsáveis por sua forma de movimentação. É então que você está apto a identificá-los na complexa totalidade de seus desempenhos, podendo acioná-los deliberadamente.

Por exemplo, de que modo esse método lida com um tema como melhorar a maneira como você anda? A vida toda você tem andado do seu jeito habitual, que nem questiona, e é difícil enxergar que haja algo a ser mudado no jeito como dá seus passos. Talvez a sua pelve, que é o punho do chicote de toda a coluna vertebral, repita o mesmo uso limitado em sua articulação com a coluna ou com a articulação coxofemoral. Pode ser que o movimento da pelve seja um pouco mais restrito de um lado, ou que talvez os vestígios do balanço natural e alternado dessa região, que inicia a forma de um "oito", já tenham desaparecido. Pode ser que você não aceite que não seja aceitável balançar os muito quadris em público; ou, talvez, que a seu ver o requebro acentuado torne-o mais atraente e você goste de exagerar. Qualquer que seja o incentivo para a sua movimentação, ele o mantém cativo durante toda a sua idade adulta, conservando aquelas mesmas imperfeições que são suas características.

É possível que, movido pelo impulso de autoproteção de uma antiga lesão no joelho ou no tornozelo, seu sistema tenha-se tornado cronicamente apreensivo quanto a usar uma determinada dimensão do movimento pélvico. Para se impelir adiante durante o ato de caminhar, talvez você compense a falta de flexibilidade da articulação dos quadris ou das vértebras fincando os calcanhares com força no chão, e com isso dê um choque no corpo todo. Para conseguir bloquear o choque, você se enrijece mais. Todas as suas articulações se adaptaram a essa pressão interna. Você repete com precisão o mesmo tipo de interação entre a sola do pé e o chão, e o mesmo modo de colocar a cabeça e os ombros, assim como a mesma maneira de respirar ou de faltar-lhe o ar nas costelas e no estômago, até que lhe pareça não haver mais outras alternativas que tornem seu caminhar menos cansativo e mais agradável. Isso é um hábito; você parou de sentir como faz o que faz, e não está ciente de que tem uma limitação. Até mesmo quando tem uma idéia do que quer mudar, a probabilidade de que consiga mudar seu estilo de andar enquanto anda é tão irreal quanto tentar interferir em qualquer outro complexo automático. Mesmo que conscientemente você mude um detalhe, ele ainda continuará inserido na rede de reforçamentos, ancorada em todas as outras partes de seu corpo, as quais se esforçarão para devolver o movimento ao seu estado anterior.

No processo de reeducação do movimento, você é treinado na dinâmica do caminhar enquanto ocupa todas as posições possíveis, exceto a de propriamente caminhar. Esse processo lhe oferece várias posições iniciais, úteis para enfatizar um certo detalhe no emaranhado de relacionamentos que estão envolvidos no caminhar. Esse detalhe pode ser, por exemplo, o comportamento da coluna vertebral em relação a erguer uma perna para executar a função de andar.

O processo pode convidá-lo a ficar de quatro, apoiando-se nas mãos e nos joelhos, fincando os dedos de um pé no chão e, com o joelho fletido, manobrar a pelve na direção do pé. Essa é uma inversão da distribuição do trabalho que normalmente se executa ao andar. Muitas informações se tornam disponíveis quando as partes do corpo interagem. Imagine como as relações entre as pessoas se beneficiariam se por um só dia – mesmo que só na sua imaginação – os membros de um casal trocassem de papel um com o outro. Essa renovação ocorre em sua organização física quando, pelo menos uma vez, não é a perna que se dá ao trabalho de se aproximar ou se afastar da pelve estável mas, em vez disso, é a pelve que gira no espaço em torno da perna estabilizada.

No plano horizontal, você pode sentir claramente como a coxa se desloca para a frente e para trás em relação à pelve, quando não tem de carregar todo o peso do seu corpo. Os ombros, por sua vez, são forçados a participar desse movimento mais claramente do que no espaço aberto que ocupam quando a pessoa está em pé.

Em outra aula, você pode deitar de lado e sentir o mesmo movimento da aula anterior, quando a coxa se aproxima da pelve. Dessa maneira, suas costelas estão deitadas com segurança no chão e, ao mesmo tempo, as vértebras estão livres para ressoar e reagir, flexionando-o no plano frontal.

Quando você executa todos os movimentos dentro de variações, por exemplo, com uma rotação do joelho que está sendo arrastado para dentro ou para fora, acompanhado por uma torção da coluna vertebral na mesma direção ou em direção contrária à rotação da perna, você está lembrando suas costas das muitas maneiras segundo as quais podem reagir ao movimento da perna, e tudo isso servirá para tornar seu caminhar incomparavelmente mais vital.

Quando você, estando sentado, tenta erguer uma nádega da cadeira, talvez com a ajuda de uma almofada, será capaz de incrementar ainda mais as informações relativas à interação envolvendo pernas, pelve e costas.

Um significativo entendimento de como o comportamento da coluna vertebral é afetado pelo movimento da perna pode ser obtido quando você se deita em decúbito ventral e arrasta o joelho pelo chão ao lado do corpo. Com esse deslocamento, você se conscientiza do recuo do quadril que precede o início do movimento da perna durante a marcha. Esse detalhe, que talvez tenha-se degenerado durante a marcha comum, torna-se novamente uma necessidade quando você está deitado de barriga para baixo. Ao trazer o joelho dobrado para o lado do corpo, dada a limitação ao movimento da perna imposta pelo chão, você não tem outra escolha senão desafiar a flexibilidade de seu quadril. Essa reconstrução do rastejar primal mostra como o relacionamento entre a pelve e a perna deve funcionar naturalmente. Isso lembra sua coluna inteira de como ela deve se torcer e espiralar para permitir uma locomoção eficiente.

Você terá outras percepções quando se deitar de barriga para baixo, com as pernas completamente estendidas e tentar erguer uma delas no ar. Seu desafio é decifrar a ordem, a direção e o momento que tornem possível um leve afastar do pé em relação ao chão, para que não impeça o fluxo da mudança que está acontecendo no ângulo do joelho, ao suave movimento do pé no espaço.

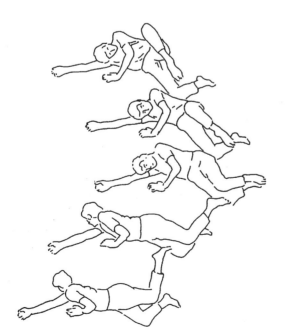

Deixe que a perna reavive as costas

Deslocar o joelho para dentro e para fora, junto com a rotação da coluna ou em direção oposta, desperta em você uma abundância de opções para as interações envolvendo as pernas, a pelve, as costas e a cabeça. Você sentirá os resultados posteriormente, ao andar.

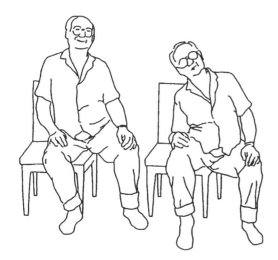

Sentado numa cadeira com metade do quadril para fora

Os corpos orgânicos não são constituídos para a monotonia. Para poder quebrar a rotina de ficar sentado por muito tempo, você pode alongar metade de sua pelve para fora do assento da cadeira, ou erguer uma nádega apoiando-a em algo macio. A mudança no plano lateral é uma novidade refrescante em termos do alinhamento total do corpo.

Rastejar: protótipo da locomoção primal

Ao trazer o joelho dobrado pela lateral, o confinamento imposto pelo chão serve de desafio à flexibilidade do quadril. Engatinhar lembra a coluna toda de como se torcer para colocar a perna em ângulo eficiente de propulsão, e de como curvar-se para trás, para posicionar a cabeça com conforto enquanto examina visualmente o ambiente.

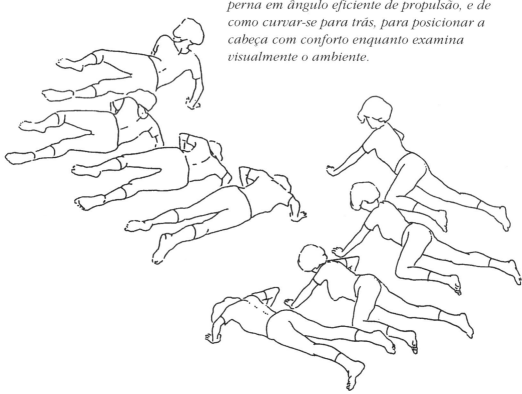

Nesses exemplos de exploração há material para muitas aulas. Cada uma delas compreende uma série de variações, em que um componente é alterado por vez. No princípio, você realiza o movimento só de um lado. Trabalhar de um lado só permite-lhe acumular clareza em sua busca pelo plano da movimentação. Seu objetivo não é mudar os músculos ao máximo, mas criar em sua organização uma diferença suficiente para causar uma impressão no sistema nervoso que lhe indique a possibilidade de uma coordenação mais eficiente. Seu cérebro será mais impressionado pela diferença sutil causada pelo trabalho em um lado, que desequilibra a simetria, do que por uma grande mudança que ocorra dos dois lados. A simetria é uma característica fundamental do organismo, e interferir nela é um recurso para estimular o cérebro, para que desperte e observe.

Às vezes, seu sistema nervoso não precisa de nada mais que um lembrete desse tipo para se convencer das vantagens da nova proposta. As informações são colocadas imediatamente em prática. Ao tornar um dos lados mais inteligente, você esboça um modelo de nova organização. Quando você se levanta do chão, sente que sua postura passou por uma transformação.

Quando novamente começa a andar, ao final de um processo, não interfere mais nem tenta dirigir essa nova maneira de andar que vem de dentro. Ao finalmente caminhar na realidade da gravidade, colhe os frutos que brotaram durante a pesquisa das mutações que conduziu no laboratório das situações alteradas, experienciadas no chão. Em seu laboratório de conscientização, a própria pesquisa é também uma recuperação espontânea.

Ligando e desligando

Uma outra maneira de obter a mudança de contexto é interferir nas combinações de relações condicionados que envolvem as diversas partes do corpo. Por exemplo, para erguer a cabeça na direção do teto, estando em pé, a maioria das pessoas está acostumada a um "pacote postural" em que a cavidade da região lombar das costas se aprofunda enquanto levantam a cabeça. Você consegue ver o teto sem comprimir a lombar? O que significa é o seguinte: será que as vértebras do alto das costas, na altura das escápulas, são capazes de arquear para trás, oferecendo assim à cabeça o ângulo necessário para ver o teto? Ou serão essas vértebras muito preguiçosas para fazer isso, deixando todo o trabalho só para as irritadas e vulneráveis vértebras da cintura e do pescoço?

De quatro, no chão, você pode explorar uma organização e, depois, o seu inverso. Comece erguendo a cabeça para olhar a linha do horizonte, suspendendo as costas como uma rede de deitar. Repita suavemente esse movimento algumas vezes. Depois de uma pausa para sentir, continue dirigindo os olhos para a linha do horizonte mas, dessa vez, suas costas se arredondam e arqueiam como um gato que, ao se alongar, forma uma corcunda. Repita lentamente esse movimento, no ritmo que lhe for mais confortável, sem tensionar o estômago ou o maxilar.

Com essa combinação e o inverso dela, você pode criar um movimento fluido, coordenando-os enquanto o joelho sai do chão, cruza na frente ou atrás do outro, e assim ficando de cócoras, depois de cada passo engatinhado.

Depois de montar e desmontar as combinações de movimento acima descritas, você irá descobrir quão mais longe seu olhar alcança quando novamente olhar para o teto. O que é ainda mais importante, ao levantar a cabeça não será acionado o espasmo que arqueia a região lombar das costas. A pelve permanece neutralizada e você sente a qualidade uniforme de todo o movimento das costas. As vértebras que estavam adormecidas agora estão despertas e participam do trabalho de estender as costas para levantar a cabeça.

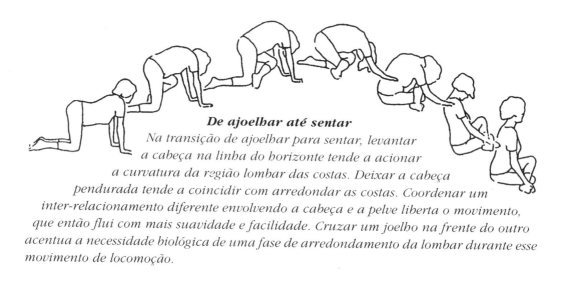

De ajoelhar até sentar
Na transição de ajoelhar para sentar, levantar a cabeça na linha do horizonte tende a acionar a curvatura da região lombar das costas. Deixar a cabeça pendurada tende a coincidir com arredondar as costas. Coordenar um inter-relacionamento diferente envolvendo a cabeça e a pelve liberta o movimento, que então flui com mais suavidade e facilidade. Cruzar um joelho na frente do outro acentua a necessidade biológica de uma fase de arredondamento da lombar durante esse movimento de locomoção.

Base e transformação

Toda tática de aprendizagem deriva de um reconhecimento dos métodos de funcionamento do sistema nervoso. Uma certa lógica do cérebro percebe que voltar à posição original é sempre mais fácil do que modificá-la de forma total. Feldenkrais recorre a essa lógica. Por exemplo, se você quer facilitar a rotação de sua cabeça para os lados, uma tentativa repetida de romper absolutamente os limites desse giro só reforçará a limitação na sua autopercepção. Como alternativa, tente movimentar a cabeça minimamente para o lado, dentro dos limites que você sente serem inteiramente seguros e confortáveis, e deixe-a descansar nesse ponto. Depois, com um movimento suave dentro do limite no qual você se sente seguro e confortável traga a cabeça na direção do centro, alguns graus, e sem muita demora deixe que role passivamente de volta para a posição lateral. Agora, faça outra pausa mais longa.

Repita o mesmo movimento de ida e volta entre o centro e o lado. Você só altera sua atitude de estabelecer que a posição base é a lateral. Em poucos minutos, o cérebro lhe estará proporcionando a facilidade que reserva para os movimentos de volta à posição original. Essa é uma conquista física que foi obtida sem o uso da força muscular, mas sim mediante o recurso a uma mudança de orientação entre "base" e "transformação".

Trazendo a montanha a Maomé

A extensão em que a auto-imagem subjetiva é responsável pelas percepções que podem parecer objetivas pode ser percebida pelo princípio do movimento de girar o eixo na direção da região periférica imóvel; em outras palavras, quando se realiza a mesma atividade a partir da outra extremidade.

Por exemplo, um ombro que dói toda vez que você tenta mover o braço pode deixar de ser problemático quando você imobiliza o braço e movimenta o corpo na direção dele. Na articulação do tronco com o ombro, ocorre a mesma interação de aproximação, mas a divisão do trabalho é outra. Enquanto em geral o centro é estável e os membros se movem em relação a ele, essa alternativa prevê o corpo se movendo de maneira incomum na direção do braço; o pivô central com seu peso maciço se dá ao trabalho de dançar na direção da periferia que é mais leve. A vantagem de se usar um programa diferente é que o cérebro ainda não aprendeu a organizar o recuo pela inabilidade. Você vivencia a mesma interação entre o braço e o corpo mas sem os antigos preconceitos. O movimento então é registrado no seu cérebro como seguro. Além disso, se você se oferecer oportunidades suficientes para se movimentar dessa nova e gratificante maneira, sentindo o movimento como se você não tivesse problemas, então o ferrão das dificuldades também será removido dos padrões habituais.

Segundo essa abordagem, o alívio para um pescoço tenso pode ser obtido ajoelhando-se e rolando a cabeça. O pescoço, sempre forçado a decidir onde posicionar a cabeça no espaço, torna-se passivo quando você ajoelha e encosta a cabeça no chão. Agora é o corpo que vai até a cabeça e não o contrário. Você pode enriquecer a variedade da pressão sobre as vértebras e direcioná-la em círculos. Posteriormente, sentirá como sua cabeça flutua com mais continuidade e está mais alinhada com a coluna vertebral. Quando você começa a tratar a continuidade, seu pescoço também começa a sarar.

Movimentos auxiliares

É de imenso valor educacional a tática de aprendizagem chamada "movimento auxiliar". Quando o movimento é difícil, você tem direito a receber ajuda de várias fontes, tais como movimentos parciais, todo tipo de almofadas para o apoio de todas as espécies, mudança de ritmo, início a partir de outra direção, auxílio de outra parte do corpo. Você é convidado a fazer qualquer coisa que retire seu movimento do âmbito da frustração e o eleve a um estado no qual possa ser registrado, mentalmente, como, em princípio, capaz de ser executado. Depois, você poderá perceber que consegue realizar o movimento sem a menor dificuldade e até mesmo sem assistência alguma.

O movimento auxiliar é como aquele estágio em que a criança anda de bicicleta com as rodinhas laterais até que adquira a habilidade de se equilibrar e não precise mais delas. Por exemplo, levantar-se num só movimento até ficar em pé, partindo da posição de estar sentado numa cadeira, não é uma coisa fácil para todo mundo. Valendo-se de um princípio humano fundamental de locomoção, você pode utilizar o conceito da rotação, na qual acionar um quadril para trás gera uma força que se difunde pela coluna toda em sentido diagonal; dessa maneira, o ombro oposto é forçado a ir para a frente, levando todo o tronco a fazer um movimento espiral. De acordo com isso, quando você está sentado numa cadeira e pretende ficar em pé usando o movimento espiral para a direita, por exemplo, coloque seu pé direito, que é o eixo da rotação, mais perto da cadeira, e desloque para trás o quadril direito ao mesmo tempo que gira o lado esquerdo para a frente, colocando sua atenção "atrás" do corpo, onde a força de levantar é transmitida pela coluna. Quando você se levanta da cadeira fazendo uma leve espiral, poderá sentir que fica mais fácil para suas costas participarem. O movimento de rotação sempre oferece mais graduações e sensibilidade do que o movimento unidirecional frontal. Você gera o movimento espiral como preparação suavizadora para o momento crucial de levantar seu peso da cadeira. Em vez de levantar o peso de ambos os quadris simultaneamente, a espiral permite elevá-los gradualmente, um de cada vez.

Assim que você tiver se descolado com segurança do assento da cadeira, não há mais necessidade de continuar com a rotação e pode novamente se endireitar para a frente. Todo esse movimento de desvio e contradesvio é mínimo, uma espécie de ondulação interna que mal pode ser detectada por um observador externo.

Depois que você houver repetido esse processo várias vezes, primeiramente para o seu lado preferido, depois para o outro, ficará surpreso quando, mesmo sem usar a espiral, o movimento reto para a frente seguir seu curso com a mesma facilidade que na rotação. Parece eficiente lembrar seu cérebro inteligente de que há uma organização interna eficaz à sua disposição; ele irá imediatamente adaptar a idéia da facilidade e sentir-se encorajado a se movimentar com mais liberdade, também em outro contexto.

Você pode igualmente dar uma assistência inicial à função de sentar e levantar de uma cadeira abaixando os olhos até o chão, no momento em que faz a transferência de uma posição para a outra. Abaixar os olhos, que provoca o abaixar da cabeça, afeta as costas como um todo, preparando essa parte do corpo para que se arredonde com mais flexibilidade, e isso é essencial para se levantar de uma forma alinhada. Depois de várias repetições do movimento de abaixar a cabeça, você será capaz de se levantar ou sentar mesmo quando seus olhos estiverem focalizados no horizonte; suas costas já saberão como se relacionar sozinhas com a onda do movimento. O movimento auxiliar pode ser apenas uma imagem. No momento crítico de descolar o peso da cadeira, você pode imaginar que está deslizando do assento na direção do chão, e realmente começar a fazer isso. Suas pernas vão entrar em ação e instintivamente endireitar os joelhos para colocá-lo em pé.

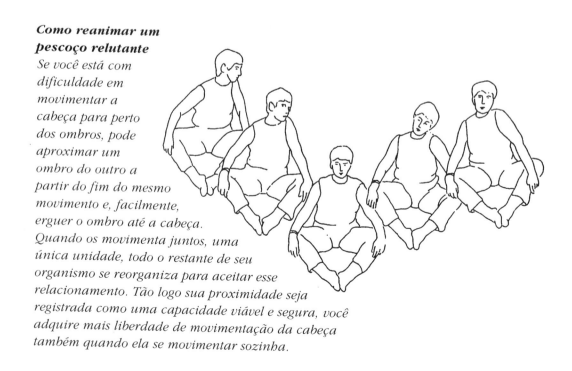

Como reanimar um pescoço relutante
Se você está com dificuldade em movimentar a cabeça para perto dos ombros, pode aproximar um ombro do outro a partir do fim do mesmo movimento e, facilmente, erguer o ombro até a cabeça. Quando os movimenta juntos, uma única unidade, todo o restante de seu organismo se reorganiza para aceitar esse relacionamento. Tão logo sua proximidade seja registrada como uma capacidade viável e segura, você adquire mais liberdade de movimentação da cabeça também quando ela se movimentar sozinha.

Dessa maneira, você supera o instante da frustração preconcebida que possa eventualmente estar associado com levantar-se.

Segundo a maneira de aprendizagem orgânica, um pescoço que tenha dificuldade em virar para os lados será capaz de virar a cabeça, com mais facilidade, se primeiro juntar o ombro ou o braço com a bochecha e mover ambos como uma só unidade, para cima e para baixo, delicadamente, com movimentos pequenos. O músculo irritado do pescoço, dessa maneira, não trabalha de jeito nenhum. Contudo, estando assim neutralizado o problema muscular, seu sistema se convence de que a cabeça é capaz de se movimentar no espaço, de um lado para o outro, e essa função é registrada como segura. Essa é uma maneira de acrescentar sucesso à sua auto-imagem. Depois de muitas viradas conjuntas como essa, você talvez descubra, para sua surpresa, que o pescoço responde bem, mesmo quando se move em separado do braço, e que ainda alcança mais longe do que antes. Conhecer o próprio corpo é conhecer as pistas para desemaranhar seus movimentos atrapalhados e contraprodutivos.

Seja criativo: faça malfeito

Alguns movimentos não se prestam à tática da execução muito lenta, nem à do prolongamento gradual; por exemplo, os movimentos de saltar, balançar e girar. Um tipo engraçado de movimento como aquele da dança do *break*, em que a pessoa rodopia no chão em cima das nádegas, pode ser o tema de uma aula. Você se senta no chão com os joelhos dobrados e os pés um pouco afastados do chão e, assim, tenta gerar impulso para rodopiar como se fosse um pião. É possível passar pelos estágios de preparação balançando primeiro um braço e uma perna em relação à coluna, ou coordenando os olhos com o pivô da rotação. Também é possível interferir intencionalmente com o giro e, às vezes, interrompê-lo detendo-o em algum momento de seu fluxo. Além de demonstrar a superioridade da consciência em relação ao impulso da inércia, as paradas arbitrárias podem esclarecer todos aqueles detalhes de organização que talvez escapem ao trabalho de aperfeiçoamento, se forem obscurecidos pelo movimento rítmico geral.

Mas é impossível fazer devagar o movimento de giro. Este só existe em virtude da rapidez de sua própria freqüência biodinâmica. Como, então, é possível aperfeiçoar a totalidade desse movimento?

Feldenkrais sugere uma outra abordagem de aprendizagem, tomando o círculo como um todo. O desafio que ele apresenta é típico de sua maneira de pensar. Ele lhe diz que você gire de modo malfeito, inventando tantas maneiras quantas for possível de atrapalhar o movimento! Ao realizar essa exploração criativa, você descobre muitas pistas a respeito dessa função. É inacreditável o que acontece com as pessoas, depois de passarem alguns minutos tentando fazer esse movimento errado. Quando retomam o movimento inicial, não existe uma só pessoa no grupo todo que não admita que seu giro tenha ganho graus de amplitude e proporcione mais alegria.

Quando vivencia o efeito de um paradoxo como esse, você não pode deixar de refletir sobre os métodos educativos em geral. Alguma vez, ao longo de todo o seu caminho pela educação e na obtenção de habilidades, alguém consentiu que você parasse de tentar ter êxito e, em vez disso, o incentivasse a inventar erros?

Como inspirar a inteligência orgânica

Como melhorar o giro sobre as nádegas, que é uma função que não se presta a graduações ou desacelerações? Feldenkrais lhe diz que faça esse movimento de maneira propositadamente errada. Quando você se concede a matéria-prima de variações e desvios, seu sistema nervoso desperta para escolher entre eles os movimentos eficientes. O próprio processo de despertar para encontrar melhores soluções afia os seus recursos e a sua engenhosidade, e seu corpo o surpreende com um giro mais refinado e bem-sucedido do que no início.

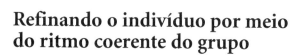

Refinando o indivíduo por meio do ritmo coerente do grupo

Feldenkrais também se serve do próprio ritmo do impulso como contexto para melhorar o refinamento. Seu processo guia o grupo todo para descobrir a freqüência biológica do impulso numa determinada função. Um exemplo começa com a pessoa deitada em decúbito ventral, com as mãos contra o chão, como se fosse fazer flexões, balançando as pernas dobradas uma depois da outra, para um lado, e então levantando-se numa espiral para se sentar de lado, alternando o movimento inteiro entre direita e esquerda. Após cerca de uma hora nesse processo preparatório, durante o qual cada pessoa trabalha intimamente com seu próprio movimento, um grupo de pessoas pode se tornar sincronizado e se movimentar no mesmo andamento. O ritmo coletivo arrasta cada uma das pessoas para que ecoe com o restante do grupo, ao mesmo tempo que obriga cada um a aperfeiçoar seu desempenho até torná-lo preciso.

É um verdadeiro espetáculo assistir como um grupo enorme de pessoas consegue se organizar segundo um ritmo próprio e coerente, movendo seus corpos de um lado para o outro, na mesma configuração, sem que ninguém esteja determinando o ritmo.

A facilidade se adquire por meio de facilidade

Talvez a diferença mais notável entre o método Feldenkrais e outros métodos de trabalho corporal esteja na facilidade com que todos os movimentos são executados. Na Consciência pelo Movimento, a facilidade é uma lei fundamental do aprendizado.

A vivência da facilidade dá mais a sensação de uma ausência de sensações. Quando para você é fácil se movimentar, você tem mais consciência do que está faltando em sua movimentação. Não há esforço, perturbação do ritmo, pressão, apreensão, resistência, ambição, limites. Em seu espaço, esvaziado de toda carga, o que resta é o silêncio a vinculá-lo à totalidade de seu ser, com abertura para fluir em todas as direções, de todas as formas, seja qual for a maneira.

Um atleta olímpico disse, certa vez, que o movimento ideal é aquele em que todas as partes do corpo são igualmente sem importância.

Quando você sabe que melhorou um movimento? Quando para você o impossível se torna possível, o possível fica mais confortável, simples, fluente e fácil, e o que é fácil torna-se elegante, oferecendo-lhe uma satisfação estética.

Como você faz isso? Começa tentando converter o impossível em possível? O processo da Consciência pelo Movimento o direciona para que comece da outra ponta da escala: do ponto mais intenso de sua satisfação pessoal. Tentar converter o impossível em possível significa colidir com o máximo de resistência. O processo do movimento busca o caminho da menor resistência mediante uma política de

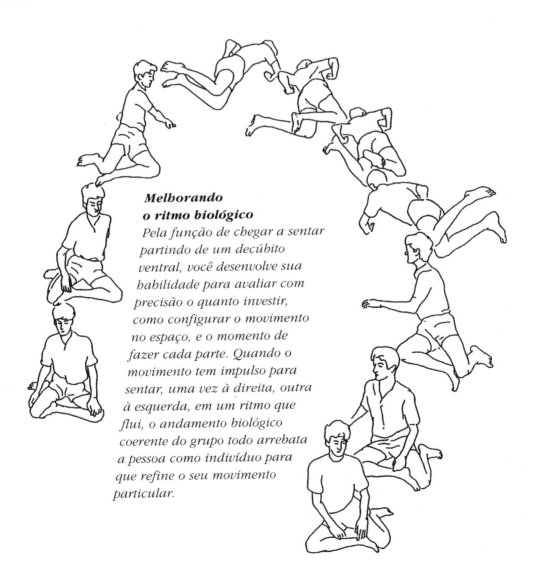

Melhorando o ritmo biológico
Pela função de chegar a sentar partindo de um decúbito ventral, você desenvolve sua habilidade para avaliar com precisão o quanto investir, como configurar o movimento no espaço, e o momento de fazer cada parte. Quando o movimento tem impulso para sentar, uma vez à direita, outra à esquerda, em um ritmo que flui, o andamento biológico coerente do grupo todo arrebata a pessoa como indivíduo para que refine o seu movimento particular.

facilitar o que é fácil. Você explora um movimento e localiza em qual amplitude ele lhe é fácil. Mesmo que tenha a opinião de que esse movimento é difícil para você, se examiná-lo com sinceridade descobrirá, no início, que existem vários graus ou centímetros que lhe vêm com facilidade, antes que sua qualidade seja alterada e se torne um esforço. Feldenkrais lhe diz que permaneça nos limites dessa facilidade repetindo só o mesmo segmento inicial, devagar, várias vezes, como se o tempo não importasse. Dê-se permissão para desfrutar da qualidade desse pequeno trecho, que você pode realizar segundo o seu próprio estilo pessoal, com a cooperação da totalidade do seu ser. Quando você desiste da obsessão pelas realizações quantitativas, pode revelar a sua capacidade para sentir satisfação. Sua avaliação subjetiva é um ingrediente central à Consciência pelo Movimento, uma vez que a aprendizagem autônoma necessita de seu envolvimento pessoal. Essa condição subjetiva pode parecer estranha numa cultura acostumada a confiar basicamente em objetivos mensuráveis.

Você pode comprovar essa idéia neste exato momento, enquanto está sentado, sem nenhuma preparação. Pegue um movimento comum, como virar a cabeça para o lado. Comece a girar a cabeça para a direita até o limite do desconforto aparecer. Depois disso, vire a cabeça devagar para a esquerda, observando para qual lado ela vira mais, antes que surja o desconforto. Dedique um minuto para visualizar como você começa a girar a cabeça para o lado mais fácil. Imagine apenas os três primeiros milímetros, não mais que o ponto de partida. Fique desse lado mais fácil e continue girando a cabeça apenas uma pequena parte do arco, repetidas vezes. Somente quando isso for fácil para você é que lhe será capaz de observar que é possível soltar os ombros de sua tensão desnecessária, respirar profundamente até o nível do estômago, deixar o rosto em repouso, imaginar as vértebras da coluna girando num movimento de torção. Quando o movimento novamente se tornar simples e confortável, a ponto de você se sentir completamente à vontade com ele, vire a cabeça para o outro lado, para o ponto onde surgiu a dificuldade. Observe onde sua cabeça chega agora. Aumentou a extensão em que o movimento é confortável? Provavelmente você vai perceber que parte da dificuldade e do impossível se dissolveu e se tornou mais simples e viável. Resumidamente, essa é uma aula sobre o poder da delicadeza ou, se preferir, sobre a sabedoria de se convencer o organismo, recorrendo à facilidade. Apresentar o modelo da facilidade no limite do conforto informa o cérebro sobre como expandir os limites do viável, no limiar da dificuldade.

Permissão para a graciosidade: clima que promove a aprendizagem

Essa abordagem da ausência do esforço não é facilmente aceita por pessoas criadas para acreditar em conflitos, esforços e sacrifício. Ir pelo jeito mais fácil é a parte mais difícil de se assimilar, neste método. Para as pessoas é difícil abdicar da mentalidade em que se usa o máximo de força diante das dificuldades. Elas estão convencidas de que quanto mais esforço e força investirem, mais bem-sucedidas serão na realização de suas tarefas. Aliás, toda sua retidão moral depende de seu compromisso para agir até a plenitude de suas forças.

É importante observar que o que se disse aqui refere-se a evitar a frustração do esforço estéril e desnecessário, no contexto da aquisição de habilidades. Não se está dizendo que, em termos da vida em geral, o esforço seja desnecessário, ou que a atividade humana não careça de fases de esforço, nem que o método Feldenkrais seja contra esforçar-se. O que se está dizendo é que, para promover a aprendizagem, é melhor reduzir a frustração causada por esforços irrelevantes, e aumentar o valor da sensibilidade e da facilidade.

Há pessoas tão distantes da possibilidade de se consentir graciosidade que, para elas, as instruções para ir devagar e suavemente, numa aula de Consciência pelo Movimento, desencadeiam, na verdade, apenas uma amarga frustração. Há pessoas para as quais a delicadeza nos movimentos é considerada autocondescendente, e isso não combina com pessoas maduras obrigadas a se haver com o árduo mundo da realidade. Um aluno me disse, um dia, depois de uma aula: "Fui mais mimado aqui do que no restante do ano inteiro". Pensamos que ansiamos por bem-estar e suavidade, mas estamos de fato prontos a aceitá-los? Parece que há muitas pessoas necessitando de uma paciente reeducação, antes de mais nada, na arte de se dar autorização para serem graciosas.

Num grupo dirigido a professores da Universidade de Tel-Aviv, certa vez, houve um que não faltou em nenhuma aula, verão ou inverno, chovesse ou fizesse sol, e essa aula começava às 6h45 da manhã, como convém a pessoas muito ocupadas. Num dos processos, havia a instrução para se deitar de costas com os joelhos fletidos, pés no chão, e, nessa posição, passar os joelhos de um lado para o outro. Esse professor fazia o movimento com tanta intensidade que mais parecia uma joelhada raivosa. Toda vez, ele arremessava os joelhos abruptamente para o chão, causando um choque no corpo todo que, com isso, se tornava mais defensivo e duro. Pude ver como, aos seus olhos, ele estava cumprindo com a sua responsabilidade de fazer o melhor a qualquer custo. Se eu lhe tivesse indicado a possibilidade de transferir seus joelhos para o lado com mais suavidade, com mais delicadeza em relação ao seu corpo, ele poderia entender esse comentário como uma crítica constrangedora, frustrante. Como mudar um estilo sem atacar a pessoa?

Comecei a alimentar sua mente com tarefas concretas que estavam ao seu alcance. Instruí o grupo todo a soltar os joelhos juntos para um lado, observando a que distância ficavam do chão. Pedi-lhes que fixassem o joelho de baixo naquela posição e que levassem o de cima até o meio, indo e voltando várias vezes. Elas precisavam sentir até onde conseguiam afastar um joelho, sem que o outro saísse do lugar. Em outras palavras, esse é um exame do grau de liberdade que existe na articulação do quadril, e que permite aos joelhos serem movimentados sem a cooperação da pelve. A agressiva execução de algo que devia ser conseguido externamente cedeu lugar à observação de uma dinâmica interior. Imediatamente, o estilo daquele professor amenizou-se e ele se dedicou a sentir. Deixou de agir com sua força máxima e, em vez disso, começou a utilizar sua sensibilidade. Envolver-se com detalhes específicos promoveu essa mudança, de um critério de referência externo, para outro, interno, ocasionando a transformação.

Nesse estágio, algumas das instruções eram, por exemplo, localizar o momento em que é apropriado deixar que o joelho fixado acompanhe o movimento; detectar a rotação da pelve conforme vai alcançando mais e mais contato com o chão; sentir a resposta dos diferentes níveis da coluna vertebral; prestar atenção ao rolamento da cabeça que completa o giro. Eram instruídos a dedicar um tempo ao descanso, para poder sentir o momento em que o joelho de baixo começa a se mexer; para observar se a respiração parava em algum momento; para prestar atenção no fato de o primeiro joelho não parar de se mover para o outro lado quando o segundo se junta ao movimento; para distinguir que um joelho é ativo e o outro está sendo arrastado passivamente; e para descobrir como os joelhos alternam os papéis quando se movem em outra direção. Essas instruções suscitavam respostas que, como os demais participantes, aquele professor tinha de descobrir dentro de si mesmo.

Depois de alguns minutos, a transferência de joelhos de um lado para o outro tornou-se econômica e harmoniosa. No momento em que a classe foi solicitada a voltar ao estilo inicial, em que os dois joelhos eram simultaneamente erguidos e, juntos, chegavam ao outro lado, o professor pôde sentir o quanto o seu movimento original exigia de suas costas e, por si mesmo, descobriu qual estilo era mais favorável à sua vida. Em lugar de receber críticas e correções, teve a liberdade de escolher. O exame dos vários aspectos que compunham aquele movimento deu àquele homem a oportunidade de ser suave e delicado consigo mesmo, sem lhe impor resultado algum.

Depois de saborear a experiência de movimentar-se com graça, algo profundo e intenso é alterado, por si mesmo, na atitude da pessoa com respeito ao seu ambiente. Aquele mesmo professor era conhecido como pedagogo superexigente. Contaram-me que, algum tempo depois da aula em questão, num encontro social com colegas, alguém mencionou que ultimamente ele estava diferente. E ele atribuiu a mudança à "ginástica" que estava fazendo duas vezes por semana. O interessante é que o amigo que me contou isso apresentou a história como anedota. Ele não participava do grupo e não imaginava que tipo de trabalho corporal poderia transformar uma pessoa tão sistemática em seus hábitos, permitindo-lhe que se tornasse mais suave, contente e aberta. Mas eu sabia que aquele que aprende a transferir seus joelhos de um lado ao outro, com sensibilidade, deixa de ser insensível com respeito a outras áreas de sua vida também.

Uma melhora na movimentação que ocorra por meio da delicadeza e da sensibilidade deixa-nos com a sensação de que adoramos nos movimentar. Relações comprometidas entre nós e nossos movimentos, tão típicas em nossa cultura, passam por um processo de reconciliação e sentimos o renovar da confiança. Para muitas pessoas, essa paz interior – essa permissão para serem gentis consigo mesmas – é a parte mais atraente desse método.

"Essa é a primeira vez, desde a minha operação há dois anos, em que me sinto em paz com meu corpo", disse-me uma senhora empolgada depois de uma aula de Consciência pelo Movimento.

Um outro homem expressou-se da seguinte maneira: "Quando sinto como o movimento é leve e macio, sinto amor dentro de mim. É como se o amor estivesse lá o tempo todo, mas pude perceber a dureza que o encobria".

Uma experiência prazerosa de movimentação não é só desejável. Para a aprendizagem, o prazer é essencial. O sistema nervoso escolhe e adota novos caminhos segundo o que sente ser seguro e prazeroso. Para que uma nova proposta tenha a chance de ser absorvida e registrada como opção viável, ela tem de ser segura e agradável. O padrão de movimento que envolve esforço, dor, sacrifício conseguirá ser mantido – tal como qualquer domesticação – só enquanto a pressão durar. Assim que a pessoa voltar a viver de acordo com seu livre-arbítrio, interromperá o que obtem por meio da coerção.

Linguagem que convida à facilidade

Uma abordagem que acredita na facilidade precisa de uma linguagem fora do convencional. Passando por centenas de processos da Consciência pelo Movimento, nunca ouvi Moshe dizendo: "Alongue seus músculos!". Na versão da Consciência pelo Movimento, o trabalho consiste em permitir que a extensão dos músculos atinja seu ponto máximo. Instruções de alongamento são em especial enganosas porque o organismo só consegue expressar atividade por meio de contrações. Usar o termo "alongue-se" numa instrução irá imediatamente ativar uma contração em alguma outra parte do corpo. Se, além disso, o tom da instrução enfatiza a ação, então o duplo vínculo entre o alongamento e a inevitável contração que aconteceu em razão do alongamento também se intensificará e chegará a um impasse doloroso. Qualquer tentativa de alongar as costas de propósito até que fiquem retinhas irá fazê-lo lembrar do duplo vínculo desse conflito interno. Os malhadores obstinados sabem que, se se excederem em seus esforços de alongamento, no dia seguinte terão dificuldade para executar até o que conseguiam no início dos exercícios do dia anterior. Mas estes acreditam que é inevitável uma guerra perpétua contra os músculos. O mito do alongamento, na realidade, está construindo sua tolerância em relação à rigidez, e gradualmente está treinando um pouco mais os músculos para que se contraiam de maneira cada vez mais eficiente.

Contrastando com esse quadro, a instrução para se tornar menor – que é a linguagem que a natureza usa para a ativação – convida você a se relacionar com aquelas partes suas que efetivamente encurtam; por causa disso, você tem mais chance de, nas contrapartes, desenvolver todo o seu tamanho e se alongar, sem impedimentos. Você só consegue despertar um alongamento sem obstruções de maneira passiva. Até mesmo ao endireitar sua postura, você pode descobrir onde o encurtamento acontece, imaginando, por exemplo, que a distância entre sua cabeça e o céu diminui, da mesma forma como diminui a distância entre seus pés e o centro do planeta.

A escolha das palavras pode determinar sua atitude quanto à sua movimentação: se pela disciplina ou pela graciosidade. Você tem de ser sensível às nuanças sutis de seu diálogo interior: você se dá ordens ou faz perguntas? Por sua própria natureza, as ordens originam-se da importância dada aos padrões externos. Já as perguntas valorizam as respostas que você mesmo dá, algo que só você pode saber. Nesse sentido, indagar é uma forma de respeitar o seu próprio julgamento. O que você extrai do movimento depende não do movimento que executou, mas do quanto pode se identificar com o que fez.

A descrição da trajetória do movimento deve ser não só precisa, mas cuidadosa. Várias interpretações podem resultar de uma instrução para, por exemplo, "deitar-se de costas com os joelhos dobrados e deixar que o joelho direito, dobrado, incida para o lado, na direção do chão". Muitas pessoas vão presumir que o objetivo é encostar o joelho no chão; evidentemente, isso vai acentuar a barreira da rigidez na coluna vertebral e na articulação coxofemoral, produzindo frustração. Na realidade, a expressão "na direção do chão" só é dada para indicar a direção do movimento. Contudo, um período de treinamento paciente é necessário para educar os ouvidos a fim de que discriminem e reconheçam que essas palavras não se referem necessariamente a uma quantidade mas, sim, à orientação espacial.

Uma vez que a Consciência Pelo Movimento não utiliza nem demonstração nem imitação, instruções detalhadas e cuidadosas têm uma importância especial. Uma instrução que coloque em movimento o joelho dentro da mais completa segurança poderia ser: "Lentamente mova o joelho na direção do chão, várias vezes seguidas, no ritmo que lhe for mais conveniente, até o ponto que lhe for mais confortável"; "Perceba como a pelve pode ajudar este movimento"; "De que maneira o pé que está no chão muda para se ajustar ao movimento?"; "De que modo a cabeça participa, para que seu corpo todo se coordene com o joelho que vai para o lado?"; "Qual a sensação na virilha, e na garganta?"; "Você tende a parar de respirar em algum estágio do movimento?".

Você precisa reparar nos diversos aspectos para educar sua sensibilidade a fim de que sinta as diferenças, pois essa sensibilidade às diferenças é importante para esclarecer os aspectos que compõem a organização do movimento. Aos poucos, seu movimento torna-se mais harmonioso e então, mais além de toda explicação, você sabe que, como na música, a harmonia não depende do volume. Quando estiver disposto a desistir do volume compulsivo, estará dando início a uma mudança de estilo.

Suspiro de alívio: presságio biológico

Existe um sinal biológico infalível para confirmar que você encontrou a zona ótima de movimentação, aquela que seu corpo aceita e na qual pode ocorrer a aprendizagem adquirida. Você recebe esse sinal de sua respiração.

Quando seu movimento atinge o equilíbrio certo, ocorre uma mudança em sua respiração. Esta se torna sossegada e regular, suave e longa. Às vezes, uma inspiração especialmente longa prenuncia a mudança. Esse é um tipo espontâneo de suspiro de alívio, dado por quem sabe que finalmente chegou em casa. Essa mudança se dá por si mesma, e serve de testemunha da transição de um exercício artificial para um movimento que lhe pertence.

É impossível fabricar esse suspiro de alívio, mas é possível conduzir o movimento com sensibilidade até que seu corpo descubra por si como respirar bem fundo. Ao realizar qualquer ato orgânico, não existe necessidade de sustentar teorias a respeito do modo certo de executá-lo. É possível ir sentindo o jeito, e aproximar-se do movimento pretendido, confiando no que suas sensações vão lhe informando. É possível gerar um movimento, deixá-lo vir da maneira como ele veio, recuar um pouco e esperar. Repita o movimento e, a cada vez, recue de uma maneira um pouco diferente, até que o movimento e a zona que dispara a respiração expandida se tornem congruentes entre si. É interessante perceber como pode ser pequeno o recuo necessário para eliciar a respiração que confirma essa congruência. Na realidade, uma mínima concessão faz uma enorme diferença.

Fomos criados para ter e servir a objetivos, e não é fácil abrir mão dessa espécie de atitude. Mas cabe a nós redefinir o conceito de realização. Em vez de identificar a realização em termos quantitativos, como velocidade e distância, é possível que realização signifique sensibilidade e equilíbrio.

Não há necessidade de abdicar do empenho em se movimentar bem, mas "bem" não é necessariamente o mesmo que rápido, longe, em grande quantidade, ou com força e competitivamente. Movimentar-se bem acontece quando você respira com o movimento e se sente confortável, elegante e alegre. Você pode escolher entre realizar uns poucos movimentos mecânicos, ou ser seletivo e buscar aquele nível de qualidade que desperta o suspiro de alívio.

Além de todas as expectativas, os movimentos menores têm o poder de provocar mudanças e de curar. Do mesmo modo que os líquidos invadem os capilares, desafiando a força da gravidade, também um movimento pequeno com um mínimo de envolvimento evita o esforço parasita dos padrões consagrados de comportamento. Quando a quantidade de movimentos é mínima, ela assume um outro caráter. Nesse nível mínimo de atividade, o movimento mal pode ser perceptível aos olhos, mas já contém o seu código de funcionamento; e é aqui, neste nível inicial, que esse código mais se mostra aberto a mudanças.

Ensine o cérebro a colher satisfação: processo imunológico invertido

O cérebro está projetado para aumentar o prazer na vida? Quando você olha para uma parede nua, e imediatamente localiza nela uma mancha, usa o seu tempo para apreciar a limpeza de toda a superfície do fundo, ou se concentra no defeito?

Da forma como funciona, o cérebro é rápido para localizar o que é irregular; sua tendência é desconsiderar o fundo todo, satisfatório, em busca da figura imperfeita. Quem, dentre nós, não cresceu sem perceber que recebemos mais atenção quando fazemos errado? É possível que o cérebro humano esteja estruturado para sobreviver num ambiente natural em que a pronta observação de sinais negativos de ameaça pode ser crucial. Será que continuamos deixando nosso cérebro defensivo conduzir nossas vidas, agora que temos limites razoáveis de segurança? Você consegue imaginar como seria viver se, para ouvir música, adotássemos a atitude de aguardar as falhas da execução, em vez de desfrutar do prazer da audição? O que pode ser feito para atualizar o cérebro para que ele ouça com prazer?

Parece-me que o objetivo do progresso humano é abrir conscientemente espaço para uma perspectiva mais otimista. Ser uma criatura humana desenvolvida é ir além das preocupações com o que há de errado; é reconhecer o que há de gratificante e vislumbrar os potenciais. Chegar a um estado de abundância espiritual é amadurecer e sair do estágio de dizer "não", transcendendo o medo, para atingir um ponto de equilíbrio no qual tanto o fundo satisfatório como a figura que pode conter algum perigo são lembrados.

A Consciência pelo Movimento oferece oportunidades constantes de ver o que há de positivo e de reconhecer o que é fácil e aprazível. Seja qual for sua dificuldade ou tormento, o movimento lhe dá acesso direto a possibilidades de melhora. A aprendizagem suave é uma espécie de processo invertido de imunização. Em vez de aumentar em pequenas doses a tolerância da pessoa a influências negativas, que assim se torna progressivamente mais rígida, ela aprende a abrir sua receptividade a mais prazer. Quando você dedica algum tempo a sentir qual o seu jeito de ser, a encontrar a simplicidade no movimento, e a valorizar o equilíbrio da movimentação quando ela vem segura e gratificante, seu cérebro aprende a dizer "sim" para a vida.

Noventa por cento fazendo o não-fazer

Buscar o fácil significa, em muitos casos, fazer as coisas com menos força, menos velocidade e menos distância. Isso pode ser mais difícil do que fazer mais. Tente morder a comida com menos intensidade, ou falar mais devagar. Certamente você concorda que é mais fácil se jogar ao máximo em tudo, do que encontrar a paciência e a autodisciplina para conter o impulso mecânico de suas atividades. Ninguém que respeite a liberdade tende a aceitar censuras. Muitas gerações de humanos necessitaram do poder superior da religião, ou de autoridades sociais com seus tabus, para obrigá-los a restringir seus impulsos.

Implícito na afirmação de que usamos apenas 10% de nosso cérebro está o julgamento de que não estamos fazendo o bastante. No entanto, é possível ver isso por outro prisma. Enquanto 10% do cérebro dedica-se a efetivar desempenhos, os outros 90% são necessários para manter a inibição do restante do organismo. Não ser arrastado a participar é um elemento vital da organização da ação. Para que uma nota seja executada num instrumento musical por um dedo, os outros nove devem saber como não reagir impulsivamente – o que é sua condição natural – mas, sim, produzir o não-fazer, que é uma inibição tão complexa de se atingir quanto o fazer.

As mesmas características que permitem à execução musical atingir o nível da fluência harmônica também são especializados em colocar o corpo em movimento. No estágio preparatório, a mesma atenção, observação, auto-investigação e busca da regulação ótima da atividade condicionada são indispensáveis. Seu desempenho será sensível e gracioso, preciso e competente, desde que você consiga coibir os desajeitamentos parasíticos que lhe são concomitantes, ou, em outras palavras, desde que você consiga dominar diversos níveis do não-fazer.

Desse ponto de vista, quando você dedica seus recursos a como fazer menos, a como bloquear o elemento compulsivo, a como deixar de fora o que é redundante, então você tem mais comando de sua personalidade do que se só desse ouvidos àquela sua parte que está ocupada *fazendo*. Quando você começa a prestar atenção no que está evitando fazer está envolvido com os seus outros 90%.

Conscientização: portal para os retardatários da aprendizagem

Qual é a diferença entre o movimento feito de maneira consciente e o exercício mecânico?

Prestar atenção é a alquimia que melhora a qualidade da ação. Estar consciente de como você faz o que está fazendo é o lembrete de que seu organismo precisa para resgatar sua vontade de buscar o melhor. À luz da consciência, sempre existe um ganho para a vida; quando você toma consciência de alguma coisa negativa, ela acorda em você um processo de correção. Quando você está consciente de algo positivo, isso se transforma num traço não-acidental, que estará disponível para que você o use. Essa idéia está no livro de Feyn intitulado *Hallo Mister God, Here is Anna,* no qual a garotinha diz que escuta as pessoas para que as coisas mais belas possam sair de suas bocas.

O movimento que acontece sem que a maneira como foi executado seja "ouvida" está sendo mecânico. É como o vôo conduzido por um piloto automático. Nossos hábitos rotineiros são assim, servindo-nos de maneira distraída, exatamente da mesma forma, todas as vezes. Obstinados em termos dos objetivos finais, esses movimentos só são capazes de uma precária adaptabilidade ao que ocorre no mundo externo, ou às condições internas do corpo. A armadilha do movimento mecânico está em sua tendência a camuflar sua cegueira com mais velocidade e força. O esforço que isso representa se expressa pela intensidade e pela aceleração. A tensão desperdiçada nesses movimentos é destrutiva e desnecessária, e impede que se retorne a uma elegância econômica. Movimentos assim estão atolados numa busca pelo poder em vez de dedicados a uma busca sensível. Feldenkrais chama-os de esforços parasitas.

Quando você está treinado para realizar movimentos de forma consciente, como é o caso de operar um avião com controles manuais, você aprende a ler seus mostradores sensoriais e a receber informações provenientes de cada uma das partes de seu corpo e também da condição das interações entre estas. De momento a momento, enquanto está dirigindo o movimento, você está alerta para corrigi-lo, sem qualquer crítica. Você registra como o movimento responde para considerar como continuar com a função. Essa alternância entre agir e avaliar se funde numa só função que o orienta até que sua intenção esteja realizada, ao mesmo tempo que você aprende a se envolver num diálogo com a vida.

Estar consciente é ter a paciência de entrelaçar as fases de escuta a toda a trama de suas atividades, coletando muitas informações sobre os pequenos detalhes do fazer. A consciência amplia o seu tempo, tornando-o um tempo de lazer rico em acontecimentos. Acalma sua afobação de reagir imediatamente de modo compulsivo, fingindo um conhecimento preconcebido de como fazê-lo corretamente. A consciência lhe dá autorização para esperar e observar até que as coisas fiquem mais claras.

Às vezes, sua perspectiva individual é a única contribuição que você pode fazer à cadeia de eventos. Quando você concorda em sair da estrada pavimentada por um instante, ficar de lado, e observar por um outro prisma o que está acontecendo, já conseguiu reduzir a limitação automática de seus atos. A pausa para tomar consciência lhe dá a liberdade de se envolver no ato de uma maneira nova e original, que agora pode ser-lhe mais adequada. Certa vez alguém disse que a consciência é como o pedal da embreagem para a liberdade humana.

O fazer que é acompanhado de consciência descarta a compulsão, a inevitável tensão, as exigências crônicas, a amargura da frustração e o impulso para esforços inúteis. Todos esses se tornam desnecessários e desaparecem por si, assim que você se conscientizar de como faz o que faz. É como a peneira que separa o joio do trigo. Na realidade, você fica com o que lhe serve de apoio, e recebe a confirmação dessas escolhas pelo prazer que sente.

Se quer saber se agiu com ou sem consciência, observe como se sentiu depois. Se está esgotado e exausto, provavelmente você reconstruiu de modo mecânico as mesmas velhas e exageradas maneiras de agir, comprometidas com horários, e que não deixam espaço para o prazer. Se o trabalho foi árduo, possivelmente você considerou as cotas e ignorou o "como". Quando você está com o "como", e tem mais de um "como", acaba revigorado e contente. Quando você acompanha seus movimentos com consciência, não se mata para alongar músculos relutantes como se isso fosse o seu mais sério compromisso perante o mundo, reforçando suas frustrações; ao contrário, você se entrega a movimentos graciosos e agradáveis que, em sua mente, constroem uma imagem de sucesso.

Você usa seus movimentos como meio para entrar em contato com suas mais elevadas faculdades. Somente por meio de seu cérebro é que você consegue convencer a língua mãe dos hábitos de movimentação a se transformar em uma linguagem nova, mais rica e precisa. Você é incapaz de retomar o que foi originalmente adquirido pela criança inocente, em sua fase de crescimento, pelos seus vigilantes órgãos dos sentidos, de sua curiosidade e de seus intermináveis experimentos. Mas é capaz de usar o mesmo método por meio do qual a criança aprendeu. Você pode conscientemente se lembrar de que tem permissão para experienciar mais do que só um modo convencional, e dar-se tempo para avaliar o novo. Aquilo que à criança vem espontaneamente, você pode adquirir por um investimento consciente da atenção. A consciência é o seu principal recurso auxiliar para reconstruir a aprendizagem, quando adulto. Trata-se de ler os livros que estão escritos dentro de você.

Quando explora o mundo oculto do movimento em seu laboratório de conscientização, um detalhe por vez, e começa a discernir diferenças entre 66 tonalidades de cinza, você pode começar a descobrir se realmente está fazendo o que acha que faz; pode achar que uma maneira de funcionar que parece simétrica não o é, na realidade. Por exemplo, a vida toda você nadou presumindo que as suas duas pernas trabalham de maneira idêntica. Repetindo essa movimentação no chão, explorando intimamente o movimento específico de cada perna em separado, você começa a ver diferenças, preferências e dessemelhanças no modo como cada perna executa sua função. Possivelmente um joelho está mais disponível para virar para o lado, um tornozelo flexiona um pouco mais facilmente do que o outro, uma perna é mais rápida que a outra e mais apta a se movimentar em separado, ao passo que a outra parece confusa quando tem de se mover sozinha. Você nunca percebeu tudo isso até que a abordagem sistemática lhe deu oportunidade de observar e avaliar a capacidade livre de cada perna isolada. Esse discernimento por si só dá início ao processo de diminuição da defasagem entre os dois lados.

Ou, talvez, você possa chegar à constatação de que o investimento de esforço que achava apropriado não é realmente necessário. Pegue, por exemplo, um movimento como o de erguer a cabeça com a ajuda das mãos, quando está deitado de costas no chão. Você deve estar acostumado a fazer isso como se estivesse fazendo abdominais, contraindo os músculos do estômago e alongando a nuca, tensionando o maxilar, segurando o fôlego e apertando os olhos. Durante um processo de Consciência pelo Movimento que reveja os diversos aspectos desse tópico funcional, você começa a notar as suas tendências e a aprender, por experiência própria, que pode realizar a mesma função sem tantas penalidades. Você pode explorar a possibilidade de entregar o peso de sua cabeça aos seus braços, sem forçar os músculos do pescoço. Pode até mesmo imaginar que seus cotovelos são sustentados por fios presos ao teto e sentir que seu pescoço fica pendurado como uma rede de dormir. Você aprende a obter a força necessária para levantar o peso da cabeça, mobilizando a coluna na direção do chão, e expandindo o estômago enquanto respira, o que permite que o pescoço permaneça solto e os olhos relaxados. Você percebe que a reação rotineira de forçar demasiadamente o pescoço e os músculos do estômago, que antes aceitava como partes inevitáveis do movimento, pode realmente ser substituída por uma organização menos prejudicial e forçada. Até mesmo o ritmo do movimento, que antes lhe parecia o único possível, torna-se aberto a um jogo de acelerar ou desacelerar.

Quando estiver pronto para a idéia de que tudo pode ser feito de várias maneiras, você não só aperfeiçoa um desempenho específico mas também afia seus sentidos, e com isso pode configurar um estilo muito mais próprio de se movimentar, de modo geral. Seu estilo de se movimentar é sua invenção constante, um campo de criatividade que está sempre à sua disposição. Ao reajustar a sua autopercepção, você conta com um instrumento bem mais afinado para executar a música de sua vida.

Essa música pessoal é talvez a missão mais profunda de cada um de nós. Feldenkrais sempre enfatizou o relacionamento entre seu método e a missão de colocar o selo único de sua forma peculiar de ser em tudo que fizer na vida. Como dizia repetidamente, *"quando você sabe o que pode fazer, pode fazer o que quiser"*.

Você não encontra, por meio da conscientização, um mapa pronto do movimento ideal. Você tem de chegar a ele por si mesmo, pela exploração autônoma em que a bússola é o processo de tomar consciência. Suas observações, ao longo do percurso, alimentam sua inteligência motriz e inspiram-no a ser criativo. O progresso é produzido pela conclusão do seu sistema, quando você traz os dados à luz. Tomar consciência é uma prerrogativa da criatura humana, que coliga a vitalidade subconsciente à sabedoria cognitiva. Nessa interface você pode transformar aquilo que faz numa aprendizagem para se aprimorar. Em vez de ficar apegado a um padrão precário, movido pelo medo, você pode escolher crescer.

Quando torna a consciência um modo de vida, tem vantagens que vão além de solucionar os problemas naquele nível em que transcorre a existência incidental mínima. Você começa a gostar do processo de ir em busca de soluções, e está pronto para usufruir do jogo maior do desenvolvimento.

Movimento como espelho

Além dessas vantagens, talvez, o processo da conscientização tem um valor próprio ao atender a nossa necessidade de *feedback*, de receber o reflexo da nossa personalidade mediante as reações das pessoas à nossa volta. Essa é uma necessidade profunda, fundamental e constante de tomar consciência. Somos compelidos a saber e confirmar repetidas vezes quem somos, como os outros nos percebem e quais são os nossos limites. Precisamos de um espelho até amadurecermos e formar com independência a nossa autopercepção.

Nos processos da Consciência pelo Movimento, você recebe em abundância idéias que servem para aplacar essa sede sem fim de se conhecer. E recebe também a mensagem de que sua auto-imagem está aberta ao crescimento e a mudanças. No chão, você repete seus movimentos várias vezes seguidas como se estivesse imitando as coisas que faz, para ter uma melhor visão de si mesmo. Você faz para observar, e observa com a intenção de aperfeiçoar o que faz. Sua atividade constrói em seu íntimo a percepção que você tem de si mesmo.

Quando você descansa de se movimentar, aprende como fazer do chão um espelho que reflete a sua estrutura topográfica. Segundo as sensações de pressão, você percebe onde há saliências e concavidades, onde você é capaz de aprender em que pontos está preso nas malhas da tensão. Nesse mapa versátil de pressões sobre o chão você lê as mudanças pelas quais passou no transcurso da aula. Constata com que precisão seu organismo responde à maneira como você o submete ao trabalho. E registra espantado não só os resultados físicos da aula mas também sua habilidade para perceber todas as sutilezas que lhe são reveladas. Sua sensibilidade pode se tornar tão refinada que você chegue a detectar diferenças sutis que não teria acreditado existirem. Você nunca iria imaginar ser possível conhecer tanto a seu próprio respeito.

Você faz de sua respiração o espelho que lhe diz em que condições se encontra, que lhe informa o quanto de esforços você investiu e até onde vai sua permissão para viver plenamente a vida. Você aprende a realizar todos os seus movimentos num espelho multidimensional que lhe reflete de volta a sua personalidade, o seu corpo, seu estilo, sua atitude para consigo mesmo, suas crenças, impulsos, enfim, seu ser total.

Esse espelho da conscientização é uma das coisas que atrai as pessoas para esse método. Elas sentem prontamente que existe nele uma fonte que corresponde a uma sede que nem sequer sabiam existir. Além da melhora nos movimentos, esse luxo de dedicar uma hora inteira a se encantar consigo mesmas e com a metamorfose a que estão se submetendo, descobrindo quem são, concede-lhes a dádiva da aceitação incondicional, do puro amor por si mesmas.

A auto-imagem enriquecida que configurou vai junto com você para além da sala de aula. Sua presença talvez seja a soma total de conscientização que você dedica ao seu modo de funcionar.

Tocar por tocar: o alimento do autoconhecimento

Uma das maneiras de aprender quais são as opções de movimento é por meio da linguagem do toque, o mais fiel de todos os espelhos. Ao tocar uma pessoa você entra em contato com todo um universo a respeito dela. Por meio do toque você também pode comunicar explicitamente à outra pessoa o que com palavras é difícil de dizer, tendo a certeza de que ela entenderá o que você quis dizer, exatamente da maneira como foi sua intenção transmitir.

Quando você toca a pessoa com quem está, ocorre o momento em que ela também se sente. Ela então sabe o que está se passando em seu íntimo e como é a sua natureza, uma espécie de conhecimento que precede os pensamentos. Esse é o espelho do toque que não só fala mas também ouve; o toque que não é para manipular mas para dialogar e aguardar a resposta; um toque que não significa dar ou tomar, mas juntar, estar junto e aprender junto, toque puro, de constatação, aquele tipo de toque que nós nunca recebemos em demasia. A necessidade de toque é uma das mais acentuadas carências de nossa cultura. Às vezes, equivocamo-nos e pensamos que precisamos de sexo, acreditando que assim estamos compensando nossa sede desse toque.

No mundo animal, quando o filhote nasce, a primeira coisa que a mãe faz é lamber a cria toda. Com o toque de sua língua, ela grava no cérebro do filhote a imagem da totalidade do seu ser. Além disso, havendo vários outros filhotes, que estão constantemente se esfregando uns nos outros nas improvisações de suas brincadeiras de aprendizagem, cada parte do corpo de cada bichinho absorve outras informações a respeito de quem é e de como funciona; esse tipo de contato reforça a construção da confiança. Considere, em contraste, a condição do bebê humano que nasce sem irmãos, e depois é colocado sozinho e distante num berço, isolado por camadas de tecidos de fraldas e roupas que só lhe permitem um mínimo de toques. Podemos começar a entender por que é tão difícil para um adulto ousar ser plenamente si mesmo, por que é difícil se sentir à vontade em seu próprio corpo. Quando o bebezinho chora pedindo ajuda e anseia por um toque que o traga de volta do espaço alienante para uma sensação de si mesmo, o adulto encarregado receia que ele fique mimado e manipulador. Quantos bebês têm o privilégio de ser tocados só pelo prazer que isso traz, e não apenas porque é preciso trocar-lhes as fraldas ou dar-lhes a mamadeira?

A necessidade que não foi atendida na hora certa tende a nos atar a uma busca frustrada. O acúmulo de tais experiências acaba comprometendo a nossa receptividade e deixamos enfim de ser capazes de absorver os benefícios daquilo que estamos buscando. Resignamo-nos ao tabu da sociedade contra o tocar, e acabamos enfim aprendendo a recuar diante de um contato direto.

O toque que abre as portas da conscientização oferece um apoio imediato. Essa mensagem de apoio é transmitida com tanta clareza que ninguém consegue evitar reagir a ela, começando então a derreter suas defesas e sua rigidez. O Método Feldenkrais oferece um rico caminho chamado Integração Funcional que corre em paralelo à consciência pelo movimento ensinado por meio de toques com as mãos, individualmente, para problemas especiais. Nas sessões individuais o professor doa a sensibilidade de suas mãos e seu nível de conscientização para ajudar o aluno a explorar e expandir suas opções de coordenação dos movimentos. Eis uma dimensão profunda e imensamente ampla, uma forma de arte desenvolvida a partir de uma escola de pensamento e sabedoria com as mãos que pode levar vários anos de aprendizado direto. Neste livro, não temos a intenção de descrever tal escola.

Aqueles que não tiveram o privilégio de receber uma aula individual do Método Feldenkrais de Integração Funcional pelo toque podem, não obstante, receber a sua mensagem ao desenvolverem cuidadosamente sensibilidade afetuosa durante as aulas grupais de Consciência pelo Movimento. As sessões de movimento dirigido são, na realidade, análogas às aulas individuais. Nas sessões grupais, mais programadas, os alunos seguem sugestões, exploram as mesmas possibilidades funcionais e aplicam a mesma inteligência da conscientização, a mesma orientação quanto a adquirir competência, a mesma percepção dos relacionamentos recíprocos entre diversas partes do corpo, utilizando o mesmo estilo passivo. É como se os alunos fossem guiados para aplicar em si mesmos o processo de tratamento, no mesmo clima de concentração e atenção de uma sessão de Integração Funcional. O aprendizado não-intencional que ocorre no sistema nervoso quando você está passivo numa aula de Integração Funcional é enriquecido pelo domínio consciente adquirido quando está ativo na aula de Consciência pelo Movimento.

Aprendendo diante de uma testemunha

Não sou professor, Moshe costumava dizer freqüentemente. As pessoas podem aprender, mas ninguém pode ensinar. Será então que é possível abrir mão do professor?

Eu estava em uma sessão, certa vez, em que Moshe atendia uma criancinha que havia nascido com lesão cerebral; ela vinha do exterior, todos os anos, e passava um mês inteiro trabalhando com ele. Depois que os estágios do engatinhar, andar e até saltar tinham sido alcançados com o auxílio de estratagemas criativos, o próximo desafio de seu desenvolvimento era aprender a ler. E a aula foi mais ou menos assim: a menina lia várias palavras que conhecia, e no instante em que parava numa palavra que era difícil, ele lia a palavra para ela. Depois disso ele a deixava prosseguir com o que ela sabia. Essa atitude serviu também para a página seguinte. Na realidade, ele não lhe dava a chance de estabelecer uma sensação de frustração e rapidamente a puxava para fora, antes que ela tivesse tempo de formular uma opinião negativa a respeito de sua capacidade de ler. Ao mesmo tempo, cuidava para não interferir nas partes que ela conseguia enfrentar sozinha. É importante observar aqui que, mesmo quando o professor não está ajudando diretamente, ele ainda oferece apoio com a sua presença.

Na natureza, o aprendizado primal está projetado de tal maneira que sempre ocorre na presença dos pais. Uma criatura vulnerável e inocente não precisa começar a aprender sozinha. Para que a criança ouse experimentar e cometer erros, precisa sentir-se segura e saber que alguém com o poder de endireitar as coisas de novo se necessário está presenciando.

Da mesma forma, o aluno aprende melhor se uma testemunha atenta está observando e oferecendo uma sensação de apoio, se for preciso. Não é indispensável que essa testemunha dê conselhos. A virtude mais importante da testemunha é controlar a tentação de dar instruções sobre como fazer as coisas corretamente. A melhor coisa que a testemunha pode fazer por você é não interferir mas apenas observar você cometer seus erros, desde que não esteja causando danos, sabendo que precisa cometê-los para poder ficar mais forte e independente. Essa testemunha pode esboçar para você uma área de experimentação e receber com entusiasmo seu processo de exploração. No máximo, o professor oferecerá com tato alguma sugestão, vez por outra, para ajudar o aluno a vencer algum obstáculo.

A paciência de permitir que alguém leve tempo para amadurecer a partir de si mesmo é uma virtude que a aprendizagem acadêmica de nossa cultura parece ter perdido de vista. Uma consumada sensibilidade ao grau de prontidão de outrem talvez não seja sempre um fator possível, mas trata-se de uma necessidade biológica dos estágios iniciais de situações de aprendizagem. Tem como recompensa a independência que o aprendiz adquire no futuro. Por exemplo, no Japão as pessoas são criadas para se comportar com uma disciplina notável e para aceitar com absoluta fidelidade seu compromisso para com a comunidade. Mas essa não é a atmosfera que prevalece durante o período de crescimento. As crianças no Japão são tratadas com uma notável ausência de limites. O costume é, até a idade de 3 anos, não se dizer "não" a uma criança. Assisti quando uma criança de 18 meses segurou um brinquedo na mão e bateu com ele no rosto de sua mãe. A mãe japonesa não proibiu, não pregou um sermão, não efetuou julgamentos contra o bebê nem arrancou o brinquedo de sua mão; ficou só repetindo as palavras "devagar, devagar". Fiquei admirada com sua capacidade de lidar com aquela atitude de uma forma positiva. A qualidade do movimento da criança se modificou imediatamente.

Como tudo isso se reflete quando você, já adulto, entra no processo de reconstruir seus hábitos de movimentação, em termos positivos? Quando você experiencia o processo da Consciência pelo Movimento, você é a sua própria testemunha. Essa é a vantagem da conscientização. Quando age conscientemente, é ao mesmo tempo aquele que faz e aquele que observa com paciência, cuja presença dá apoio enquanto está ao lado de quem faz. É como se você se houvesse duplicado para ter uma fonte de encorajamento, ao mesmo tempo equilibrada e perceptiva, sem perturbar o seu experimento. Quando age sem as informações que sua consciência pode ir lhe dando, você se sente só e sem referências. E então depende dos outros.

Quando está num grupo de Consciência pelo Movimento, com um professor em sala, você é sua principal testemunha. O professor de uma aula de Consciência pelo Movimento não se envolve com a correção pessoal de seus alunos. Se ele perceber que você está confuso, que não entende as instruções ou está indo além de seus limites de segurança, seu nome não será mencionado diante dos demais e você não será corrigido em particular; em vez disso, ele irá repetir as instruções para o grupo todo, oferecendo mais e mais aspectos e imagens até que você consiga entender e se corrigir por si. Dessa maneira, o que você faz será congruente com o que acha que está fazendo. Quando o professor não o priva de sua confiança em si mesmo, você progride para níveis mais elevados do que poderia alcançar se apenas sofresse a correção de seus movimentos.

Há uma virtude na atitude do professor de não lidar com a pessoa individualmente. Até mesmo um comentário feito com delicadeza tem a capacidade de desligá-lo de seu processo interno de explorações, lançando-o de volta na síndrome do escolar, que provavelmente o fez sentir-se frustrado toda vez que você enfrentou críticas ou achou que devia atingir o alvo das expectativas do professor, mesmo quando o assunto não estivesse claro para você. O bom orientador não nega aos alunos, em nome de uma solução a curto prazo, o processo de construção de seu próprio mecanismo de julgamento, assim como não sugere que os alunos deverão assimilar 100% da aula, mas, ao contrário, valoriza o que fazem para lidar com aquelas informações e sabe que, se puderem dar prosseguimento à sua própria busca, acabarão encontrando a melhor solução possível. Um dos sinais de que você é uma pessoa saudável é revelado quando você mergulha no seu processo de aprendizagem e alguém tenta ajudá-lo; você resiste e rejeita, da mesma maneira que uma criança de 3 anos defendendo seus direitos, e repetindo diversas vezes "Eu faço sozinha!". Isso ocorre antes que ela seja submetida ao contexto de compromissos que irá privá-la, pelo restante de sua vida, da alegria de aprender.

Se você não recebeu o apoio generoso de uma testemunha – se ela interferiu para encurtar seu processo de aprendizagem corrigindo-o diretamente – talvez esteja preso num estágio no qual não confia em si mesmo e tem dificuldade em discernir sozinho o processo. Você ainda tem necessidade de ser aprovado pelos outros. Na Consciência pelo Movimento, você tem a oportunidade de se "desmamar" da necessidade de ser excelente aos olhos dos outros. Quando se movimenta com consciência, seu movimento não sai como um trecho decorado que você executa para agradar aos outros, mas, sim, como uma conversa entre amigos, em que escutamos e ficamos em silêncio, envolvendo você e você mesmo. Quando parte em busca de uma maneira de encontrar mais conforto em si mesmo, fica claro que você irá descobri-la somente por meio de suas sensações internas. Você começa a agir de modo excelente porque lhe faz bem. Reconectado ao seu guia independente, você tem o incentivo de se tornar amistoso diante da confusão da ignorância, característica da aprendizagem. Afinal de contas, você se encontra em território estrangeiro, em terreno desconhecido. Até mesmo aquilo que já é sabido é reconsiderado, reaberto para exame e, dessa maneira, parece-lhe estranho. O mais difícil é aprender aquilo que você acha que já sabe. O processo da Consciência pelo Movimento induz em seu interior um clima de aprendizagem livre de medo, livre das punições de ser considerado um fracasso aos olhos dos outros. E você aprende a aprender, por si mesmo, contando apenas com o apoio de sua própria consciência.

Até o professor precisa de professor

Um auto-exame não é fácil, e poucos dentre nós conseguem fazê-lo sinceramente. Os professores, em especial, correm o risco de parar de se examinar e ficam propensos a se paralisar num certo ponto. Depois de ter verificado que a informação a ser transmitida aos alunos é válida e útil, o professor pode deixar de sentir a necessidade de continuar ponderando sobre ela e reexaminá-la. Pode desenvolver a atitude de arquivar as informações, como se se tratasse de uma questão encerrada, que pode ser transmitida aos outros do jeito que está, vezes e vezes seguidas. Isso detém o crescimento, e é uma armadilha na qual correm o risco de ficar presos principalmente os professores bem-sucedidos. Não o acúmulo do saber, mas a dedicação em aplicá-lo, indo sempre em busca de novas maneiras de usá-lo, eis o que faz a diferença na vida. Foi esse mesmo ímpeto que, no começo da vida, nos inspirou a todos, quando realizado na presença de uma testemunha. Todos nós precisamos da humildade de admitir que, em cada estágio de nosso progresso, nós ainda precisamos da testemunha. É realmente um privilégio descobrir a testemunha certa, quer seja uma outra pessoa, ou o observador interior.

Mudança: a dinâmica do aprimoramento

Qual é a melhora real que se obtém com o processo da Consciência pelo Movimento, e como se a alcança? Nas páginas seguintes, você irá encontrar um exemplo de procedimento que leva a mudanças, uma das demonstrações clássicas do Método Feldenkrais.

- Sente-se na beirada de uma cadeira, sem se recostar. Por um instante, avalie se estar sentado é confortável para você. Agora erga o braço direito para a frente, levemente dobrado, mantendo a mão e os dedos pendurados, para baixo. Coloque a mão esquerda no assento, do seu lado, e comece lentamente a levar o braço direito para a esquerda, passando pela frente do corpo. Repita esse movimento algumas vezes. Observe o ponto na parede para onde aponta seu nariz cada vez que você alcança o limite do giro, mas não faça um esforço excessivo para aumentá-lo. Registre esse ponto como a linha de base de sua capacidade de girar o corpo sobre o próprio eixo. Abaixe o braço e descanse.

- Como esse movimento pode ser aprimorado? Será que aumentar o alcance do movimento é o único componente que pode ser considerado uma melhora? A abordagem funcional está interessada no grau de facilidade com a qual você experiencia esta extensão do movimento, no nível de harmonia que envolve todas as partes do seu corpo, coordenadas para a ação, e na atitude que acompanha essa atividade, de tal sorte que o movimento não é visto como a coerção de um exercício arbitrário, mas sim como um gesto natural. Todas essas são qualidades que só podem ser distinguidas subjetivamente e que, sem dúvida, não melhoram como resultado de repetições mecânicas feitas com esforço para aumentar mais a extensão do movimento, segundo alguma medida quantitativa.

- Mais uma vez, levante o braço na frente do peito, com o cotovelo flexionado, e a mão pendurada para baixo. Deixe os olhos fecharem e imagine, por um instante, que seu antebraço está pousado numa mesa ou prateleira um pouco mais embaixo do que a altura do ombro. Deixe que os ajustes de sua organização corporal ocorram espontaneamente, a partir dessa sensação interior.

▶ Abra os olhos, e desta vez leve vagarosamente o braço direito para a direita, e volte ao centro, acompanhando a mão com os olhos. Tome consciência do que acontece atrás de você, nas suas costas. Sinta como, a cada movimento para a direita, a escápula direita alternadamente intensifica e afrouxa seu contato com a coluna. Depois de algumas repetições, abaixe o braço e descanse.

▶ Esse exercício é uma variação do movimento original, uma espécie de erro intencional. Em vez de tentar melhorar o movimento repetindo-o para a esquerda, você vai na direção oposta.

▶ Novamente, levante o braço direito à frente de seu peito. Leve-o para a direita, como antes, e desta vez gire a cabeça e os olhos para a esquerda. O braço vai para a direita e sua cabeça, para a esquerda. Sinta se essa contradição causa um momento de confusão. Veja se você consegue ser gentil consigo mesmo, e se dá o tempo necessário para entender com clareza o movimento. Você consegue respirar nessa posição desafiadora? Repita suavemente alguma vezes, e depois descanse.

▶ Mais uma vez levante o braço direito e, como no começo, leve-o para a esquerda. Desta vez, gire a cabeça e os olhos para a direita. Tome consciência do seu osso esterno e convide-o a participar do movimento. Ouça para onde o peito quer ir. Ele vira com a mão para a esquerda? Ou talvez seja possível virar o peito com a cabeça, muito de leve, numa sugestão de gesto para a direita? Pare tudo e descanse completamente, recostando-se na cadeira.

A dinâmica da mudança

Girar o tronco em torno do próprio eixo longitudinal é uma habilidade exclusiva dos humanos e, aqui, é utilizada como um meio de atualização dos hábitos de movimentação. O que determina os limites da capacidade: os músculos, a estrutura, ou o plano mental da operação? Quando você isola o movimento de uma parte e depois volta a coligá-lo ao todo, de maneira não habitual, começa a descobrir o seu potencial.

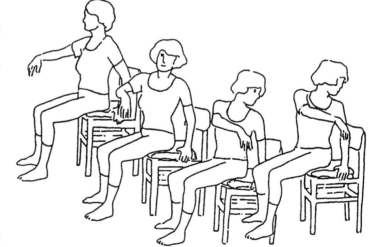

- Quando estiver pronto para colher os frutos do que talvez pareça um experimento sem sentido, volte a se sentar na beirada da cadeira e mais uma vez teste o movimento original, com a mão direita viajando para a esquerda, pela frente do seu corpo. Observe o ponto na parede que seu nariz consegue alcançar agora.

- Avalie se a extensão do giro aumentou e faça uma estimativa de quantos graus mais você consegue girar agora. O que é ainda mais importante, preste atenção ao sentimento que acompanha o movimento, desta vez. O movimento agora consegue sair de maneira mais fácil e natural?

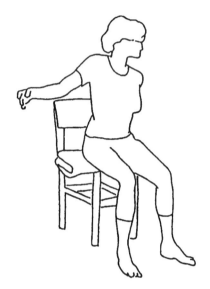

Desassociando velhos laços
Mover olhos e mãos em direções opostas não só abala o relacionamento condicionado entre essas partes do corpo mas também coloca todo o cérebro em estado de abertura. Quando você se dá conta, mesmo que nas condições artificiais da aula, de que essa diferenciação é viável, cada um dos seus movimentos passa a fluir, a partir de dentro, com mais liberdade e menos vícios.

Talvez você esteja curioso para saber como isso acontece. Como, em poucos minutos, conseguiu tornar a realização de uma ação mais agradável e melhor? Como você tem mais mobilidade vital à sua disposição para girar, sem ter de fazer força, esticar os músculos ou usar sua força de vontade, sem, enfim, fazer todas aquelas coisas que as pessoas em geral acham indispensáveis para aprimorar seus movimentos?

Você conseguiu esse progresso porque fez algo que seu sistema nervoso tem a capacidade de fazer. Usando o modelo da tentativa e erro, típico da aprendizagem original da criança em seu desenvolvimento, você ofereceu sistematicamente ao sistema nervoso uma série de desvios em relação à tarefa original, os "erros intencionais" dentre os quais o cérebro pode escolher as opções mais adequadas. Durante esse processo independente de filtragem da matéria-prima e de experienciação dos diversos desafios, seu sistema acessa sua inteligência própria e melhora o seu desempenho.

Por exemplo, quando você é instruído a levar a mão para um lado e a cabeça para o outro, isso abala profundamente um padrão entranhado no fundo do seu sistema. Na vida, os olhos estão acostumados a acompanhar o movimento da mão a tal ponto que isso se torna um relacionamento condicionado no qual uma parte não ousa se mover sem a outra. Talvez o processo descrito tenha sido a primeira vez, em anos, em que seu sistema experienciou uma diferenciação tão clara entre mão e olho. Como foi feita de modo agradável, sem competição, com paciência para com o próprio ritmo, essa diferenciação ficou registrada no cérebro como uma possibilidade bem-sucedida. Imediatamente após, assim que usou a mão de novo segundo o padrão original, a cabeça e a mão já tinham deixado de lado seu relacionamento limitado e cada uma dessas partes pôde agir na plenitude de sua capacidade individual. Você constatou que a extensão do movimento aumentou e que a resistência a ele diminuiu.

Ainda mais, você passou por outras variações ao deixar seu peito se conduzir de uma maneira não-convencional. Esse contexto incomum ampliou sua descoberta de que existem habilidades independentes. Todas essas indicações estabelecem as condições para decisões renovadas por parte do próprio cérebro, que resolve então refinar a qualidade das ações. Essa é a dinâmica do progresso orgânico a partir do interior do próprio organismo, uma evolução que não tem limite fixo. Quanto mais você aplicar esse princípio, mais progressos obterá.

- Se estiver preparado para explorar mais um pouco, sente-se de novo na beirada da cadeira. Gire o tronco para a esquerda e, desta vez, apóie-se com as duas mãos no lado esquerdo do assento. Mantenha essa posição de torção e faça uma estimativa da distância entre a nádega direita e o assento. Com movimentos bem pequenos, movimente a nádega direita alternadamente para mais perto e para mais longe do assento, sem mexer os ombros.

- Após algumas repetições, vire para a frente e compare de novo o alcance do movimento do braço direito ao passar pela frente do seu corpo para a esquerda. Sente maior facilidade agora?

- Da mesma maneira, incline-se com as duas mãos para a esquerda enquanto delicadamente você gira o tronco para a esquerda. Deixe o tronco nessa posição e endireite só os ombros para a frente, o que levará o ombro direito para trás e o esquerdo, para a frente, usando movimentos pequenos e lentos. Mantenha a cabeça virada para a esquerda.

- Novamente, observe como a diferenciação dos ombros em relação ao restante do corpo contribui para a rotação. Compare novamente o resultado do movimento com o braço, em relação ao giro original. Preste atenção especialmente à melhora na qualidade desse movimento. Você está sentindo mais facilidade e prontidão para girar? O movimento está mais macio, mais simples?

- Novamente, gire para a esquerda apoiando as duas mãos no assento da cadeira. Gire o quanto puder para a esquerda, mantendo-se confortável, e, desta vez, volte só a cabeça para a frente. Na realidade, esse é o padrão mais habitual na vida diária. O tronco fica imóvel, e o movimento é realizado pelo pescoço.

- Continue girando delicadamente a cabeça, desacelerando o movimento até que consiga liberar o excesso de tensão de todo o restante do organismo. Depois, cada vez que girar a cabeça para a frente, deixe os olhos voltados para a esquerda. Deixe os olhos fixos no canto esquerdo de cada olho, enquanto a cabeça continua virando suavemente para a direita. Leve todo o tempo que for preciso até organizar essa diferenciação. Os resultados mais impressionantes que você pode obter são os que acontecem ao se isolar os movimentos menores. Este, em particular, é mínimo. Só um movimento do globo ocular na órbita, mas sua significação é medida não pelo tamanho do movimento, e sim pela inovação que representa. Veja se é possível continuar respirando enquanto se coloca nessa nova situação.

- Pare tudo. Descanse e registre a sensação física em seu crânio em decorrência do uso não-convencional de seus olhos. Interprete isso como um sinal de acordar de seus hábitos.

- Mais uma vez, compare o movimento de giro original. Nesse estágio, conforme mais graus são acrescidos à torção, algumas pessoas não conseguem ocultar seu espanto diante da remoção de ainda mais barreiras. O primeiro ponto de marcação na parede já ficou muito para trás. Esse espanto se aplica não só aos progressos nesse momento, mas também à perspectiva de que realmente não há limites ao progresso que é possível.

- Você irá ter uma outra encorajadora percepção, quando aplicar o procedimento inteiro ao outro lado. Primeiro, faça sua avaliação inicial, levando o braço esquerdo, pela frente do corpo, até o outro lado, num plano um pouco mais baixo que o dos ombros. Observe qual o ponto da parede que seu nariz alcança. É uma observação freqüente o ponto inicial do segundo lado na primeira tomada, ficar muito mais adiante do que o ponto inicial do primeiro lado. Mais uma vez, isso ilustra que a aprendizagem ocorre no posto de comando cerebral, mesmo que os músculos específicos do segundo lado ainda não tenham passado pelos procedimentos preparatórios.

- Feldenkrais sugere que o trabalho no segundo lado seja feito na imaginação. Leve a mão esquerda à frente, na altura que lhe exigir o menor esforço possível, e, apenas na sua imaginação, ensaie o movimento da mão atravessando o espaço para a esquerda, a cabeça indo para a direita, separando um do outro. Talvez você se surpreenda com sua habilidade para saber precisamente o que está ocorrendo entre as escápulas e a coluna, onde estão as vértebras obstinadas da sua coluna, e o que acontece quando vira o peito junto com a cabeça, ou com a mão – tudo isso, só na imaginação.

- Organize-se da mesma maneira, ocupando a posição inicial para cada um dos outros estágios, e realizando cada movimento só na imaginação. Ouça o que ocorre em seu organismo, e, nesse lugar sossegado, reúna informações sobre como o movimento é feito.

- Finalmente, execute o teste original e realmente leve a mão esquerda para a direita. Perceba as conseqüências de ter passado alguns instantes movimentando-se só na sua imaginação. Pode ser que perceba que atingiu um resultado mais sofisticado e elegante, em menos tempo.

Essa é a vantagem que o cérebro orgânico tem diante do mundo material. No mundo material, para poder consertar dois pneus furados, você tem de consertar cada um deles em separado. No sistema nervoso, basta lidar com um dos lados pois o segundo tomará emprestado o conhecimento que está nos arquivos funcionais do cérebro.

Melhora: mudança imprevisível

"Subi a escada inteira sem perder o fôlego."

"Essa foi a única hora, neste ano inteiro, desde que meu marido morreu, em que esqueci da minha dor."

"Toda vez que entro no carro, depois da aula, tenho de reposicionar o espelho retrovisor; ficou muito baixo."

"Sou professor de esportes e, para minha surpresa, descobri muitos lugares em meu corpo que desconhecia inteiramente [...], muitos músculos novos e interessantes até então não percebidos na minha profissão."

"Durante o colegial inteiro senti vergonha do meu corpo. Odiava as aulas de ginástica. Agora me sinto bem quando me movimento na frente da classe toda."

"Mal consegui chegar a tempo para a aula. Estava muito cansada e impaciente. Agora estou totalmente revigorada."

É maravilhoso ver as pessoas se surpreendendo com seu próprio corpo quando este muda para melhor. No final da aula, ao se levantar do chão e ficar em cima dos próprios pés, você avalia a mudança em relação aos seus critérios habituais de ficar em pé, num campo gravitacional. É nesse momento que a essência de uma nova mensagem o atinge, condensada numa hora inteiramente dedicada ao processo da Consciência pelo Movimento. Em pé, em silêncio, você lentamente vai se dando conta de uma reorientação interna que, parte por parte, leva-o a encontrar seu novo lugar. É como se a aula terminasse num lago de calma e, depois, você conseguisse enxergar a mudança que foi criada em seu interior.

O desfecho do processo pode ser você se sentindo mais leve, como se estivesse flutuando ou não tivesse mais peso. Porém, ao mesmo tempo, você percebe que seu peso está plenamente presente, que seus pés estão plantados no chão com uma extraordinária sensação de segurança. É perceptível que não existe mais tensão, que seu ser todo está integrado segundo um alinhamento suave e leve, mas sem aumento de sensibilidade em seus pontos suscetíveis. Talvez se sinta também um pouco mais alto, sem ter-se esforçado para se esticar. Você vai se surpreender com sua nova verticalidade e sua habilidade para mudar. O recente auto-respeito que começa a brotar coloca-o em contato com o bem-estar que a Criação lhe destinou desde o princípio. Você está em pé com uma sensação de equilíbrio tão preciso que não consegue sequer querer sair dessa postura; ao mesmo tempo, se sente revigorado e vigilante.

Por outro lado, às vezes, perto do final da aula, se você ficar em pé talvez sinta que vai cair de costas. Pode ser essa a maneira de interpretar sua nova verticalidade. Ou talvez tenha a sensação de que o seu ombro está mais baixo do que o outro, os joelhos parecerem moles, como se feitos de manteiga. Você não tem idéia nem de como vai conseguir dar um passo. Pode ser que se sinta muito "amaciado", aberto, até mesmo vulnerável e exposto, desprovido das suas costumeiras defesas. Pode ter inclusive a sensação de que, em pé, ainda está mais curvado do que o normal.

É comum a todos esses estados a falta de exigência e de coerção. As sensações que lhe sobrevêm ao final de uma aula ocorrem espontaneamente. Seu organismo lhe oferece sua própria e imprevisível conclusão, dizendo-lhe rapidamente que aquilo que sente faz sentido e está certo para você naquele momento. Seu sistema nervoso é anterior à consciência e decide por si suas novas escolhas. No entanto, sua consciência pode estar tão confusa com a estranheza da nova Gestalt que é possível que nem sempre você enxergue os benefícios da nova organização interior para o seu bem-estar.

Toda mudança é, no início, percebida como dissonância, e as pessoas tendem a rejeitar totalmente a mudança. Há os impacientes que sacodem os ombros e a nuca, ou se afobam em repetir os mesmos giros compulsivos com a cabeça. Claro que, com isso, estão simplesmente restabelecendo o antigo padrão de distribuição distorcida da carga, usando pouco as costas e sobrecarregando o pescoço. Há também aquelas pessoas que passam de uma perna para a outra, tentando restabelecer sobre os pés a mesma antiga distribuição de peso, impressa na velha e conhecida distorção. Há outros que se sentem desorientados quando vão preencher o cheque depois de uma sessão. De repente, é como se a mão hesitasse e fosse difícil coordenar os movimentos com a fluência habitual. A caligrafia característica regride ao nível de um principiante, com a inépcia típica dos muito jovens. Essa, sem dúvida, é uma sensação de confusão.

Todos nós queremos mudar, mas estamos realmente preparados para perder aquela facilidade automática de nosso estilo habitual? Será possível obter-se uma mudança que não implique uma perda da identidade? Como o processo do movimento é muito eficiente, é importante agir com cuidado e gradualmente. Feldenkrais freqüentemente comentava sobre suas reservas a respeito de ativar mudanças dramáticas. Enfatizava, repetidas vezes, as virtudes de se manter um senso de proporção, de não mudar nem demais, nem muito depressa, progredindo com suavidade e sensibilidade, para que a sensação de estranheza não se torne um novo problema, capaz de atrapalhar o aprimoramento.

Quando você se coloca em pé, ao final de uma aula, e não reconhece a pessoa que está ali, dentro de você, é preciso uma grande humildade para agüentar a dissonância sem se apressar a corrigi-la, sem fazer nada a respeito exceto ouvir e sentir o que essa mudança está fazendo com você. Esse é o fruto da lição, colhido exclusivamente por meio de suas observações. Quando você só observa, no silêncio do não-fazer, lentamente começa a perceber a imagem de seu novo estado. Esse é um momento de graça, em que a inovação lhe é nitidamente revelada. Em seu interior existe agora um modelo para um modo novo de se organizar, e você pode começar a se familiarizar com ele.

Você dá atenção àquelas mudanças que lhe ocupam o campo da consciência e julga suas qualidades. Segue o novo perfil de seu alinhamento, o seu direcionamento, os ângulos e as distâncias. Vai em busca de sensações de conforto, em sua nova estranheza. Tenta decifrar o estado de ânimo que a nova postura evoca. A observação é uma tarefa lenta. Você precisa de tempo para conscientemente avaliar os detalhes que o seu sistema nervoso inconscientemente elegeu para você. Você precisa de tempo para avaliar, reconhecer, se identificar e digerir.

Você sente curiosidade em saber como essa organização da postura se sairá no teste de executar uma função dinâmica. O mais simples é levar seu novo eu para dar uma volta a pé. Não se force a andar do jeito que esteve habituado a fazer sua vida toda. Espere e deixe que uma forma desconhecida de caminhar surja de seu interior. Esse caminhar que brota de dentro também é um critério para que você possa avaliar o resultado real do trabalho feito durante a sessão.

Iguais que não tentam ser iguais

Como em qualquer grupo, as pessoas que entram num *workshop* de Consciência pelo Movimento são muito diferentes umas das outras, não só em termos de suas personalidades ímpares e estruturas corporais singulares, mas também quanto ao seu nível individual de habilidades de movimentação. Há os que já chegam para a sessão flexíveis e para quem todos os movimentos do processo são de fácil execução. Há outros que vêm com suas limitações, e para esses cada movimento é um confronto com sua história da vida inteira. Há pessoas intensas com um impulso para fazer tudo depressa, com força e em larga escala; há outras que testam cada momento com total cuidado. Algumas ficam em pé, no início da sessão, com os braços virados para fora, de modo que as palmas de suas mãos ficam de frente e os cotovelos apertam a lateral do corpo. Para outros participantes, em sua postura natural os braços pendem soltos, os antebraços tocam o corpo e os cotovelos estão um pouco afastados, em graus bastante variáveis. Alguns ficam em pé com os joelhos hiperestendidos a ponto de as pernas fazerem um arco para trás; outros têm joelhos que se chocam entre si, com os pés virados para dentro ou para fora ou, ainda, em alguma combinação assimétrica, em variações infinitas, de pessoa a pessoa.

Porém, ocorre uma coisa extraordinária no *workshop* quando os participantes começam a andar: no final do processo, todos acabam andando de maneira parecida. Caminham com o mesmo estilo, com aquele ritmo que permite a mesma espécie de respiração tranqüila. Nesse modo de andar, os pés tocam o chão suavemente e fluem para a frente sem a habitual ênfase de pontuar cada passo. A grande maioria está com os braços soltos, em contato próximo com o corpo, virados de tal modo que, vistos de frente, o que aparece é o dorso das mãos. Os braços não se movimentam em excesso; até mesmo o balanço alternado que ocorre na marcha acelerada se torna desnecessário agora, pois a marcha é lenta e os dois braços ressoam juntos, num balanço passivo, a batida de cada passada. Sua coluna vertebral parece menos rígida, com menos setores estanques e em conflito uns com os outros. O contorno evidencia menos ângulos. As costas emanam uma sensação de fluida continuidade e coordenação.

Não há ninguém para quem algo não se tenha derretido, permitindo assim que cada um deixe para trás seus modos rígidos e empoados, que fazem lembrar um animal empalhado. Todos parecem um pouco mais calorosos, reconciliados e humanos. Para todo mundo, uma parte da irritação nervosa da vida cotidiana se dissolveu. Os movimentos comuns que tinham perdido o sabor prazeroso estão, agora, repletos de graça e satisfação. Mais do que em outra parte qualquer do corpo todo, é no rosto que se reflete o grau em que cada um está vivenciando o que há de melhor em si. Agora são muitos os rostos brilhantes em que se discerne um sutil maravilhamento, como se vê nas crianças e na expressão de descuidada curiosidade e modesta satisfação que exibem diante de suas experiências de vida.

O fenômeno de um grupo tão variado de pessoas estar agora se movimentando com um mesmo estilo é particularmente espantoso uma vez que, ao longo de todo o processo de uma hora de duração, não houve qualquer demonstração de algum estilo a ser imitado, nenhum padrão estipulado e nenhum espaço para comparação entre as pessoas. Cada um lidou com seus próprios movimentos e, às vezes, até mesmo de olhos fechados. Como foi então que todos se aproximaram do mesmo denominador comum de funcionamento?

Parece que as pessoas se tornam mais iguais não porque tenham tentado chegar a um resultado comum, mas como conseqüência da mesma sinceridade que guiou cada uma em sua busca de um nível ótimo de funcionamento individual. Quando as pessoas se ligam em funcionar de uma maneira que seja mais fiel à lógica orgânica, tornam-se propensas a se encontrar num ponto em que ocorrem menos desvios individuais. Essa honestidade orgânica não pode ser aprendida por imitação de um produto final ou de um movimento ideal. A honestidade orgânica não é o movimento, mas a busca automotivada para encontrar essa honestidade. O processo de Feldenkrais, que cultiva a sua busca pessoal, leva você, em sua fase final, a uma maneira de ficar em pé e andar que se aproxima mais do ideal, não só de seu ponto de vista particular, mas também do ponto de vista da espécie.

A integração da mudança

Até que ponto esse sabor do ideal permanece, depois do processo? O que pode ser feito para que seja sempre assim? Em todo grupo há alguém que faz essa espécie de pergunta.

Algumas das mudanças recém-adquiridas são diretamente aplicadas espontaneamente na vida diária, como andar de bicicleta: depois de aprender, não precisa mais praticar; essa capacidade é algo que você terá para sempre. De maneira semelhante, após o processo da Consciência pelo Movimento, quando uma nova possibilidade é registrada como benéfica no sistema nervoso, você não tem de se lembrar da aula. Ela transparece em suas ações, com aquela mesma espontaneidade que está além da consciência por meio da qual você chegou a ela.

Foi isso que levou uma mulher, que a vida toda tinha andado com os pés virados para fora, a se levantar de uma aula e andar para diante com artelhos que não perdiam mais nenhum tempo ou esforço desviando-se para o lado. Diversamente de seu modo habitual, o alinhamento de seus pés agora tinha-se tornado congruente com o rumo de seus passos. Ela não precisava fazer mais nada para continuar esta tendência ao alinhamento no seu dia-a-dia. O processo lhe deu a pista para o hábito, que continha em si mesmo, a visão antecipada do momento da escolha de como levantar o pé do chão para dar o passo seguinte, no instante em que o calcanhar se descola do chão. No ambiente experimental da aula, deitada de costas no chão, com joelhos flexionados, e costas relaxadas, ela pôde observar o modo como o calcanhar sai do chão. Várias vezes experienciou a possibilidade de erguer o pé de maneira a que a borda externa seja a última porção a perder o contato com o chão. Também experimentou a possibilidade oposta, observando qual das opções refletia melhor sua tendência natural. Explorou vários relacionamentos envolvendo a direção do pé e o plano da perna, da coxa e da coluna. Distinguiu como seu calcanhar tendia a se levantar no instante em que deixava o contato com o chão e ficava livre no espaço. Ela conseguiu sentir como seu tornozelo tendia a escapar para dentro, o que, evidentemente, forçava seus artelhos a irem para fora. Decifrou o alinhamento de seu corpo que empurrava o calcanhar até o ponto do desvio, e pôde explorar outras maneiras de alinhar seu quadril com a caixa torácica. Localizar a sensação no momento crucial foi suficiente para devolver-lhe o controle intencional sobre uma ação que, até aquele dia, tinha sido automática. Como num lampejo de iluminação, depois que aquela mulher identificou o quanto estava presa a um exagerado desvio, nunca mais voltou a ele.

Um outro rapaz tinha dores no cotovelo durante seu treinamento militar, que não podia ser evitado. Esse cotovelo tinha sido machucado antes e o treinamento intenso trouxera a antiga lesão à tona. Tentar superar a dor apenas agravara o problema. Na sessão de Integração Funcional, ficou claro para ele que toda vez que tentava dobrar o cotovelo sua escápula do mesmo lado recuava e pressionava a coluna, num impulso de autoproteção. As opções que a sessão lhe proporcionou puseram-no em contato com uma organização inversa, que lhe permitiu neutralizar a reação de recuo de sua escápula. A nova organização permitiu-lhe até aumentar o espaço entre a escápula e a coluna, ao dobrar o cotovelo. Para sua surpresa, percebeu que assim conseguia arrumar o colarinho da camisa sem problemas. Seu sistema adotou imediatamente a organização da escápula, para poupar o cotovelo de sentir dor, e ele pôde prosseguir com o treinamento sem mais lesões.

O sucesso instantâneo depende da clareza do ensino e da receptividade para aprender. Às vezes, é preciso um longo processo de educação. Em muitos casos, o modelo novo dado na aula se perde e, depois de algum tempo, a sensação desaparece. No entanto, na próxima vez, uma recordação muito mais breve do que o processo original será suficiente para recapitular a mesma conquista. Esta terá, então, uma chance melhor de durar. Assim, por meio de repetições, dando dois passos para a frente e um para trás, gradualmente, às vezes em ziguezague, a transformação será completa.

Mais que é menos

Você obterá o efeito máximo da mudança se adicionar suas percepções conscientes, no plano mental, às modificações que acontecem nas camadas ocultas do sistema nervoso, no nível orgânico. A tomada de consciência que é necessária para se obter uma melhora também é necessária para a adaptação a essa melhora. Você precisa usar sua consciência para encontrar a paciência de não desperdiçar o aprimoramento, incorrendo na tentação de colocá-lo imediatamente à prova num teste demasiado difícil. Às vezes, a pessoa fica tão empolgada com a liberdade que lhe foi recém-devolvida que se apressa a executar todas aquelas coisas que, por tanto tempo, não conseguia fazer. Nesse exagero, arrisca-se a ter contratempos.

Houve uma moça que saiu do primeiro dia de um *workshop* de fim de semana encantada porque tinha sumido uma dor no pescoço que há meses a atormentava. No dia seguinte, voltou para as atividades com dor, toda contraída e decepcionada. Ao ouvir seu relato, soubemos que sua nova liberdade a tinha animado a ir a uma discoteca, onde se entregara à dança até às 2 da manhã. Essa história se repete com muitas variações. A pessoa tem de levar em consideração que o processo de Feldenkrais a faz mergulhar num novo estado, que ainda não consegue decifrar. Você ainda não sabe quais são seus sinais vermelhos, e seu sistema de julgamento ainda não está acostumado com ele. Usar uma mudança profunda, sem um processo de adaptação, é como se expor a uma luz forte demais. Qualquer atividade que, nesse momento, force-o a produzir resultados na realidade, sem levar em conta o *feedback* que é crucial quando se está com algo novo, pode levá-lo a se machucar.

Um atleta se levantou de uma sessão comentando satisfeito que sentia um alívio significativo no joelho que há anos o incomodava. Imediatamente levou o joelho em recuperação para uma partida de tênis. Seu castigo foi menos duro que o da moça da discoteca. Ele disse que, na realidade, seu joelho não doeu; o que doeu foi ter perdido o jogo! Era como se tivesse esquecido como jogar. Não é simples ver que a mudança, que pode parecer um mero desajeitamento aos olhos dos padrões comuns, é na realidade libertar-se dos hábitos limitadores e ter a oportunidade de reeducar-se, obtendo uma nova coordenação. Claro que isso precisa ser feito com paciência, aos poucos, num período de treinamento com várias repetições, como o requer a educação.

Têm havido alunos que dizem que, depois de uma sessão de Feldenkrais, preferem voltar para casa andando. Sentem-se tão bem e tão mais capazes que de bom grado desistem do ônibus. Apesar de toda a sua alegria de caminhar – por mais natural que essa função seja – a necessidade de completar a distância até em casa significa, depois de algum tempo, um certo estresse. Nesse momento, a tarefa externa se tornou mais importante do que os sutis sinais enviados de dentro do organismo. Quando você está em estresse, seu sistema nervoso se torna propenso a recorrer àqueles padrões aos quais há anos está acostumado. A delicada sugestão da aula fica perdida e nada resta da sensação de leveza que os invadira ao final do processo.

Por favor não se precipitem em concluir que andar depois de uma sessão faz mal. Como sempre, o que importa é o *como*. Uma mulher disse que terminou a sessão e continuou andando até em casa do mesmo jeito que tinha feito no final do processo. Passou o dia todo sem se apressar, sem se esforçar além da conta, aceitando os movimentos novos, estranhos e não-convencionais, e ouvindo-os. Disse que, para ela, foi uma experiência inesquecível de aprendizagem. É verdade que já praticava a Consciência pelo Movimento há muito tempo, e a qualidade de sua atenção aos sinais interiores já se havia tornado parte dela.

A sessão não acaba com o processo no chão. Sua oportunidade de integração está apenas começando. Esse é o momento de tirar proveito da nova situação para poder depurar os movimentos, livrando-os das excrescências parasíticas da tensão ineficaz. Esse é o momento abençoado da abertura incondicional, em que você pode começar desde o princípio a moldar de forma inteiramente nova seu estilo de se movimentar. A confusão causada pela perda da coordenação pode ser uma chance para cultivar modos mais prazerosos de utilizá-la, desde que você esteja disposto a não se apressar nesse estágio e a não antecipar os resultados conhecidos. Para que o momento da graça não seja só um episódio passageiro, mas para que você possa usufruí-lo continuamente, é preciso que invista algo de si mesmo – a sua própria observação consciente –, para o que não existe substituto.

Se estiver disposto a dedicar algum tempo a prestar atenção às novas mudanças, você pode usar essa informação para refinar sua caligrafia, suavizar o seu andar, achar o ritmo autêntico de sua movimentação, aumentar sua altura e promover uma distribuição proporcional do trabalho de todas as partes do seu corpo, deixando que se recuperem as que estão vulneráveis. Principalmente, será capaz de deixar a honestidade orgânica que vem de dentro expressar a pessoa que você sempre quis ser.

Para intensificar ainda mais a integração da mudança, pode alternar intencionalmente entre perder e readquirir o que foi conquistado. Numa extensão mínima, mal perceptível a olho nu, com movimentos em miniatura, e uma lentidão que sabe como esperar, você avança e recua entre a nova e a velha pessoa que é, até que sua chave pessoal para o aprimoramento se torne clara. Por exemplo, no final de uma sessão você está em pé, plenamente confortável, com a caixa torácica expandida e respirando amplamente, a cabeça no alto dando a sensação de que está no comando de sua vida, seu peso dando-lhe a impressão de ser sua fonte de energia. Você se gosta assim. Nessa nova postura, então, tente se lembrar de como ficava normalmente em pé. Tente se imaginar telefonando, dirigindo ou andando, quando está com pressa para cumprir todos os seus afazeres. Apenas em sua imaginação, agora, pode distinguir claramente a multa que paga, com o seu bem-estar, para estar envolvido na vida civilizada. Preste atenção ao que começa a se alterar, onde você perde fisicamente o que ganhou na sessão, em termos de sua maneira de ficar em pé, e em sua atitude mental. Basta uma indicação da perda. Volte novamente, com a totalidade do seu ser, ao modo de organização e à sensação que o preenchia ao final da sessão. Continue assim, indo e vindo, e pratique trazer-se de volta até o melhor de si mesmo, em todas as situações.

O contraste que é enfatizado entre o estado ideal e seus modos cotidianos pode despertar a sua consciência para o que lhe acontece quando está com as pessoas. Por exemplo, se chegou a um estado de bem-estar ao final de uma sessão de Feldenkrais, evoque a imagem de um confronto com uma pessoa de sua vida. Pode ser que você perceba, então, pela primeira vez, o que faz consigo mesmo quando está na presença dela. Você se solta e respira mais profundamente, ou aperta a garganta, endurece o rosto, prende os ombros, o estômago, as pernas, ou tudo junto ao mesmo tempo? Experimente mudar a imagem para outra pessoa e, provavelmente, irá descobrir como se organiza diferentemente para cada uma. No seu tempo, volte a lembrar do modelo positivo a que chegou no final da sessão. Em sua imaginação, você pode brincar com vários graus de segurança, alterando a distância em que cada uma das pessoas deve permanecer para que sua serenidade não seja perturbada. Você pode convidar a pessoa a gradualmente se aproximar, ou afastar, treinando-se para manter intacto o seu bem-estar. Finalmente, procure a imagem de uma pessoa solidária que lhe permite mudar e a aceita como é agora.

Esse exercício foi desenvolvido por Ron Kurtz, fundador do Método Hakomi, que reconheceu o valor do método de Feldenkrais e soube como usar o final de uma sessão como ponto de partida para cultivar uma linguagem corporal consistente com a liberdade psicológica.

3

Terapia Familiar para a Comunidade das Vértebras

Flexibilidade uniforme ou flexibilidade discriminativa

Imagine que você tem de assinar seu nome com uma caneta e que ela é feita de articulações, algumas ligadas com mais força, enquanto outras são maleáveis e soltas. De que maneira você controlaria a sua escrita? Que espécie de assinatura conseguiria produzir? E o que aconteceria com a própria caneta, nas suas partes macias e maleáveis, que são as únicas articulações que cedem a pressões e se mexem repetidamente no mesmo ponto?

Essa é uma situação análoga à da coluna. Assim que você se dá conta do duplo padrão da coluna, com sua flexibilidade inconsistente em diversos níveis, começa a compreender a natureza do problema das costas. Alguma vez você já parou para pensar em como lida com a questão de carregar o peso de sua cabeça e sustentar em pé o peso sólido da cintura escapular, no alto de uma cadeia de vértebras que não funcionam com flexibilidade uniforme? Você consegue sentir como a coluna sustenta o peso de seu corpo, naquelas seções que estão apertadas umas contra as outras, e como a compressão de seu peso afeta as seções mais articuladas, que sustentam a pressão enquanto se flexionam?

Quais são as conseqüências dessa flexão que sempre ocorre da mesma maneira, que favorece a mesma direção lateral ou para dentro, no sentido do corpo, flexão que se forma a cada passo, em um mesmo padrão de curvatura? O que está envolvido em corrigir a postura segundo um alinhamento vertical, que lhe assegura uma redução na curvatura da região lombar, além de maior simetria entre os lados do corpo? Quais são as suas chances de produzir movimentos suaves que fluam com facilidade, sem medo de se machucar, quando boa parte das suas costas se comporta como um bloco sólido e só poucas partes flexíveis realizam a tarefa de se curvar, e até mesmo favorecem uma articulação específica?

Você tem consciência do modo como suas costas trabalham? Você sente qual é o seu canal específico de uso? Da mesma maneira como não existe no mundo inteiro um outro rosto exatamente como o seu, também não existem outras costas estruturadas como as suas, nem que funcionem do mesmo jeito. Sua capacidade de prestar atenção à sua própria singularidade pode permitir uma melhora nos seus padrões habituais. Talvez você ainda esteja esperando que a salvação venha por meio de fórmulas convencionais emprestadas, mas não há nenhuma fórmula padrão capaz de se ajustar às mil e uma combinações complexas que sua vida criou exclusivamente para você. Mesmo uma qualidade tão desejável quanto a flexibilidade, quando examinada de perto, pode não ser a panacéia para os problemas das costas, como às vezes se presume.

O elemento fixo entre as partes flexíveis

Quem é considerado flexível? A pessoa que consegue passar no teste comum de flexionar o tronco até tocar o chão sem dobrar os joelhos? Mesmo que não consideremos o aspecto de um movimento imposto como esse teste, e, em vez disso, exploremos a qualidade da flexão em si, a questão continua a mesma: será que uma flexão frontal a partir da cintura e da virilha garante que na coluna inteira, até o nível das escápulas, ocorram a articulação e a diferenciação de cada vértebra, em relação às vizinhas?

O limite da flexão é dado pelos ossos e tecidos? Será que no programa do cérebro da pessoa está contida a opção de mover cada vértebra em separado, ou essa opção está negada em princípio, até mesmo na imaginação?

Será que curvar as costas para trás, e chegar na tão admirada postura da ponte, é um testemunho mais confiável de flexibilidade? Será que uma lordose lombar acentuada garante que também no alto da coluna as vértebras possam se movimentar e abrir espaço entre elas?

É comum admirar a flexibilidade da cintura, onde podemos ver o movimento esboçado no espaço, mas de fato quando a cintura está flexionada podemos não estar cientes de que a parte da coluna na altura das escápulas talvez esteja tracionada como um bloco único, toda fundida, desprovida de sua relativa articulação local.

Aparentemente, maior flexibilidade em uma área não indica a mesma qualidade no restante do corpo. De fato, o contrário pode ser mais verdadeiro. Uma flexibilidade localizada atesta que este organismo sempre usa a mesma seção para todas as flexões e torções, pois essa é a região em que é mais fácil se soltar e flexionar segundo seu próprio padrão. Ao mesmo tempo, o organismo evitará ativar as partes duras, inflexíveis. Quando a divisão do trabalho atinge um ponto de desequilíbrio, então a lógica orgânica, tão certamente quanto a lei da gravidade, irá novamente encontrar o canal de funcionamento menos resistente, e o desequilíbrio só receberá uma confirmação, estabelecendo-se em seu próprio padrão.

Deveremos então concluir que uma excessiva flexibilidade nas zonas preferenciais é o que nos causa os danos, ou deveremos primeiro examinar a outra ponta dessa discriminação, na divisão do trabalho, observando a rigidez das escápulas?

Ondulação lateral da caixa torácica na água

Será que o contorno arredondado do alto das costas, na junção da coluna com as escápulas, é uma região rígida por causa de sua estrutura? Terá sido sempre assim?

Uma rápida olhada no funcionamento humano, do ponto de vista da evolução, lança um pouco de luz sobre o que se pode esperar da estrutura das costas. Deixe sua imaginação voltar vários milhões de anos, à aurora da vida neste planeta, antes que os humanos começassem a inventar modos de funcionamento que talvez não fossem intenção da Criação. Possivelmente, a mais remota dessas invenções foi a descoberta que o homem fez de que poderia ficar em pé sobre as pernas, liberando, assim, os braços para uma variedade de novas funções. Com isso, ele obteve não só maior controle sobre suas condições de vida, mas também mais alento para sua criatividade.

Qual era então, no despertar da evolução, no plano original, a função da área das escápulas, nas águas oceânicas? Desperte, no íntimo de seu corpo, a memória daquele nado primal, que ia para a frente com as nadadeiras, em suave ondulação no movimento contínuo de lado a lado que o impelia na água, enquanto você nadava com a barriga voltada para o centro da Terra.

Em virtude do movimento ondulatório lateral, o leque das costelas se abria e fechava, alternadamente, e o movimento serpenteante de lado a lado movimentava a coluna em ondas sinuosas, que se transmitiam ao longo de toda a sua extensão, atingindo vértebra por vértebra, num movimento arredondado de varredura. Nesse movimento serpenteante, as vértebras eram acionadas numa flexão plana lateral. Enquanto um lado se expandia e abria, o outro se contraía e fechava. Hoje em dia, não usamos muito esse movimento na nossa vida civilizada. Também as costelas, projetadas originalmente para alternar e abrir cada um de seus leques de um lado de cada vez, não faz mais um uso pleno de seu potencial quando estão funcionando de maneira a ativar, agora, os dois lados simultaneamente. Da mesma forma, o movimento dos ombros que antes costumavam ser tracionados na direção da cabeça e para longe dela, pois a criatura estava se movendo na água, agora permanece sem muito uso em nossa vida.

A dança alternante da pressão sobre terra firme

Na fase em que a vida migrou para a terra firme, a coluna ficou suspensa como uma rede de dormir, apoiada em quatros patas flexíveis interagindo com a terra. Ao fluir de lado a lado foi acrescida a dimensão de um movimento ondulatório à frente com todas as suas várias modulações de dobras para a frente e para trás. As vértebras das costas em posição horizontal só estavam envolvidas na movimentação, não sendo mais convocadas a sustentar também a pressão do peso do corpo. Além disso, estavam livres da preocupação de equilibrar continuamente a postura ereta do alinhamento vertical.

Qual era a dinâmica da área das escápulas nas costas em posição horizontal, como nos quadrúpedes? Imagine qual era a experiência do alto de sua costas na época em que seus braços serviam de pernas dianteiras. Reviva cinestesicamente, em sua mente, o movimento cruzado do engatinhar, em que cada braço segue o

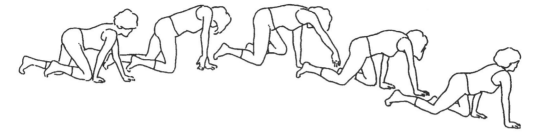

O pingue-pongue do engatinhar contralateral
A força que flui da pata traseira para a pata dianteira oposta e que, depois, recua desta para a pata traseira do mesmo lado, junto com esse fluir de trás para a frente através do esqueleto impelem o movimento adiante. A interação da mão com o chão sólido desperta a contrapressão da terra, que se transmite por meio do braço e da escápula até a coluna, e age revitalizando as vértebras torácicas superiores, a cada passo.

pé oposto. Visualize como ir com o pé direito para a frente ativa, depois de um breve intervalo, a extensão do braço esquerdo e, ao pisar com o esquerdo, como isso prepara o braço direito para o próximo passo. Sintonize-se com o ritmo desse padrão fundamental de locomoção. Você poderia detectar os ecos desse movimento em suas escápulas enquanto anda? Você consegue imaginar as vezes intermináveis em que as escápulas costumavam deslizar sobre as costelas, pressionando a coluna nessa dança alternante? Consegue imaginar qual era a sensação das vértebras do alto das costas enquanto recebiam essa suave fricção, interminavelmente repetida, a cada passada?

A pata dianteira pressiona o chão sólido, produzindo uma contrapressão que endireita o cotovelo, passa pelo braço, chega ao ombro e atinge a junção do alto das costas, onde empurra as vértebras uma a uma e, assim, promove o movimento ondulatório à frente, ao mesmo tempo que revigora e desperta o organismo inteiro. Imagine esse fenômeno de ser passivo enquanto a contrapressão de sua pata dianteira pisando no chão flui através de seu organismo, impelindo suas costas suavemente, de uma maneira que nenhum movimento seu proposital no espaço conseguiria produzir. Essa própria pressão da escápula sobre a parte superior das costas estimula nas vértebras um discreto recuo para trás, que é transmitido pela coluna até a perna traseira oposta. Esta usa essa pressão como impulso para, novamente, impelir o corpo para a frente, movendo-o pelo chão, passo a passo.

Escápulas, armazém de emoções não-expressas

Esse jogo todo das pressões do braço e da escápula interagindo com a coluna, esse deslocamento em pingue-pongue do peso corporal, das patas dianteiras para as traseiras e de volta para as dianteiras hoje está perdido para nós. Precisamos produzir passos num corpo que não tem mais a base segura e estável dos quatros apoios. Não contamos mais com o delicado movimento de recuo para trás. Resta-nos gerar nosso movimento para a frente recorrendo às nossas próprias forças, sem o benefício da rítmica pulsação frente-trás que caracteriza andar de quatro.

As escápulas que, de acordo com o "plano principal" participavam das passadas dos quadrúpedes com total mobilidade, ainda são instadas a participar mas, quando os braços se encontram suspensos no ar, como na postura bípede, as escápulas conservam não mais do que débeis vestígios de sua função original de interagir com o chão. Por essa razão, resta-lhes servir de armazém para tensões acumuladas por sua estéril prontidão para agir. Seu estado imobilizado serve de lata de lixo para todas as emoções às quais não se tem acesso. Escápulas que se esqueceram há muito tempo de como lidar com variedades de situações conservarão uma expressão de defensividade ou fingimento. Podem conter a apreensão de explodir de raiva, ou ocultar os queixumes da pessoa diante de suas incumbências na vida. As escápulas, então, tornam-se o arquivo das lutas de cada pessoa.

A reação instintiva perante a ameaça

Inicialmente, as costas foram projetadas para que, nos momentos de perigo, pudessem se enrolar como um ouriço. Essas posições "enroladas" colocam a estrutura mais forte do corpo, a coluna, em condição de se proteger de golpes, enfrentando o mundo ao mesmo tempo que esconde as partes moles e vulneráveis – como a garganta e o ventre – que contêm os processos vitais do organismo. Temendo ferir a própria cabeça numa queda, ou de ser vítima de um ataque violento, toda criatura se enrola dessa forma, obedecendo a um profundo e básico instinto de defesa passiva para poder sofrer o menor dano possível.

Essa propensão também está impressa em nosso comportamento humano. Sem nos darmos conta disso, reagimos a cada dor e a cada lesão enrolando-nos sobre nós mesmos com a intenção de nos voltarmos para dentro, numa contração que parte da periferia do organismo em direção ao seu centro. Nos quadrúpedes, as partes vulneráveis já estão ocultas do mundo circundante e as costas podem facilmente completar o movimento de enrolar-se, fixando-se numa posição de defesa. Hábeis em movimentar-se, as costas do animal podem, com a mesma facilidade, recuperar sua forma estendida, despreocupada, assim que o perigo passa. Os últimos resquícios de medo e tensão são eliminados com a própria movimentação das quatro patas.

Defesa distorcida

Como as costas do ser humano, em postura bípede, realmente lidam com esse reflexo de ameaça? Onde ocorre o movimento de recuar e enrolar? Quando a região lombar (projetada originalmente com uma curvatura para dentro), recebe o sinal de emergência, ela acentua a curva na direção em que já está. Assim traz os ombros para trás e expõe o peito. Na postura ereta, a autodefesa enfrenta o meio ambiente com maior vulnerabilidade, tanto nas costas como na frente.

As costas do ser humano, ao serem mobilizadas pelo mecanismo de emergência, irão reagir dessa mesma maneira em situações menos severas que qualquer ameaça à sobrevivência. A região lombar tende a aprofundar sua curvatura quando enfrenta os desafios e estresses diários que a vida civilizada representa. As ameaças da vida civilizada não vêm de direções inesperadas do espaço; a maior parte dos desafios diários ataca os humanos de frente. A frente se torna tão dominante em nossa percepção do mundo que o peito pode assumir inteiramente para si a tarefa de proteção das costas. Nessa inversão de papéis, o peito se torna mais e mais rígido, e é impelido para fora, numa afirmação ostensiva de sua capacidade de enfrentar todos os perigos que se escondem no caminho humano. Por outro lado, a região lombar, destituída de seu papel original, torna-se cada vez mais fraca com a erosão das vértebras comprimidas numa lordose lombar acentuada, e a lembrança de sua função protetora original se desfaz, inclusive no plano da imaginação.

A postura arredondada, defensiva, como a de um ouriço, na parte posterior de uma criatura bípede, só pode ser executada na altura das escápulas. As costelas superiores, nas costas, também se oferecem para se arredondar a cada ameaça e formar uma corcova todas as vezes em que houver a sensação de impotência e de frustração. Desprovidas de sua plena expressão, como ocorre no movimento de engatinhar, as escápulas e as costelas não têm nada que as leve de volta ao seu estado neutro e, com isso, ficam imobilizadas na postura recurvada defensiva.

O arredondamento das vértebras e das costelas correspondentes pode tornar-se solidificado nos ossos, se a necessidade de autodefesa for aguda e freqüente, em especial durante o período de crescimento. O registro de sentimentos penosos sobrepuja o contentamento de viver; a defensividade causa um impacto mais profundo e pode destruir a auto-organização corporal. Dessa forma, os seres humanos civilizados tendem a ter as costas deformadas, com a metade superior imobilizada numa autodefesa, formando uma curva, e a metade inferior, exausta, formando uma curvatura côncava e comprimida de falsa defesa.

Costas que estão incessantemente envolvidas no padrão da autodefesa não são mais capazes de oferecer proteção: músculos cronicamente sobrecarregados – a ponto de se tornarem cheios de nós, como cordões, sempre doloridos, não são mais capazes de se contrair e alongar e, portanto, deixam de ser eficazes. O próprio fato de as costas estarem aprisionadas em seu padrão de autodefesa pode ser a fonte de seus problemas. Trocar simplesmente um padrão por outro não proporciona a reabilitação da capacidade original que as costas têm de se manobrar para a defesa, nem lhes dá a capacidade de se soltar quando não há mais necessidade de defesa. Para poder reabilitar a reação inteligente e acurada das costas à vida, o organismo precisa movimentar-se de uma maneira cujos efeitos sejam equivalentes ao engatinhar, ou ao andar de quatro como os animais, ou àqueles movimentos que as pessoas das culturas primitivas realizam em seu ambiente natural. Para livrar as costas da postura sobrecarregada pela tensão é preciso recordar-lhes como ativar toda a gama de suas possibilidades, inclusive a capacidade de voltarem renovadas, após cada situação, ao estado de graça de uma postura neutra.

Pescoço e costas: vítimas da convexidade preguiçosa

As pessoas sabem onde sentem dor, mas podem não saber onde está a perturbação que a causa. O distúrbio que impede uma plena movimentação das costas não necessariamente está localizado na mesma área em que a dor é registrada. As vértebras mais rígidas, relutantes em se mover seja de que modo for, são geralmente as do alto das costas, em torno da junção das escápulas com a coluna. Como nessa área as vértebras são grandes e fortes e mantidas em seu lugar pelas costelas, além de protegidas por todos os tendões e ligamentos que as mantêm juntas, como se estivessem engessadas, elas podem permanecer em sua convexidade imobilizada, sem despertar protestos, sem causar dor.

A penalidade será paga pelas áreas em que as vértebras são mais propensas a se mover. A disponibilidade a ser maleável leva a uma excessiva vulnerabilidade e a um grande desequilíbrio. As duas cadeias de vértebras na curvatura lombar e na curvatura cervical – cuja movimentação não é limitada pela ligação com as costelas – são as vítimas da curvatura rígida e preguiçosa que existe entre elas. Diligentes que são, assumem para si a transferência da marcha quadrúpede para a bípede, servindo como fiel giroscópio que incessantemente está se esforçando para manter o alinhamento vertical da cabeça com a pelve; desempenham essa tarefa no máximo de sua possibilidade de extensão, mesmo que as vértebras torácicas não cooperem. Incumbem-se do esforço extra de compensar o que está faltando. A cintura e o pescoço terão de absorver o choque dos desajeitados movimentos que, na área rígida, foram rispidamente eliminados, ao mesmo tempo que continuam sustentando a compressão do peso da cabeça e do corpo.

O duplo padrão da coluna

Por um momento considere como é difícil a tarefa de operar as costas que têm diferentes padrões de comportamento. Algumas vértebras são constantemente convocadas a uma hiperatividade, comprimidas pelo peso do corpo, e forçadas a uma defensividade crônica em virtude do excesso de esforço; por outro lado, há vértebras coladas umas nas outras formando um bloco rígido, tornando-se cada vez mais imobilizadas em sua fixação, realizando todas as suas funções como uma só unidade, chegando até o ponto de ser difícil imaginar que alguma articulação isolada entre elas seja possível.

Entender o apego a esse hábito de usar repetidamente as costas dessa mesma maneira desigual pode dar uma pista para se decifrar seus problemas. Conseguir mobilizar movimentos variados e eficientes em costas assim, sem acumular mais tensões ou causar lesões, é uma missão que requer a mesma habilidade e sensibilidade de que se necessita para guiar garanhões com rédeas gastas, usando a definição que os sábios da antiga China davam para habilidade.

Você consegue sentir, no corpo único que é o seu, até que ponto suas costas se comportam segundo esse padrão discriminador? Consegue localizar as vértebras que imediatamente entram em ação quando você se curva ou se levanta, ou levanta alguma coisa? Quando você anda, é a mesma região de suas costas que responde? Manter a cabeça levanta-

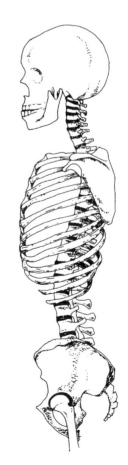

Como produzir um movimento de fluxo uniforme numa estrutura não-uniforme
Os três níveis desiguais da coluna: o segmento torácico, no centro, é construído pelas costelas e tende a manter fixa sua curvatura, ao passo que o pescoço e a região lombar, nas extremidades, estão mais livres para se mover e, por isso, são áreas propensas a sofrer uma forte compressão nos pontos de transição entre os diversos segmentos da coluna. Os pontos de transição entre pescoço e costas, e entre costas e região lombar, podem criar um excesso de proteção impedindo a onda do movimento durante o caminhar.

da, ao dirigir, para manter totalmente o controle da situação, cria pressão sempre no mesmo ponto do seu pescoço? Você sabe quais são as partes vulneráveis de suas costas?

Você está consciente também das outras vértebras que não funcionam? Consegue identificar as áreas de suas costas que não se movimentam e sentir o quanto estão rígidas? Reconhece as partes preguiçosas, que conseguem manter sua imobilidade porque as áreas vizinhas são forçadas a fazer jornada extra? Você consegue saber o que não está fazendo?

A coluna entre o comando e a execução

- Se você estiver interessado em fazer uma viagem interna para se descobrir e observar cada parte de suas costas, do ponto de vista de sua totalidade, sente-se confortavelmente e deixe que sua respiração o tranqüilize. Comece a viagem visualizando sua cabeça. Imagine que seu crânio é uma caixa hermeticamente fechada, que guarda os mais sofisticados tecidos da vida orgânica, seu cérebro. Você consegue localizar as diferentes áreas em que o cérebro existe?

- Quando estiver pronto, transfira sua atenção para a pelve. Visualize o grande osso pélvico como uma larga tigela que contém os órgãos que constantemente geram os processos vitais do metabolismo e do sexo. Identifique uma sensação que testemunhe esse processo interno.

- Sinta como essas duas esferas estão coligadas pela coluna flexível, constituída por muitas juntas, transmitindo e recebendo mensagens entre ambas. A cabeça está equipada com os órgãos dos sentidos que recebem informações do meio ambiente e processam-nas para tomar decisões que são executadas pela pelve. Esta é a central geradora da força: de sua posição central, no alto, pode facilmente manobrar cada parte do corpo.

- A coluna flexível, com seu funcionamento de múltiplos propósitos, serve ao movimento intencional enquanto sustenta a massa corporal, e também ao movimento não intencional de devolver o corpo à posição ereta depois de qualquer outro posicionamento. Dessa maneira, a coluna transmite mensagens em dois sentidos, entre a cabeça e a pelve – entre os pólos de comando e de execução, entre a execução e o *feedback* – dando apoio ao diálogo entre o organismo e a realidade do ambiente, em incessante mudança.

- Direcione sua atenção e visualize sua coluna inteira. Você consegue discernir os vários graus de flexibilidade e sentir diferenças em sua prontidão para se movimentar? Onde se localizam as vértebras mais petrificadas? Se prestar atenção à parte posterior de sua pelve conseguirá visualizar as vértebras que estão permanentemente ligadas ao osso pélvico. Essa é a parte do chicote mais estreitamente fundida ao cabo.

- Você tem sensações relacionadas à natureza de sua cauda, como seu tamanho e a direção em que aponta? Consegue imaginar um tempo muito antigo em que tinha uma cauda comprida que o ajudava você ativamente a se impelir adiante? Conseque imaginar como era muito mais fácil para a coluna toda ondular e ir para a frente quando a cauda conduzia o movimento, detrás, com sua trajetória em oito, oferecendo assim, à coluna inteira, também seu comprimento e peso? Há muito tempo a evolução eliminou de seu catálogo de movimentos essas partes da coluna na pelve e a cauda. O que continua com mobilidade é a ligação entre as duas esferas, a cabeça e a pelve.

As vértebras sustentadas pelas costelas

) Para melhor discernir as vértebras menos móveis, comece a demarcar uma terceira esfera em sua anatomia, aquela que contém as costelas. Pendurada como uma bolha no meio da coluna, está desligada da cabeça e da pelve. Não é uma esfera selada como a cabeça, nem de sólida formação óssea como a pelve, mas, não obstante, é uma caixa feita de ossos destinados a proteger o sistema respiratório e o coração que bate lá dentro.

) Pela sensação você consegue identificar aquela parte da coluna que acompanha por dentro a caixa torácica? Dedique um momento a demarcar mentalmente suas bordas superior e inferior. Essas vértebras, ramificando-se a partir das costelas, têm uma movimentação mais limitada e podem se comportar como um bloco único. Essas são vértebras que talvez não consigam se mover sozinhas e se articular em separado agora, como podiam antigamente, quando executavam a ondulação lateral característica de todas as criaturas vivas na aurora da Criação. Elas podem não se lembrar de responder generosamente, nem mesmo à respiração. Esta região pode estar tão imobilizada que talvez até lhe dê a sensação de que sua personalidade também está imobilizada.

Flexibilidade e vulnerabilidade

) Finalmente, busque as vértebras que estão não ligadas a ossos, as que conseguem realizar uma flexão ou giro. Concentre-se na cadeia de vértebras da região lombar, desde o osso pélvico até a caixa torácica. Qual o alinhamento que essa cadeia está seguindo? O que essas vértebras podem fazer? Que carga de expectativa e apreensões você carrega aqui?

) Quando estiver pronto, passe para a segunda cadeia, entre o alto da caixa torácica e a cabeça, e sinta as vértebras de seu pescoço. Qual o caminho que elas seguem? Onde está seu eixo de flexão excessivamente usado?

) Tente sentir, simultaneamente, as cadeias tanto das vértebras lombares como as das cervicais e registre sua flexibilidade. Elas são as únicas vértebras de toda a região das costas capazes de se articular com facilidade. É essa flexibilidade que as torna mais vulneráveis, sobrecarregadas e irritadas. Enquanto o meio da coluna, junto com a caixa torácica, é mantido fixo no lugar, a tarefa de mobilizar o corpo recai sobre as únicas vértebras que ainda se lembram de como se mexer: as das extremidades lombar e cervical.

Será portanto o caso de concluir que devemos parar de usar os remanescentes de movimento que recaem sobre as áreas flexíveis hipersensíveis, a fim de protegê-las de mais danos? A impressão é a de que algumas pessoas fazem justamente isso. Evitam movimentos extra e tomam cuidado para manter num nível mínimo as ações da região lombar e do pescoço, de tal sorte que o tronco inteiro se comporta como uma só unidade rígida. Elas recolhem coisas do chão dobrando só os joelhos, com as costas retas, e, para se virar de lado, giram o tronco todo sem a menor rotação do pescoço. Enquanto não reabilitarem o movimento proposital harmonioso, seus cuidados são realmente necessários. A vida civilizada torna-lhes impossível escapar de um grau tão reduzido de mobilidade. Isso funciona até um dia em que são convocadas a agir além do seu âmbito habitual de movimentação. Então, se a ação for acompanhada também por alguma carga emocional, sua região lombar costumeiramente inativa se estressa muito mais. Presas do desespero, só o que essas pessoas querem é que a dor pare; elas não percebem que é uma questão de reeducar a integridade funcional do sistema todo.

A abordagem integrativa

Uma das maneiras de reabilitar suas costas tão cansadas na região lombar e de aliviar o incômodo do pescoço é ver esses segmentos no contexto da atividade das costas como um todo. Pergunte a si mesmo o que pode ser feito para mudar a divisão do trabalho. Tire a atenção da região lombar irritada e procure uma forma de inverter o processo de fixação na caixa torácica. O alívio da carga extra sobre as vértebras sensíveis e flexíveis nas extremidades virá espontaneamente quando as vértebras fixas, no centro da coluna, tornarem-se mais propensas à participação nos movimentos.

Essa é uma abordagem integral – terapia familiar para toda a comunidade da coluna – que almeja ajudar os elementos rígidos a se soltarem para que os doloridos e sensíveis possam deixar de ser as vítimas e comecem a ser o que, por sua natureza, foram projetados para ser.

De que modo você pode tomar consciência das vértebras enrijecidas e sentir o quão rígidas elas realmente estão? Como conseguirá convencê-las a se adaptar a um modo diferente de organização, à permissão para revitalizar a coluna pela mobilidade, talvez até aceitando tudo isso com prazer?

Um exemplo disso pode ser o movimento do tronco quando você dirige em marcha à ré, pois tem de ver o que está acontecendo atrás, olhando por cima do ombro. Esse ato é realizado basicamente por seu pescoço, exigindo dele um esforço que beira a dor. Como estão as suas demais vértebras e os ombros: rígidos? Criam uma unidade só que continua virada para a frente? Se, além disso, você prende a respiração e está determinado a não desencostar do banco, então virar a cabeça para ver o que está atrás será um movimento difícil e doloroso.

Se o esforço de girar se concentra nas vértebras cervicais macias e flexíveis, forçadas a virar o pescoço contra a fricção do torso, então nesse confronto entre tronco e pescoço, a fricção sempre agrava as mesmas vértebras que realizam todo o trabalho, aquelas mesmas articulações doloridas da curvatura do pescoço.

Tentar girar as costas quando a pelve está inteiramente assentada no banco e não coopera com o giro exige maior participação das vértebras lombares também. A pelve não toma parte do giro, não porque seja incapaz de se mover ou de mudar de posição, mas porque essa idéia simplesmente não lhe ocorre. Num clima de mobilidade precária, você começa a pensar em termos estáticos. A pelve acostumada a ficar grudada no assento de uma cadeira começa a criar dependência de ficar sentada. Uma pelve que tenha ficado mal-acostumada aos confortos de uma cadeira, privada do desafio de erguer o peso do corpo que estava sentado no chão, também achará difícil erguer-se da posição mais alta na cadeira. A lógica orgânica tende a eliminar de seu catálogo de movimentos aqueles modos de funcionamento que não estão mais em uso, e o sistema inteiro fica empobrecido, não só nessa função, mas também em sua capacidade em dar início a essa função.

Distribuição funcional do trabalho: submarino e periscópio

Imagine que, ao dirigir em marcha à ré, você consegue distribuir de outra maneira o trabalho e desenvolve essa função em ordem inversa. Deixe primeiro a pelve, grande e forte, iniciar o movimento, mudando a base do seu sentar e, com isso, produza a maior parte do ato de virar. Quando a totalidade das costas participa da rotação, a área lombar não sofre uma compressão exagerada. Quando as vértebras do alto das costas, na altura das escápulas, desistem de continuar recostadas no banco e permitem um pouco de soltura entre as articulações, a onda do movimento de torção iniciado pela pelve poderá fluir até em cima, agora com o auxílio das costelas que se prontificam a abrir como leques, em oposição a outra. Os ombros também podem desistir de seu alinhamento para a frente, e mover-se separadamente, um para diante e outro para trás, encontrando na espiral seu nível mais apropriado. Com isso, o pescoço fica livre para se posicionar no seu posto de observação, sem ser sobrecarregado por um esforço extra. Segundo esse método de organização, o pescoço só tem de completar o giro na direção necessária, encontrando o ponto exato em que os olhos ficam livres para esquadrinhar suavemente o horizonte, inclusive sem as limitações da própria direção do rosto.

Essa dinâmica parece ser a intenção da natureza quando projetou a estrutura magnificamente complexa das vértebras. Foi-nos dada uma pelve, estável e larga, facilmente capaz de manobrar o corpo a partir de qualquer postura. O menor deslocamento pélvico é suficiente para sinalizar a toda a coluna como direcionar a cabeça, que é o periscópio dos sentidos, de modo a que as costas executem a maior parte do trabalho preparatório e o esboço do giro, enquanto o pescoço só permanece com o delicado e refinado ofício de finalmente posicionar os sensores visuais e olfativos sobre o alvo.

O sofrimento do organismo pode ser visto como conseqüência de se ignorarem as intenções da natureza, e como a penalidade por se utilizar o corpo de maneira canhestra, com desperdícios. Uma cultura de cadeiras engendra rigidez no alto das costas e quadris sedados e preguiçosos; com isso, a cintura fica frustrada e dolorida ao realizar as tarefas da mobilização sem a cooperação do alto das costas ou da pelve. O pescoço, preso na tensão crônica gerada por um trabalho físico intenso, inadequado à sua estrutura – a saber, mover a cabeça sem a ajuda do tronco –, perde a delicadeza e o refinamento da precisão de que precisa para servir aos órgãos dos sentidos. Não espanta que, com essa distorção, o pescoço não só reaja a cada movimento com relutância, como os sentidos aos quais deveria servir – visão, audição, paladar e olfato – tornem-se embotados e, com o tempo, acabem se deteriorando.

Resgatando a sabedoria interior

O que você pode fazer quando está sentado em seu carro e quer andar de ré, para que o modo benéfico de se organizar seja posto prazerosamente em ação, num clima de graça, com uma respiração equilibrada e ininterrupta? Qual é a maneira mais fácil de agir não por uma questão de disciplina, tentando lembrar o que lhe disseram que era certo, com imposições artificiais, mas, sim, confiando na sabedoria interior de seu organismo, que sabe como encontrar soluções, a cada momento? O processo da cura não é só uma questão de mudar, de alguma forma, as proporções do trabalho realizado pelas vértebras. Curar consiste em reabilitar aquela inteligência primordial para os movimentos que, em cada situação, sabe como encontrar a maneira eficiente e elegante de lidar com a realidade: a sabedoria interior sem a qual nenhum organismo conseguiria sobreviver.

Existe um processo clássico de Feldenkrais que demonstra como esse método funciona. O expediente que Feldenkrais usa para esse processo é a função de girar o tronco para enxergar por cima do ombro. Esse movimento do corpo girando sobre seu próprio eixo é uma habilidade característica do bípede humano, não porque ele a empregue quando dirige em marcha à ré, mas porque ele fica em pé ereto. Quando os quadrúpedes olham por sobre seus ombros, ou correm atrás do próprio rabo, estão realizando um movimento lateral e não um movimento em torno de seu próprio eixo longitudinal.

Como o movimento em torno do eixo vertical é uma habilidade especificamente humana, algumas seitas religiosas a consideram uma maneira de alcançar o desenvolvimento espiritual, como no famoso giro dos Dervixes Rodopiantes.

O progresso dessa função exclusivamente humana também projetará significativamente os princípios da aprendizagem humana, como se poderá verificar na descrição completa do processo no Capítulo 2, na seção intitulada "Mudança: a dinâmica do progresso".

Integrando função, estrutura e estado mental

O processo com o cobertor enrolado, que é apresentado a seguir, é um poderoso recurso para uma nova divisão do trabalho realizado pelo organismo em diferentes níveis. O processo de rolar integra o seu acordo com a gravidade, remodela sua estrutura em um alinhamento mais ereto, facilita sua entrega às rítmicas vibrações que emergem da onda primal da pulsação da vida. A nova organização corporal permite-lhe acreditar que você está sendo amado.

Essa é uma das invenções do dr. Feldenkrais, brilhante em sua profunda simplicidade, usada nas aulas particulares de Integração Funcional. Descobri uma maneira de guiar grupos para que as pessoas ofereçam a si mesmas esse precioso cuidado, e sempre fico admirada com o poderoso efeito que é produzido por esse recurso do rolo de cobertor. Aliás, foi esse processo que me motivou a escrever este livro e a transmitir essa informação. Em meus *workshops,* quando chego ao processo do cobertor enrolado, digo aos participantes que esse é o presente que levarão para casa. O cobertor enrolado pode ser um amigo fiel que oferece conforto a costas cansadas, aliviando sua dor, e conduzindo-as suavemente para que cheguem, sem esforço, a um alinhamento mais ereto, organicamente ancorado numa mudança das proporções na distribuição do trabalho.

O Rolo Mágico

Estágio preparatório: a vibração da onda primal

- Para passar pelo processo, você só precisa de um único cobertor (feito de lã ou de outro tecido com textura semelhante), de um espaço no chão, e de boa vontade para ser delicado consigo mesmo. Na primeira vez, talvez precise de duas a três horas para aprender todo o processo. Posteriormente, você pode atingir o mesmo estágio de melhoria em poucos minutos.

- Vá para o chão; deite-se de costas, com as pernas estendidas. Se for difícil ficar assim por causa de suas costas, é melhor dobrar os joelhos e apoiar os pés no chão, ou colocar um travesseiro debaixo dos joelhos.

- Durante alguns minutos, preste atenção ao modo como seu corpo entra em contato com o chão. Mentalmente passe por todas as partes do seu corpo, localizando os pontos em que a pressão é maior. Imagine seu corpo inteiro como uma estrutura apoiada em algumas estacas de sustentação, enquanto todo o resto de você fica mantido longe do chão. Sinta a tensão do trabalho investido para impedir que o peso do corpo ceda e encoste no chão.

- Estenda as pernas, mantendo-as juntas, sem pressionar uma contra a outra. Muito devagar, comece a flexionar os pés, apontando os dedos para a sua cabeça. Os calcanhares afundam no chão e os tornozelos fazem um ângulo reto. Solte os pés e deixe que voltem à sua posição original, ainda encostando um no outro. Repita esse movimento lentamente, várias vezes.

- Coordene o movimento com a sua respiração, de modo a inspirar toda vez que você flexionar os tornozelos. Enquanto o ar sai dos pulmões deixe que a expiração guie o seu corpo de volta à sua posição habitual. Tome consciência de como o movimento dos tornozelos afeta seu corpo todo. Observe como a cada flexão dos tornozelos, cada vez mais, seu corpo todo é empurrado na direção da cabeça e fica mais achatado no chão.

- Toda vez que você libera os tornozelos do esforço de mantê-los flexionados, e eles voltam à sua posição natural, o corpo todo também retorna à sua maneira habitual de deitar na qual, possivelmente, existe uma distância maior entre o chão e a região lombar das costas. Realize lentamente os movimentos, prolongando-os durante vários momentos. Avalie a contribuição dos tornozelos para a sua postura, quando eles estão flexionados da maneira como foram projetados para ficar, na verdadeira postura ereta.

- Pare tudo e descanse. Deixe os pés se afastarem, mantendo uma distância confortável entre eles, e preste atenção às mudanças do seu contato com o chão.

◗ Mantendo os pés afastados um do outro, de forma a permanecerem confortáveis, repita o mesmo movimento de flexionar os tornozelos até o ângulo reto e, depois, solte os dois. Flexione e solte, várias vezes alternadamente, mas, desta vez, realize os movimentos em ritmo rápido e regular. Crie um leve movimento de aceno com os pés, num discreto desvio de seu ângulo usual, levando os dedos para cima, na direção da cabeça e depois novamente para baixo. Deixe que o movimento dos tornozelos faça todo o trabalho, enquanto o restante do corpo responde passivamente. Esse não é mais um movimento lento e calculado, que possa ser interrompido em qualquer ponto. Os movimentos agora são rítmicos, vibratórios, executados em sua própria freqüência pessoal, semelhante ao ritmo que um bebê imprime ao seu corpo, para se embalar.

◗ Algumas pessoas precisam de mais tempo e prática antes de conseguirem se entregar ao balanço espontâneo. Você terá de se dispor a abdicar da mentalidade de controlar, para poder dar à sua sabedoria interior a chance de criar movimentos alternados num ritmo acelerado que para você seja adequado e confortável.

◗ Descubra o ritmo que exige menos investimento de força nos tornozelos, ritmo que arredonda as vibrações e as liga umas às outras, sem nenhuma ênfase especial. Solte o resto do corpo, convidando-o a desfrutar do embalo parecido com o do berço. Se o resto do corpo estiver livre para reagir de maneira passiva, então seu queixo também se movimentará para cima e para baixo, segundo o andamento do ritmo dos tornozelos. Você também poderá deixar os maxilares soltos, e sua boca ligeiramente aberta enquanto oscila.

◗ Pare tudo e descanse. Sinta, agora, as regiões de seu corpo que acharam uma maneira de se entregar mais plenamente ao chão.

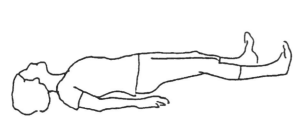

Aula de como ficar na postura ereta, deitado no chão
Flexionar os tornozelos sinaliza ao sistema nervoso para que organize o corpo da mesma maneira que o faz quando está em pé. A superfície plana do chão dá um feedback *acurado do alinhamento da postura.*

O rolo colocado num dos lados: uma aula de adaptabilidade

◗ Agora, você vai usar o rolo. Pegue o seu cobertor, dobre-o uma vez na largura e outra no comprimento, criando um retângulo com um quarto do tamanho original.

Enrole o retângulo no sentido do comprimento, formando um rolo apertado de mais ou menos 12 cm de diâmetro, cujo comprimento é o do retângulo (pelo menos um metro).

- Deite-se sobre o cobertor enrolado de tal maneira que o lado direito de seu corpo fique sobre o rolo, e o esquerdo, encostado no chão. Cuide para que toda a metade direita de sua pelve e a escápula direita estejam completamente em cima do rolo. Deixe sua cabeça rolar no chão, para a esquerda.

- Estenda totalmente as pernas. O pé direito pode ficar no chão, à direita do rolo. Observe a sensação de deitar nessa posição inclinada. Com olhos fechados, convide o peso de seu corpo a encontrar uma maneira de afundar e se entregar a essa posição com conforto, apesar de a superfície ser desigual.

- Imagine que você pode ser como um bebê todo solto, capaz de adormecer em qualquer posição. Solte-se, por dentro, e reduza sua resistência à superfície assimétrica para lentamente ser capaz de organizar-se conforme o modelo.

- Por um momento, tenha em mente o ritmo das oscilações. Aos poucos, deixe que os tornozelos criem um movimento real. Deixe seu corpo todo balançar para a frente e para trás, enquanto continua deitado inclinado sobre o rolo. Deixe que as vibrações encontrem o movimento mais suave possível de balanço, até você sentir que não está investindo nenhum esforço no movimento.

- Depois de algum tempo, pare o movimento e continue deitado, metade do corpo ainda sobre o rolo, metade no chão. Observe se agora essa posição parece um pouco menos estranha. Verifique se seu organismo aprendeu a se ajustar a essa condição distorcida.

- Role um pouco para a esquerda e remova o rolo. Novamente, espalhe o corpo todo no chão.

- Ouça as novas sensações. Observe a diferença entre um lado e o outro. Essa é uma oportunidade para apreciar como o organismo reage diferentemente daquele lado que recebeu o apoio do rolo, onde encheu os vazios e absorveu as saliências, comparado ao lado que ficou em contato com o chão duro.

- Faça o mesmo com o lado esquerdo.

Rolo ao longo da coluna: a linha média do engatinhar

- Deite com o seu eixo central sobre o rolo, ajustando todo o comprimento de sua coluna, desde o cóccix até o alto da cabeça. Permaneça dessa maneira por alguns instantes, saboreando a sensação que lhe oferece a linha média de suas costas. Localize aquelas vértebras que, dessa maneira, passam pela experiência de serem tocadas e receberem apoio, diversamente de sua condição usual.

- Comece a flexionar e estender alternadamente os tornozelos, desenvolvendo um movimento rítmico de balanço que se difunde por todo o corpo por suaves vibrações de ir e vir. Pare e sinta como o seu peito se abre, sobre o rolo, como os ombros estão mais caídos e é maior a capacidade de sua respiração.

- Dobre os joelhos e apóie os pés no chão, até as pernas ficarem perpendiculares ao solo. Devagar, deslize o quadril direito em volta do rolo, na direção do chão. Sinta como o peito acomoda essa diagonal criada pela inclinação da pelve. Deixe a cabeça virar um pouco para a esquerda, completando o movimento.

- Permaneça nessa postura um pouco, respirando nessa nova configuração. Diminua a resistência interna e verifique se você consegue se colocar ainda mais confortavelmente nessa posição. Lembre-se: o importante não é o movimento em si, mas sim como seu corpo reage a ele. Dedique alguns instantes a se ajustar a essa configuração. Se achar que o movimento é difícil, não há necessidade de deslizar o quadril todo até o chão. Deixe-se ir só até o ponto que lhe ofereça conforto.

- Para voltar à posição deitada sobre o rolo ao longo da coluna, você pode se ajudar firmando o pé direito delicadamente no chão. Repita esse movimento mais algumas vezes.

- Abaixe também o quadril esquerdo até o chão, algumas vezes.

- Deslize a pelve de um lado para o outro, virando a cabeça na direção oposta à do quadril que estiver afundando.

- Leve os braços acima da cabeça, formando uma linha contínua com o corpo estendido no chão, ou no ar, se eles não conseguirem tocar o chão. Deslize o quadril direito para a direita, como antes, com a cabeça voltada para a esquerda. Desta vez, flexione o cotovelo esquedo e arraste-o um pouco pelo chão, na direção dos pés, o tempo todo deixando que seus dedos fiquem voltados para cima, na direção de sua cabeça. Leve o braço direito ainda mais para cima em relação à sua cabeça, e sinta

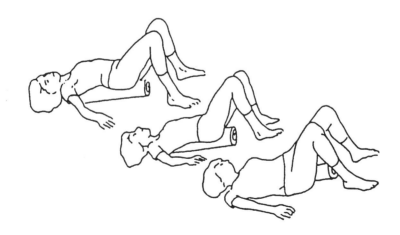

Rolo ao longo da coluna: revertendo sua história pessoal das costas
Deitar-se sobre um cobertor enrolado oferece a cada vértebra da coluna a rara experiência de fazer contato. Deslizar o tronco de um lado para o outro, sobre o rolo, treina a caixa torácica a soltar-se e faz o corpo todo ser capaz de desenhar um percurso diagonal, essencial para um caminhar livre. Quando tirar o rolo, talvez você se surpreenda com a sensação de alongamento de suas costas.

como o seu lado direito fica mais longo no sentido de seu comprimento, desde o quadril até a palma da mão, ao passo que seu lado esquerdo fica mais curto.

- Alternadamente, deslize de um lado para o outro, enquanto suas mãos e pés simulam um padrão cruzado diagonal (como no engatinhar) para andar, enquanto a coluna, ao mesmo tempo, passa por torções primeiro para a direita e depois para a esquerda, ao se apoiar por completo no suporte sensível e confiável do cobertor.

- Descanse sobre o rolo com as pernas estendidas e separadas confortavelmente.

- Novamente, flexione seus tornozelos com vibrações delicadas e rítmicas, várias vezes mais, com as mãos descansando confortavelmente no chão, ao lado do corpo.

- Deixe que tudo cesse e descanse. Observe sua capacidade para se sentir confortável agora, apesar do rolo embaixo de suas costas.

- Vire-se devagar sobre um dos lados, retire o rolo de baixo e mais uma vez deite-se completamente, direto no chão. Dê-se tempo para ouvir a nova experiência. Não existe necessidade de decifrar verbalmente a sensação estranha. Às vezes pode haver a sensação de que existe um túnel no chão. Talvez o cérebro não esteja acostumado com uma coluna que sabe como afundar no chão, quando a pessoa está completamente deitada. Agora que a coluna está mais perto do chão, ao cérebro parece que as costas, na realidade, estão saltando para fora. Daí a interpretação de que um sulco foi cavado no chão para acomodar a saliência. Dedique um tempo a saborear como pode ser enganadora a percepção subjetiva.

- Devagar levante-se e fique de pé. Desfrute a nova posição ereta que agora tornou-se-lhe possível. Dê alguns passos e reconheça sua capacidade independente de encontrar em seu íntimo a postura que, para você, é mais ideal.

Rolo na nuca: dando apoio ao seu molde próprio

- Deite com as costas totalmente encostadas no chão e, durante alguns momentos, sinta os focos de pressão de seu corpo contra o chão. Identifique precisamente as zonas que evitam o contato com o chão. Em especial, sinta a curva da nuca e localize a área que não encosta no chão de jeito nenhum. Visualize o desenho das vértebras da nuca. Sinta todas as sensações dessa parte.

- Dobre um cobertor comum no sentido da largura e uma vez no comprimento. Enrole-o a partir da face menor do retângulo, formando um rolo compacto com diâmetro aproximado de 12 cm.

- Deite-se de costas com o rolo dando apoio à nuca, pela largura. Dê-se tempo para ajustar a densidade do rolo à estrutura individual de sua nuca. Posicione o rolo de tal modo que a curvatura inteira da nuca esteja preenchida, desde os ombros até a curva do crânio. Nessa posição, seu rosto está paralelo ao teto e a parte detrás da cabeça deve estar ligeiramente levantada do chão. Confie em seu bom senso para ajustar o apoio até que ele lhe ofereça uma sensação de saturação.

- Considere a possibilidade de dormir assim, como realmente era hábito nas culturas antigas. Sinta como as vértebras de sua nuca, sobre o rolo, recebem o conforto de um apoio sensível que vai ao encontro de seu formato precisamente individual. O rolo lhe dá a chance de eliminar a tensão gerada pela posição da nuca suspensa no ar, como tantas vezes acontece quando dormimos num travesseiro que só dá apoio à sua cabeça.

- Com as pernas abertas e estendidas, convide seus pés a desenvolver oscilações rítmicas para a frente e para trás, até que cheguem a todas as partes de seu corpo. Toda vez que os pés estiverem flexionados na direção da cabeça, a coluna toda responde e é empurrada para cima, na direção da cabeça e, assim, ela é toda lançada para cima.

- Sinta como a nuca aumenta o âmbito de sua rotação sobre o rolo e aprecie a sensação de segurança que decorre de estar sendo apoiada por baixo.

- Dobre o joelho direito e coloque o pé todo no chão. Com a palma da mão direita sobre a testa, role lentamente a cabeça para a esquerda; permaneça aí um pouco, respirando nessa posição, e depois traga a cabeça de volta para o centro.

- Repita esse movimento várias vezes.

- Deixe que o pescoço fique passivo e convide sua mão para guiá-lo.

- Visualize como as vértebras da nuca alteram seu alinhamento e se rearranjam de acordo com o formato do rolo, conforme a cabeça gira para o lado.

- Fique com a cabeça voltada para a esquerda e, nessa posição, deixe os calcanhares oscilarem seu corpo com o movimento rítmico, para a frente e para trás.

- Observe como o lado esquerdo de seu pescoço está aprendendo a entregar todo o seu peso ao rolo, conforme ele vai respondendo aos movimentos. Continue com as oscilações por alguns momentos, cada vez mais de leve, com os menores movimentos que puder e que lembrem as vibrações espontâneas mais do que um árduo trabalho intencional. Traga a cabeça de volta para o centro, deslize a perna para o chão e descanse.

- Sinta a diferença entre os dois lados. Observe as sensações no lado que fez os movimentos enquanto recebia o apoio, e compare com o outro, que se movimentou sem apoio.

- Repita o mesmo padrão de movimentos, com o outro lado também.

- Continue um pouco mais criando oscilações com as duas pernas estendidas.

- Agora, dobre os joelhos e coloque os dois pés no chão. Lentamente vire os dois joelhos para a direita, um depois do outro, deixando que ambos afundem até o chão por obra do próprio peso. Estenda o joelho esquerdo para longe da cabeça. Sinta como a coluna inteira está sendo tracionada, até que as vértebras da nuca se tor-

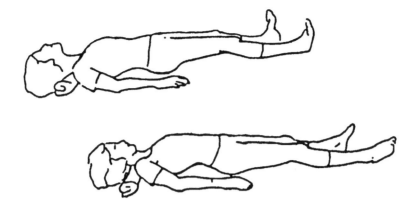

Rolo no arco da nuca: o apoio que ensina como deixar a tensão desaparecer

O pescoço, que geralmente se move sem parar no espaço, para ajustar o equilíbrio do corpo, pode agora ancorar-se em terra firme. A textura do rolo, que é firme o suficiente para servir de apoio confiável, e macio o bastante para se acomodar ao formato dessa área, agora o ensina a encontrar o alinhamento mais confortável. As delicadas vibrações que começam nos tornozelos ajustam todas as partes do corpo para que aceitem as mudanças no pescoço.

nem discretamente estendidas sobre o rolo. Respire, com conforto, nessa diagonal alongada.

- Quando estiver pronto, repita os mesmos movimentos do outro lado. Depois de alguns movimentos lentos de um lado para o outro, deixe-se descansar e respirar, sentindo cada configuração, com as pernas estendidas.

- Balance seu corpo um pouco, no sentido do eixo cabeça-artelhos, até que o movimento da pulsação comece a fluir suavemente e com maciez, ligando seu corpo inteiro numa resposta sem resistência.

- Deixe que o movimento cesse e depois descanse mais um pouco.

- Descubra uma maneira de retirar o rolo sem ativar o pescoço. Use, por exemplo, uma das mãos para levantar sua cabeça enquanto a outra puxa o rolo debaixo. Acompanhe com cuidado sua cabeça até que volte a encostar no chão e sinta a mudança no seu pescoço.

- Você sente que agora o seu pescoço está alinhado de uma maneira diferente, em relação à sua coluna? Entre na atmosfera de sossego que existe no pescoço agora, nesse seu novo alinhamento.

- Role até ficar de lado e suave e lentamente vá se levantando até ficar em pé. Observe a mudança de sua postura. Perceba se agora o pescoço está cedendo menos ao peso da cabeça, se não está mais tão comprimido como uma dobradiça permanentemente acionada. Repare se agora o pescoço está mais disponível a flutuar para cima e a encontrar para si uma linha mais consistente com a continuação da coluna, com os ângulos entre eles reduzidos. Observe ainda onde recai a projeção da base do crânio, em relação aos seus pés.

- Dê alguns passos, registrando agora o nível em que seus olhos encontram o mundo. Preste atenção no seu estado de ânimo, com a cabeça posicionada dessa nova maneira.

O rolo entre as escápulas: como erguer as costas

- Deite-se de costas. Durante alguns instantes, observe como seu corpo aos poucos vai se tornando passivo conforme se entrega à gravidade. Localize o foco da pressão no ponto em que suas escápulas se salientam contra o chão, primeiro uma, depois a outra. Registre a distância que há entre cada ombro e o chão.

- Prepare um rolo bem compacto a partir de um cobertor dobrado, com diâmetro de cerca de 12 cm e comprimento mínimo de 60 cm.

- Deite-se de costas sobre o rolo, que está colocado na altura das axilas, de modo que as bordas das duas escápulas estejam apoiadas, de um lado ao outro sobre o rolo. Posicione o rolo para que dê apoio à região mais saliente de suas costas.

- Se for difícil para você apoiar a cabeça no chão, use um travesseiro.

- Sinta a provocação que o rolo representa para a estrutura das suas costas. Reconheça a resistência interna a esse confronto direto com a parte mais rígida de sua coluna. Veja se é possível respirar nessa posição. Aos poucos convide o peito, as costelas e as costas a parar de resistir, entregar-se e deixar que seu peso encontre descanso sobre o rolo, mesmo que nesse arranjo incomum. Entre em contato com sua capacidade de se soltar, desde dentro, e de se reorganizar para obter maior conforto.

- Com as pernas estendidas, comece a gerar suaves movimentos de vibração. Dê permissão para que sua caixa torácica pare de se comportar como uma armadura rígida, solidificada. Imagine que cada costela consegue responder em separado às vibrações, reagindo de maneira individual.

- Dobre os dois joelhos e apóie os pés no chão. Vire os joelhos para a direita e deixe que afundem um pouco, depois vire-os para a esquerda. Dê um tempo para que a caixa torácica e a pelve se ajustem a esse alongamento diagonal, e descubra como descansar de maneira confortável, para que possa respirar amplamente nessa posição. Repita devagar, várias vezes.

- Novamente, gere vibrações com as pernas estendidas. Talvez neste estágio seu peito esteja mais preparado para parecer uma gelatina balançando.

- Cesse toda a movimentação, e sinta se sua resistência interior ao rolo diminuiu, se lhe é menos problemática do que no começo. Durante algum tempo aprecie a capacidade de seu organismo para ajustar sua organização interna às circunstâncias externas.

- Flexione os joelhos até que estejam em posição vertical, com os pés totalmente apoiados no chão. Entrelace os dedos atrás da cabeça e deixe que suas mãos cuidem do peso da cabeça, erguendo-a do chão. Levante-a um pouco, sem tensionar

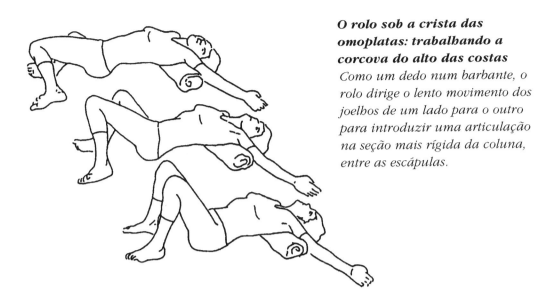

O rolo sob a crista das omoplatas: trabalhando a corcova do alto das costas

Como um dedo num barbante, o rolo dirige o lento movimento dos joelhos de um lado para o outro para introduzir uma articulação na seção mais rígida da coluna, entre as escápulas.

o estômago. Traga os cotovelos para a frente e deixe que seu estômago continue solto e sua respiração, fácil.

▸ Muito devagar, acomode cuidadosamente sua cabeça de volta no chão levando cada cotovelo para o seu respectivo lado. Repita esse movimento várias vezes. Veja como descer a cabeça convida a parte mais arredondada e rígida de suas costas a começar a se estender e endireitar para trás. Essa é uma ativação diferenciada de uma área específica que, na postura ereta, é muito difícil de eliciar intencionalmente.

▸ Levante a pelve ao mesmo tempo que a cabeça, e recoloque as duas partes no chão simultaneamente, bem devagar. Repita esse movimento várias vezes e lembre-se de não forçar a cabeça a se erguer ao máximo. O benefício desse movimento está na fase de voltar ao chão.

Alterando a estrutura mediante uma estimulação seletiva

Você ancora algumas vértebras no alto do rolo e manobra o restante do tronco em relação a elas. Como um animal que esfrega as costas no tronco de uma árvore, você consegue assim ativar essa parte da coluna que, quando está em pé, é o setor mais difícil de se alcançar.

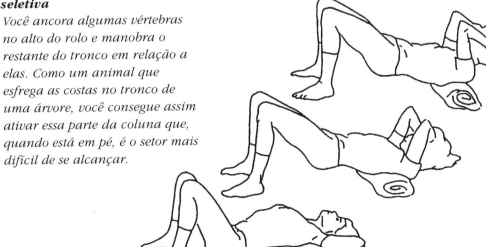

- Sustente a pelve e a cabeça apoiada nas mãos fora do chão, e organize-se de tal maneira que a borda de suas escápulas no ponto mais acentuado de sua saliência realmente esteja sobre o rolo. Nessa situação, encontre o equilíbrio que lhe permita permanecer um pouco nesta posição, respirando.

- Comece a esfregar as costas sobre o rolo, para a frente e para trás, num movimento ao longo do eixo cabeça-artelhos, paralelo ao chão. Os pés ancorados no chão colocam a oscilação em movimento. Imagine que você é um animal coçando as costas no tronco de uma árvore. Procure receber a massagem que o rolo está lhe oferecendo naquela área mais obstinada de suas costas, tão difícil de você mesmo alcançar com sua mão.

- Pare tudo, estenda as pernas e descanse.

- Se quiser, balance o corpo todo mais um pouco, com os tornozelos, flexionando e estendendo-os alternadamente, para completar a aceitação do desafio que o rolo representa. Descanse, e perceba se, agora, você tem mesmo mais facilidade para descansar dessa maneira, apesar do rolo embaixo de suas costas.

- Quando estiver pronto para explorar os resultados desse processo, role devagar para o lado e retire o rolo com a menor agitação possível. Novamente, deite-se de costas no chão e registre sua experiência. O que aconteceu com os pontos de pressão nos ombros? Como estão agora?

- Veja se pode interpretar esse achatamento de suas costas, tornando sua superfície mais uniforme, como ter conseguido convencer seu sistema nervoso a reverter as tensões crônicas que distorcem seu alinhamento.

- Sinta essa nova sensação nas costas como testemunho do fato de que há esperanças de alterar e melhorar a estrutura do corpo, sejam quais forem as suas condições particulares ou idade.

- Fique em pé, com essas costas novas que tem agora, e apresente-se a si mesmo. Com que idade você se sente agora? Reconheça a ausência de qualquer dificuldade para ficar em pé agora. Comece a andar e a sentir como sua história pessoal foi apagada de suas costas. Por um momento, contemple como pode beneficiar seu bem-estar se concordar em passar por esse processo mais freqüentemente.

O rolo sob a largura da pelve: reconciliando a lordose lombar

- Prepare um rolo compacto com um cobertor dobrado, com 15 cm de diâmetro e comprimento mínimo de 60 cm.

- Deite-se de costas. Localize as áreas da região lombar que não encostam no chão. Defina os limites do vão entre as suas costas e o chão. Tome consciência da carga emocional que você carrega aí.

- Deite-se de costas com os joelhos flexionados. Levante sua pelve e coloque o rolo entre a pelve e o chão; depois, deite-se em cima dele de tal maneira que ele dê apoio à metade inferior de sua pelve, da direita à esquerda, na altura entre o sacro e o cóccix.

- Você pode mover o rolo mais para cima ou mais para baixo até descobrir, pelas suas sensações, o ponto que lhe parece mais aceitável. Sinta o alívio das vértebras da região lombar, que agora estão suspensas como uma rede de dormir e, por causa da força da gravidade, com espaço entre cada uma delas.

- Estenda a perna direita no chão. A esquerda continua flexionada, com o pé apoiado. Os dois pés criam as oscilações que suavemente vão balançando seu corpo para cima e para baixo. O pé direito desenha o movimento no ar enquanto o esquerdo ajuda você a interagir com o chão. Perceba como o movimento para a frente e para trás da pelve, sobre o rolo, está mais amplo, e repare como a curvatura lombar se torna alternadamente mais côncava e mais convexa.

- Depois que você tiver sentido o movimento com o outro lado, dobre os dois joelhos e vire-os um pouco para a direita. Respire e fique um pouco nessa posição inclinada, procurando uma maneira de ancorar os calcanhares no chão. Incline o pé direito para sua borda externa e o esquerdo para a interna. Nessa posição, agora, empurre o chão e balance para a frente e para trás, da cabeça aos pés.

- Faça o mesmo com os joelhos inclinados para a esquerda.

- Estenda as pernas no chão, flexionando e soltando os tornozelos de modo alternado, com movimentos rítmicos. Deixe que as ondulações pélvicas aconteçam passivamente, e que o trabalho seja realizado pelos calcanhares e tornozelos. Permita à onda que balança a pelve atravessar toda a caixa torácica e balançar também a nuca e a cabeça.

- Flexione os joelhos. Erga a pelve um pouco e suba o rolo ligeiramente pela coluna. Deite-se sobre ele agora, de maneira a apoiar a metade superior da pelve, da cintura para baixo, mas não a cintura propriamente.

Rolo sob a pelve: reconciliando a curvatura lombar

O rolo sob o sacro acentua alternadamente a etapa côncava e a etapa convexa do balanço na região lombar. O movimento cíclico do tornozelo ensina a pelve a se transferir fácil e suavemente de um momento para o outro. A capacidade de ajustamento das costas começa a se recuperar.

- Traga o joelho direito flexionado como está até o peito e segure-o aí com os dedos das mãos entrelaçados. Pressione com muita delicadeza o joelho contra o peito e fique assim por alguns instantes. Respire profundamente e role a cabeça com suavidade de um lado para o outro, levando o seu joelho a desenhar um círculo muito pequeno e lento. Repita essa movimentação suavemente, várias vezes, alternando os joelhos.

- Agora, traga os dois joelhos para perto do peito, segurando-os com as mãos, e fique deitado assim. Sinta como, nessa posição, o apoio do rolo ajuda a levar a pelve na direção do peito na capacidade máxima possível dessa flexão. Tente sentir conforto nesse arredondamento de sua região lombar e descanse nessa posição enquanto se sentir confortável. Depois, alterne trazendo um joelho depois do outro aproximando-os e afastando-os do seu peito, com isso desenvolvendo gradualmente dois pequenos círculos consecutivos.

- Volte a colocar lentamente os pés no chão, um de cada vez, com os joelhos ainda dobrados. Levante a pelve ligeiramente, para mudar o rolo de posição, levando-o de volta à metade inferior da pelve. Como antes, estenda as duas pernas, e novamente ondule os tornozelos, deixando o corpo todo reagir a esse balanço, até que o movimento uniforme atinja todas as suas partes, integrando-as numa pulsação rítmica única.

- Descanse com os joelhos fletidos.

- Para tirar o rolo de debaixo de você, suspenda um pouco a pelve, delicadamente, o suficiente para retirá-lo, e continue respirando o tempo todo. É importante manter os joelhos flexionados conforme sua pelve vai descendo, para descansar no chão. Sinta como o chão recebe o seu corpo. Você consegue se lembrar de algum momento de sua vida em que a região lombar de suas costas tenha conseguido descer e se esparramar no chão dessa maneira?

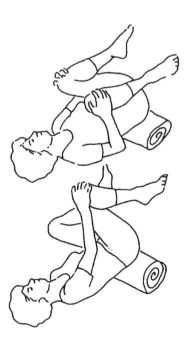

Descansando no redondo
Ao dar apoio à metade superior do quadril com um rolo, e trazendo os joelhos para o peito, a região lombar simula o máximo de arredondamento possível. Você usa os joelhos como recurso para alinhar e colocar no lugar cada vértebra, devolvendo-as a um ponto esquecido de conforto.

- Dê-se tempo para se familiarizar com essa sensação peculiar. Veja se está achando possível interpretar essa experiência de tranqüilo descanso da região lombar no chão como testemunho da inteligência de seu organismo que, em condições apropriadas, é capaz de desaprender antigos padrões de tensão supérflua e reagir à vida com uma lógica muito mais sadia. Quando se sentir pronto, role lentamente para o lado, sente-se e fique em pé.

- De olhos fechados, sinta o que mudou. Preste atenção às sensações da região lombar. Pode ser que agora você sinta uma continuidade mais suave entre as costas e a pelve, a qual tende a ficar com o próprio peso entregue à gravidade, dando uma sensação de estar suspensa; as costas, soltas, permitem que ela afunde, pois é como se a compressão crônica e acentuada dessa junção tivesse repentinamente sido dissolvida.

- Sinta a nova organização que seus pés encontram por si mesmos. Observe como os joelhos acompanham essa costas sem peso.

- Comece a andar. Perceba a leveza de seus passos, a tranqüilidade de uma estabilidade arejada, a reconciliação do que há de bom para você.

- Esse é um momento de graça com o qual você pode aprender claramente como as mudanças na qualidade de seu funcionamento e as novas escolhas de seu alinhamento se refletem em suas atitudes para com as pessoas à sua volta. Se houver alguém em quem gostaria de dar um abraço, dê, e deixe esse abraço revelar-lhe o quanto você está aberto para ficar perto de alguém, acreditando que está sendo querido e aceito.

O número "oito": fiel expressão do movimento orgânico

- O rolo pode ser a fonte de uma interminável variedade de manobras. Uma variação especialmente eficaz é o movimento em "oito". Essa é a configuração mais característica da mobilização orgânica. Reflete a onda alternada entre a convexidade e a concavidade, coincidindo com a ondulação para a direita e depois para a esquerda, assim como para diante e para trás, que impele as criaturas vivas em sua locomoção no espaço.

- Seja em que altura for que o rolo esteja, na nuca, nas escápulas, na pelve ou ao longo da coluna, você pode balançar os braços mais ou menos paralelos entre si, enquanto as mãos desenham a forma do número oito na direção do teto. Deixe que a sua cabeça responda, realizando acenos na direção oposta à das mãos.

- Quando o rolo estiver colocado como apoio da nuca ou da pelve, você pode traçar o oito com os joelhos assim como com as mãos. Levante os joelhos e, segurando-os juntos, balance-os alternadamente num giro horário para a direita e depois anti-horário para a esquerda, em sentido inverso ao das mãos.

- Seu corpo lhe dirá quando houver identificado nessa coordenação uma profunda harmonia cíclica que, de fato, já é de seu conhecimento desde o início da vida.

Uma aula de ficar em pé, estando deitado

Aqui serão apresentados alguns comentários que pretendem lançar luz sobre as idéias que orientam o processo descrito. Este começa com um movimento inocente: deitar-se no chão. Você flexiona os tornozelos em ângulo reto, apontando os artelhos na direção da cabeça, e ao mesmo tempo finca os calcanhares no chão, afastando-os de você. Sinta, nessa posição, como a contrapressão do planeta suavemente empurra seu corpo na direção oposta, para cima, para a cabeça, enquanto ao mesmo tempo suas costas acham um meio de se espalhar no chão que é diferente da maneira habitual.

Se você permitir que o movimento seja executado lentamente, no ritmo da sua respiração, a cada inspiração sentirá como mais e mais partes de suas costas estão se aproximando do chão. A cada onda da expiração que favorece esse contato, você é levado de volta à posição inicial.

A função de flexionar o tornozelo e fincar o calcanhar está registrada e arquivada no cérebro como um estado associado à posição ereta em chão sólido; ela estimula o sistema inteiro a se organizar na postura e no tônus programados para ficar realmente em pé. Esse movimento singelo serve de treinamento para as posições mais ideais da postura, que são possíveis no conforto de se estar deitado. O chão embaixo de você é como uma parede por trás, dando-lhe um nítido *feedback* de como organizar sua estrutura em relação a um plano ereto objetivo. Você lê o mapa topográfico das saliências de seu corpo tal como o chão o reflete, e consegue sentir como a disposição de seus tornozelos segundo o padrão da postura ereta mobiliza-o a se reorganizar inteiro, numa maneira mais bem posta.

Esta é uma lição profunda, que você pode aplicar na sua vida. No cotidiano, mesmo sentado, qualquer leve pressão de seu pé no chão é suficiente para ativar a força oculta que o direciona a assumir uma postura ereta mais adequada. Os cantores sabem muito bem que a qualidade de sua voz depende da maneira como seus pés interagem com o solo. Você pode experimentar e descobrir como os outros ouvem-no diferentemente quando seus pés sabem onde está o centro do planeta. Deitado no chão, quando seu peso contribui para endireitar seu alinhamento, ao mesmo tempo deixando seus tornozelos livres para se mover, você pode cultivar essa dimensão perdida da postura ereta, por meio da organização de seus tornozelos.

O reflexo do apoio

Além de suas costas se espalharem no chão em resposta à flexão dos tornozelos, você agora acrescenta um cobertor enrolado no formato de um cilindro.

Coloque esse cobertor enrolado na nuca, de modo que apóie a curva do pescoço, no espaço entre as vértebras e o chão; o rolo serve como um prolongamento do chão, acomodando o seu pescoço segundo a sua configuração singular. Cada uma das vértebras cervicais tem a sensação de ser tocada e sustentada.

Essa é uma situação incomum para o pescoço. A maior parte do tempo as vértebras do pescoço são móveis no espaço, e sem apoio. A todo momento o pescoço é chamado a tomar decisões a respeito de onde posicionar o periscópio da cabeça para poder absorver o meio ambiente, ao mesmo tempo que precisa ajustar o alinhamento vertical do corpo como um todo, compensando quaisquer desvios de seus membros.

O reflexo de apoio
O melhor professor para o corpo entregar seu peso é a possibilidade concreta de se recostar.

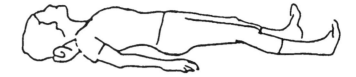

O cobertor lembra ao pescoço qual é a sensação de ter apoio e descansar. O professor mais profundo para relaxar o trabalho dos músculos contra a gravidade é a oportunidade real de receber apoio. Quando você oferece ao organismo o apoio de que ele necessita, mesmo que em condições artificiais para que possa saborear a mudança, ele aprende a reagir de maneira diferente. Essa forma de ensinar passa ao largo da frustração; é um tipo de ensino que não pretende corrigir a postura do corpo por ordens mas, antes, expô-lo a experiências positivas. A lógica do sistema nervoso registra a sensação do pescoço que recebe apoio do cobertor, e reage a esse apoio entregando seu peso. Esse é um reflexo primal por meio do qual um contato que dá apoio desperta em nós a necessidade de nos proteger e inspira-nos a confiar; em linguagem corporal, isso se expressa quando o peso é transferido para o apoio.

Quando o pescoço descansa no rolo, que preenche com sensibilidade o espaço de acordo com a estrutura individual dessa parte do corpo, o cérebro interpreta a sensação de contato total, que cada vértebra está recebendo, como sinal de que agora o pescoço não só está seguro mas também alongado. Para o cérebro, essa percepção é análoga à experiência do início da vida, em que uma estrutura alongada estava associada à sensação de, em cada ponto, haver um mesmo contato com o apoio que vinha de baixo.

Depois de retirar o rolo, você pode notar que o pescoço tende a continuar alongado, mais perto do chão do que habitualmente, numa linha contínua com a coluna. O pescoço conseguiu aprender sozinho, com facilidade, o que não estava preparado para aprender com instruções diretas e intencionais em termos de se soltar, nem mesmo com as manipulações e movimentações mais sensíveis.

Curando a resposta à gravidade

O rolo cria um contato com a característica orgânica fundamental de se relacionar com a gravidade. A maneira específica como você sustenta o seu peso é determinada no seio da presença permanente da força da gravidade. A eficiência de seus movimentos e sua postura são condicionadas pelas soluções que você encontra para o confronto com a gravidade, e seu investimento de energia na sustentação de seu peso tanto pode ser econômico como um desperdício. Seu padrão de manejo da gravidade é tão habitual e permanente que é difícil imaginar que você tem algum poder de interferir no modo como isso acontece. O rolo se constitui num berço de aprendizagem que acentua o confronto de cada uma de suas partes com a força da gravidade e desperta sua capacidade para entregar plenamente o peso de seu corpo. A textura acolhedora do rolo, tanto em sua maciez como em sua confiabilidade, oferece às saliências superpressionadas e às lordoses negligenciadas um tipo de apoio que é congruente com o seu corpo, até chegar ao ponto de você sentir que está flutuando na água. Quando seu tônus interior está regulado com mais uniformidade e inocência, você chega à sensação de ter curado o relacionamento entre você e a Terra.

O treinamento que permite ao peso de cada fibra e tecido encontrar uma passagem livre de obstáculos até o solo alimenta seu talento para criar uma postura que não lhe custe esforço.

Dotado de uma capacidade mais refinada de ajustamento, você fica em pé sem lutar com seu peso, nem cair por causa dele, e se sente sem peso. É uma vivência de leveza e ao mesmo tempo de estabilidade. A sensação de não ter peso é seu modelo interno de referência para recuperar seu estado neutro, pois livrar-se de tensões acumuladas na vida só é possível com o uso de sua própria aguda autopercepção sensorial.

Confrontando a convexidade de suas costas

Quando você transfere o rolo para as costas, deitando sobre ele de modo que dê apoio à borda das escápulas, está criando uma provocação que lhe é impossível não perceber com nitidez. O rolo, nessa posição, provoca a parte mais saliente e arredondada das costas a desistir de sua convexidade. Você toma consciência de sua resistência e aprende a arte paciente de se render. Você pode diminuir a grossura do rolo para que continue apresentando um desafio à sua estrutura, mas não além de um ponto em que a sua resistência mobilize todos os seus recursos e você se torne incapaz de aprender qualquer outra coisa além de como aumentar a resistência. Como seu corpo tem mais apoio, o sistema se sente seguro o bastante para ousar abrir espaços nessa altura de sua coluna.

Colocar o rolo como desafio, numa certa altura das costas, é como pôr o dedo na corda de um instrumento musical para tirar um certo som. O rolo confina as vértebras obstinadas da caixa torácica a uma disposição que, no contexto da postura ereta habitual, não sabem como alcançar por si. Quando você começa a desencadear uma mudança nas vértebras do alto das costas, retirando-as de seu comportamento estabelecido, você atinge a raiz do distúrbio de todo o funcionamento de suas costas. Nesse sentido, é como uma terapia familiar para o corpo todo. No plano da coordenação de movimentos, o alívio da parte dolorida é obtido quando o envolvimento de todas as outras partes está regulado de uma maneira mais uniforme e cooperativa.

Tocando a raiz do problema das costas
Desencadear uma mudança no comportamento habitual do alto da caixa torácica é tocar a fonte do problema de funcionamento das costas. Como numa terapia familiar, as vítimas vulneráveis nas extremidades da coluna, na cintura e na nuca só podem se soltar quando as vértebras rígidas do meio começam a se soltar.

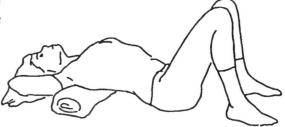

Suspendendo a região lombar como uma rede

Quando você coloca o cobertor enrolado sob a largura da pelve, as vértebras da região lombar pendem do quadril levantado, na direção da parte baixa do peito, numa inclinação lenta e gradual. Essa configuração, perdendo no ar e na direção oposta do normal, convida o corpo todo a se reorientar. Enquanto na posição ereta as vértebras da região lombar têm de sustentar a compressão contínua do corpo, agora estão espaçadas na direção oposta, apenas por força da gravidade.

A segunda cadeia de vértebras sensíveis na nuca encontra-se espaçada também, no chão, passando por uma experiência ímpar de contato. O simples fato de deitar-se assim por um pouco de tempo traz alívio.

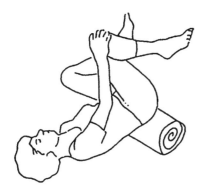

Região lombar suspensa como uma rede
Quando a pelve é suspensa pelo rolo, a cadeia sensível de vértebras na região lombar tem a oportunidade de ficar no alto, numa posição em declive, sob a ação da gravidade que aumenta o espaçamento entre cada uma delas. A outra cadeia sensível, a das vértebras cervicais, se espalha no chão e passa por uma rara experiência de resgate tátil.

Entregar-se às ondulações primais

Em cada um desses estágios, você pode mudar a flexão e extensão de seus tornozelos, passando do ritmo da respiração para o ritmo mais acelerado do balanço. As vibrações rítmicas em interação com o desafio de se deitar sobre o rolo reforçam ainda mais a eficácia desse desafio. Você deixa que o rápido movimento de seus tornozelos embale-o como se fosse um bebê até você estar pronto para se entregar à vibração dos movimentos.

Não só suas costas recebem a fricção de uma massagem que o chão está fazendo, regulada exatamente na sua freqüência pessoal, mas também começa a receber uma grande aula de movimento orgânico de ondulações primais de propulsão, como a natureza as intencionou para ser. No chão, você experiencia o método de locomoção que ressoa em cada um de seus passos. No rolo, você ondula num modo de locomoção que não é lateral, mas sim frontal. Nessa ondulação cada vértebra passa pela onda de suavidade e harmonia que vai se desmanchando e, assim, deixa que o seu peso afunde no chão; aumentando o impulso da onda ascendente que empurra o chão e faz você destacar-se dele, dando-lhe a força necessária para você ir para a frente.

Essa dimensão de uma onda que se move para a frente, indo e vindo, é relevante para o movimento vertical humano no espaço. Conforme mais partes de seu corpo reconhecerem seu envolvimento nessa ondulação primal, mesmo que só durante o processo no chão, mais seu caminhar será bem coordenado, macio, elástico e pleno de vivacidade. Por outro lado, quanto mais as partes de seu corpo esquecerem o sabor da ondulação e se excluírem de seu jogo dinâmico alternado, mais você assume uma armadura de gesso imaginária e se torna rígido. Ao organismo, então, só resta se mover de maneira cansativa, em que cada passo exige novo investimento de esforço contra uma estrutura que perdeu seu impulso e não sabe mais cooperar.

Essa ondulação é o mesmo embalar rítmico que permite ao bebê, com os seus músculos ainda macios e desorganizados, configurar novas possibilidades que não podem ser descobertas numa postura estática. Esse mesmo tipo de embalo pode ser visto em crianças retardadas cujo desenvolvimento ficou detido num estágio primitivo. É a mesma espécie de balanço em que as pessoas se colocam quando se embalam em busca de conforto nos momentos de desastre. Essa é a mesma ondulação fundamental sem a qual não pode haver procriação, e na qual o gozo do sexo aumenta em proporção direta com a disposição do corpo a se entregar a suas vibrações. Também é a mesma espécie de movimento rítmico das orações, que devolve a humanidade às suas origens.

Nas gerações anteriores, as pessoas tinham uma profunda apreciação pelos movimentos de embalar. Os bebês eram criados em berços que balançavam, e os adultos se sentavam durante horas em cadeiras de balanço. Deixavam que a força repetitiva do pêndulo alcançasse cada parte do corpo e dissolvesse os pontos de tensão, até que o nível de envolvimento se tornasse o mesmo no organismo inteiro, dando a sensação de entrar em transe.

Será possível que a impaciência característica do mundo civilizado possa estar relacionada ao menor uso de berços, cadeiras de balanço e de redes? Junto com estes perderam-se os movimentos de balanço, meditativos e tranqüilizadores, que delicadamente afagam todas as articulações, fibras e todos os tecidos do corpo, tornando essas estruturas todas igualmente sem importância.

Libertando os movimentos do controle

Algumas pessoas precisam de mais tempo para chegar à essência dos movimentos de balanço. Na vida adulta, em geral não é aceito que a pessoa se balance ritmicamente. É preciso que ela esteja disposta a abrir mão de suas preocupações com o que os outros irão pensar, para se entregar à freqüência primal, animal, que se origina no interior do organismo. Os movimentos de balanço liberam os movimentos da crítica social e devolvem você a si mesmo. Quando você reduz a tensão e o envolvimento supérfluo, chegando a movimentos suaves, redondos, que vêm sem nenhum esforço, seu corpo todo ecoa com eles, e você se dá conta de que existe algo em seu íntimo que sabe como guiá-lo num ritmo autenticamente seu, em sintonia com uma freqüência que por si mesma o transporta. Você descobre como é pequeno o investimento exigido para produzir um movimento orgânico autoperpetuante. É como se apenas a intenção, a imaginação, fosse suficiente para manter o movimento. Embora você esteja num estado de transe, é capaz de moderar e dirigir os movimentos, da mesma forma que com qualquer movimento consciente. Você é guiado pela sabedoria da própria ondulação, que é o método de todos os fluxos de energia na natureza, até que você deixe de ser um corpo e se torne o movimento.

Clima de abertura para mudança

Nesse clima de entrega às ondulações, a maneira habitual de seu corpo se posicionar, bem como sua imagem dessa maneira tornam-se abertas a mudanças. Enquanto vivencia os balanços suaves, você sente como a curvatura de sua região lombar pode, aos poucos e sem resistência, ir além de seus limites rotineiros, tanto em movimentos para a frente quanto para trás, e cada vez eles atraem mais vértebras do alto das costas, ensinando-as como entrar no jogo. Ampliada pela alavanca do rolo, a curva convexa se transforma numa curva côncava, num fluxo redondo e todo integrado, que não endurece os músculos de seu estômago, nem o faz segurar o fôlego.

Quando suas escápulas se reclinam sobre o rolo, você movimenta as costas como um animal se esfregando contra o tronco de uma árvore. Essa área imobilizada entre as escápulas, numa tensão obstinada, difícil de se alcançar com a mão, difícil de se mobilizar, recebe agora uma massagem enquanto o rolo, na função de extensão do chão, atinge essa estrutura. Essas vértebras tornam-se prontas para se endireitar. A larga saliência nas costas começa a se comportar mais como uma superfície aplainada.

Endireitar a curvatura do alto das costas sem exigir que as vértebras da lordose lombar acentuem sua convexidade é uma diferenciação desejável e difícil de obter intencionalmente quando a pessoa está livremente em pé no espaço. Aqui, a diferenciação está acontecendo em pequenas doses, por si mesma. É possível sentir, de momento a momento, que com cada movimento vibratório a sua resistência diminui mais um pouco. Suas costas estão mais propensas a se ajustar e se organizar de modo a encaixar no molde do rolo, e você se sente mais à vontade com esta tarefa.

Os diminutos movimentos vibratórios são as alavancas da mudança, uma vez que atingem o sistema abaixo do limiar de captação do radar de defesa. São tão mínimos e sutis que falam com as células e as fibras, e não com os músculos grandes carregados de seus velhos padrões preconceituosos. As vértebras relutantes da parte rígida de sua coluna começam espontaneamente a se articular e participar do funcionamento mais integrado das costas, e você se percebe capaz de adotar isso como uma simples parte da vida.

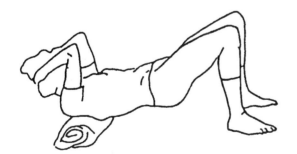

Clima de abertura para mudança
A delicadeza das vibrações é a alavanca da mudança; ela se aproxima do sistema evitando o radar de sua defesa.

A mudança em suas costas: sua crença de que a mudança pode ocorrer

Depois que retirar o rolo debaixo das escápulas, e se deitar no chão de novo, uma sensação surpreendente o aguarda. Você pode sentir como se estivesse faltando algo, como se as suas escápulas tivessem desaparecido. Você tem uma sensação de contato com o chão em partes do corpo que você não sabia terem capacidade de tal sensação.

Sua surpresa é dupla. Não só a topografia de suas costas mudou como também sua crença de que existe uma chance de mudar ganha novo alento. Você se dá conta de que a estrutura de suas costas não é um molde de concreto, mas que pode existir entre você e seu organismo uma comunicação por meio da qual ele parece disposto a ouvir e a mudar. Quando você experiencia um estilo de comunicação que traz resultados benéficos, entende a mensagem de que, para efetuar mudanças na sua organização corporal, precisa de delicadeza e não de força, de sutileza e não suor.

Quando você trata seus movimentos ao nível dos músculos, vendo-os como responsáveis por suas limitações, entra em conflito com eles. Você pode estar tentando produzir uma postura para a qual eles talvez não estejam prontos. Como em qualquer confronto entre duas forças, o resultado é maior resistência. Todo músculo forçado a se esticar irá reagir com uma intensa contração. Quanto maior o esforço, mais o organismo será atraído para o pólo oposto.

Contudo, quando você reconhece a mestria do cérebro para coordenar os músculos, de tal maneira que eles manifestam suas intenções subconscientes, então você encaminha seus movimentos até aquele mecanismo sutil que toma as decisões: o sistema nervoso. A sensibilidade e a conscientização que você investe no movimento podem levá-lo a abrir um diálogo com o cérebro. Este é capaz de se desvincular de seu programa habitual e pode considerar uma nova sugestão além de, possivelmente, mudar seus trajetos desde que você se comunique com ele nos termos dele; por exemplo, quando você se movimenta numa velocidade que lhe permite registrar as suas próprias sensações, quando faz repetições em número suficiente para esclarecer as distinções, quando inicia uma pesquisa desafiadora dentro dos limites de conforto e de segurança relativos, e quando escuta a resposta que seu corpo dá. Nesse clima, o cérebro pode se desvincular de seu envolvimento com a sobrevivência e ficar livre para vislumbrar novas possibilidades. Quando o ruído da agressão cessa, as soluções do cérebro são mais relevantes para a realidade.

Quando você respeita as capacidades engenhosas do seu cérebro, não precisa nem de força nem de dor para operar mudanças. Essa percepção diz respeito ao poder da suavidade. É uma transformação tão profunda na atitude da pessoa com respeito ao aprendizado que algumas acham difícil aceitá-la. Não estão prontas para confiar nas conquistas que fizeram com delicadeza, pois sofrimentos e lutas não fizeram parte do processo de realizá-las, e era isso que estavam esperando que acontecesse.

O silêncio que grita na descoberta

O instante em que a pessoa remove o rolo debaixo de seus quadris, sentindo como o chão recebe seu corpo, sempre é uma ocasião de um silêncio absoluto. Um silêncio que grita na descoberta. As costas se percebem lisas e relaxadas. Algumas pessoas se comovem a ponto de chorar. Nunca pensaram que esse alívio na coluna fosse possível. É como enfim eliminar um ruído de fundo constante. Agora, a região lombar mostra que se lembra de como costumava ser, antes de ter adotado a postura defensiva permanente. As costas deixam de trabalhar contra a força da gravidade, deixam de assumir responsabilidade por ligar as outras curvaturas da coluna, e também se retiram do efeito causado pelo ângulo que a pelve forma com as pernas. Nesse momento, a região lombar pode ser inocentemente o que é, espalhando todo o seu peso em um contato extenso com o chão. Esse é um momento de graça, de cura.

As pessoas ficam surpresas quando constatam que a lordose lombar desapareceu. Ficam felizes, mas pelo motivo errado. O importante não é que as costas tenham colado no chão, mas sim que agora sua resposta ao chão é determinada pela lógica orgânica sadia. Como resultado de as costas terem recuperado mais uma parte de seu potencial para movimentação, como é a intenção da natureza, experienciando sua capacidade para uma ondulação côncava e convexa sobre o rolo, as costas agora retomam sua inocência neutra. A posição neutra faz parte de seu espectro completo de funções. As costas deixam de ficar imobilizadas num determinado padrão de contenção e agora permitem que a força da gravidade encontre para essa região do corpo uma posição mais lógica, que as costas podem aceitar e na qual repousar. Pela ampla rotação da pelve sobre o rolo, as costas reaprendem não só a se tornar mais convexas e mais côncavas, não só a mudar facilmente de um pólo para o outro, mas também a encontrar a posição mais correta para descansar.

O objetivo não é achatar as costas, mas despertar a inteligência que fertiliza essa posição libertária. O novo alinhamento não é estático: é um alinhamento dinâmico que descansa no meio do âmbito da movimentação entre as curvaturas para dentro e para fora, e é alcançado pela facilidade com que os movimentos se alternam.

Quem é a pessoa em pé dentro de seu corpo?

Quando a pessoa fica em pé, depois de ter completado o processo, assimila a nova postura que emerge espontaneamente e experiencia o que lhe parece uma sensação de flutuar para cima, na seqüência de uma conclusão que decorreu de caminhos além da consciência.

Houve uma pessoa que disse, ao final de uma sessão: "É como se uma outra pessoa estivesse em pé dentro de mim". Houve outra que disse que a nova postura parecia arrogante demais. Uma mulher sentiu-se como uma menininha sem mais a necessidade de parecer esperta.

Ficar em pé numa postura mais reta não é só uma mudança nas costas. Existe um momento profundo de mudança em todas as suas crenças a respeito da postura ereta. Todas as velhas falas gravadas em sua cabeça dizendo a mesma coisa de sempre sobre ter de fazer esforço para ficar em pé "direito", todas as admoestações e conselhos que ouviu sobre como endireitar as costas, todas as opiniões sobre por que ficar "despencado" é falta de autodisciplina e preguiça para obedecer e se corrigir... tudo isso não é mais viável. Agora você está em pé, "direito", com as costas mais retas do que em qualquer outro momento de sua vida, e sentindo que tudo isso veio de uma fonte desconhecida.

Aos poucos, algo no fundo de si mesmo reconhece que essa nova situação é como finalmente chegar em casa.

Os ombros estão no alto de uma maneira diferente, talvez não de acordo com o conceito ocidental convencional, habitualmente imposto como a boa postura.

Agora eles lembram os macacos, o homem de Neanderthal. Você desfruta da sensação de braços que pendem à vontade, com seu peso prestes a realizar qualquer tarefa sem tensões antecipadas.

O pescoço parece saber onde deve ficar, e nesse novo lugar não existe luta. Os olhos estão suaves e, mesmo sem fazer nada para isso, podem absorver mais de cada ângulo da visão.

Reorganização recíproca

Muitas pessoas sentem a mudança em seus joelhos e ficam muito admiradas pois não fizeram nenhum trabalho direto com eles. Essa é uma virtude do movimento natural: ele coordena e afeta todas as partes do sistema, não só a diretamente envolvida na produção do movimento local. Enquanto a pelve, as costas, o pescoço e os tornozelos aprendiam a refinar sua interconexão e seu relacionamento com a força da gravidade, foi criado espaço para que outros elementos integrantes da cadeia postural renovassem sua organização e se aproximassem mais de um funcionamento sensível. Por exemplo, se nos hábitos diários os joelhos não estão prontos para se soltar e flexionar como uma mola, ficando enrijecidos na postura ereta, a pelve será empurrada para trás, e formará uma lordose na altura de sua articulação com a coluna, diminuindo a altura que o corpo ganhou com o alongamento das pernas. Isso acontece especialmente quando a curvatura da lombar já é funda e não consegue transmitir as forças elásticas que sobem da terra. Tudo isso ocorre no contexto complexo de preservação do alinhamento vertical do corpo. O processo do movimento no chão que desencadeia a mudança na pelve e endireita a lordose lombar, diminuindo sua curvatura, também envolve os joelhos, ao lembrá-los de uma outra organização que é congruente com mudanças na pelve. Todas as mudanças no posicionamento da pelve são expressas por meio da reorganização do restante do organismo.

Dessa mesma maneira recíproca, os joelhos também encontram um novo modo de se flexionar, resultante do cultivo da flexibilidade dos tornozelos pelos movimentos repetidos de flexão feitos no chão. Flexionar generosamente os tornozelos durante o processo reflete-se, posteriormente, na postura ereta e na remoção das limitações que tornozelos rígidos impõem aos joelhos. Nessa reorganização da postura ereta que integra todas as partes num único padrão, que você não planejou atingir mas simplesmente assistiu se configurar, observa que seus joelhos se tornaram mais maleáveis. Espontaneamente, eles encontraram uma nova posição – a saber, estão destrancados – e estão confortáveis. Essa é a posição básica das artes marciais orientais, como o judô, por exemplo, ou o *aikidô* e o *karatê*, nas quais ficar em pé com joelhos ligeiramente flexionados assegura a estabilidade do indivíduo que então pode se movimentar em qualquer direção. Quando você admite o quanto é mais fácil embarcar numa atividade como saltar para a frente, a partir de uma posição de suavidade ao invés de rigidez, você começa a questionar a validade das idéias ocidentais a respeito da postura ereta.

Ao final do processo, talvez você sinta como se diques se abrissem nos joelhos. Os músculos das coxas podem se soltar também; os tecidos das pernas reduzem seu tônus e o peso do corpo é sustentado pelos ossos. Nesse estado de elasticidade, os joelhos não bloqueiam o peso corporal que desce em busca de apoio do chão. Eles transmitem, sem pressa, a contrapressão ascendente que vem do chão e que sobe através do esqueleto, como se ela brotasse de um espontâneo posicionamento ereto. Os pés também podem se sentir diferentes. Possivelmente, as solas têm mais vida; estão mais despertas e sensíveis ao diálogo com a terra.

Essa maravilhosa sensação de equilíbrio faz lembrar a árvore de raízes profundas e copa alta rumo ao céu, que balança suavemente ao sabor da brisa. Pode levar muito tempo, envolvendo muitas repetições do mesmo processo, até você conseguir reconstruir essa maneira de ficar em pé com apenas uma faísca de intenção. No ínterim, você pode confiar no processo que o orientará todas as vezes sobre como entrar em sintonia com a bússola orgânica que tem a capacidade de se realinhar.

Costas menos sujeitas à história pessoal

A maior mudança ocorre na região lombar. As pessoas dizem que não sentem mais uma fragmentação na região lombar. A pelve está alinhada numa continuação mais consistente em relação à coluna, suspensa desde as costas, e, nas nádegas, há a sensação de todo o seu peso. Na cintura agora há a sensação de vazio, de uma tranquilidade incomum, pois ela deixou de fazer força o tempo todo para se segurar na pelve, tentando carregar seu peso. Agora, a região lombar está propensa a deixar a pelve deslizar para onde o seu peso a arrastar, enquanto as vértebras lombares se tornam confortavelmente alongadas. Uma pessoa definiu esse estado "como se alguma coisa estivesse faltando aqui".

No nível emocional, isso é como apagar das costas a expressão das lições aprendidas na lida com a existência. Você é lembrado de como ser inocente de novo. Agora você está em pé menos curvado sob o peso de sua história pessoal, com menos resquícios de ansiedade nos ombros, de responsabilidade no pescoço, menos raiva presa no alto das costas, menos defensividade na lombar, e menos necessidade de se exibir no peito. Agora você pode sentir como suas costas podem se aliviar da couraça da luta.

Nesse conforto delicado, você tem aquela sensação de se esvaziar e se desligar que lhe permitirá escolher, desde o início, o que gostaria de ser. Esse ponto inicial pode lhe trazer de volta um momento do começo de sua vida que foi anterior ao surgimento das defesas. Você então compreende que só pode confiar nesse inocente depositar do peso para aceitar ser amado. Entremeada nesse sentimento está também a vulnerabilidade de ser dependente desse amor. Para algumas pessoas, é uma sensação de ternura acompanhada de vulnerabilidade; para outras, serenidade e verdade interior.

Então, quando começa a andar, seus movimentos parecem se espalhar pelo seu corpo numa onda que é mais macia e arredondada do que o habitual. As solas dos pés deslizam pelo chão sem som. Algumas pessoas sentem claramente que agora o seu andar não está mais bloqueado na cintura, e isso lhes traz grande alívio, pois mais partes das costas acomodam a marcha ao invés de resistir a ela. Desaparece o barulho crônico que as costas faziam. Como disse uma mocinha: "De repente estou andando a partir das minhas pernas e não das minhas costas". Na realidade, as costas ficam de férias e as pernas de repente despertam para o que é natural que façam. A distribuição do trabalho começa a se equilibrar por todo o corpo.

Ziguezague do processo estável

Caminhando devagar, você se dedica a escutar o que seu próprio corpo lhe diz sobre seu modo de andar. Eis o momento de colher os frutos do processo.

Há os que andam cuidadosamente, com medo de que as conquistas de repente possam desaparecer. Às vezes alguém pergunta, talvez não muito a sério, como posso fazer isso durar para sempre? Claro que isso revela que, para essa pessoa, a posse é muito mais importante do que o talento para obtê-la.

O resultado que surgiu espontaneamente do processo foi a escolha da faculdade de julgamento orgânico que, no nível profundo do sistema nervoso, ficou convencida da adequação de, por algum tempo, desistir de um determinado padrão habitual, concordando em trocá-lo por uma proposta mais atraente. O sistema orgânico, espontaneamente, interessa-se em aplicar esse princípio à vida, e continuará avaliando as impressões e testando como os novos arranjos funcionam. Essa ainda é uma sugestão muito jovem e frágil, que necessita de um clima solidário e de tempo de descanso para o ritmo, as repetições, os reforços e as observações que se fizerem necessários. Seus hábitos diários, predominantes por todos esses anos, sobrepor-se-ão cedo ou tarde à nova sugestão, e devolverão você a seus padrões habituais, especialmente se você correr de volta para sua rotina diária de pressões e obrigações. Quanto maiores forem as pressões para produzir resultados imediatos no mundo externo, mais depressa seu organismo retornará a seus métodos habituais, acostumados a receber sua confiança perante todos os conflitos. Dedicar atenção a aprender a sensação que o processo inspirou; projetá-la na sua auto-imagem cinestésica; coligá-la a uma palavra que você tenha criado para ela, e continuar observando-a dará à nova organização mais chances de se refletir em sua vida cotidiana. O processo lhe oferece um vislumbre do que você poderia ter sido. A integração da nova capacidade à sua vida diária, como em todo processo educacional, requer motivação e conscientização.

Não estive descrevendo milagres. Chamo o processo de Rolo Mágico porque é uma novidade revolucionária que proporciona uma experiência bastante próxima da ideal. A vantagem, aqui, é que você mesmo pode se oferecer isso, e pode confiar cada vez que repetir o processo que ele o levará a um outro nível de progresso, de acordo com sua condição e receptividade. Quer suas conquistas sejam maiores ou menores, você pode vislumbrar que ir nessa direção contém uma bênção e oferece esperança. No início, os resultados podem retroceder em pouco tempo. No entanto, a cada repetição eles permanecerão por mais tempo, e você precisará de menos tempo para recriá-los. Esse ziguezague caracteriza a consistência da evolução.

Aprendizagem orgânica: uma conclusão interior

O que aconteceu no processo foi uma redistribuição completa das proporções do esforço realizado pelo corpo. O ajustamento é uma transformação orgânica que não ocorreu como decorrência de uma decisão preconcebida com base em análises a apontar os erros da postura. Essa transformação também não se deu por imitação, nem mediante instruções de como andar de determinada maneira. Não se espera de ninguém que tenha em mente e ensaie uma lista de itens componentes da postura ideal ou da marcha ideal.

A transformação da coordenação apareceu por si só, como conclusão completa do sistema nervoso, depois de negociações entre o organismo e cada um dos desafios encontrados na rotação de 180° em torno do rolo. Essa é uma escolha atualizada, para a qual votaram todos os participantes do corpo em termos da configuração, do inter-relacionamento e do estilo, e depois de avaliarem a receptividade do organismo a cada uma das opções disponíveis.

Essa é a aprendizagem orgânica. Sua sensação interna de coordenação gera essa aprendizagem quando você oferece ao organismo todas as informações – e de tal maneira – que o incentiva a tentar o que é novo.

Você usa a sua consciência apenas para confirmar que está realmente fazendo o que pretendia fazer. Você só pode ouvir e observar como o seu organismo enfrenta cada desafio. Confia na sabedoria interna de sua vitalidade, em seu inconsciente, para obter desse encontro o que é necessário para o seu bem-estar. Você pode apenas testemunhar a solução que hoje lhe ocorre. Na totalidade do seu ser, você registra a solução da organização do movimento, e é a única pessoa a saber se é isso que quer que se materialize de novo em sua vida.

4

Movimento para a Vida, Movimento para o Amor

Multifuncional por natureza

Não é característico da natureza que cada um de seus fenômenos sirva a mais do que um só propósito? Em sua sabedoria suprema, a criação elaborou as estruturas das criaturas vivas com perfeição e economia, a tal ponto que, freqüentemente, cada órgão pode ser usado para várias funções ao mesmo tempo.

O fígado, por exemplo, executa muitas funções que não só são diferentes como contraditórias. Esse órgão converte o excesso de açúcar em glicogênio e o armazena até o momento em que, conforme as necessidades do corpo, ele novamente o converte em açúcar. O fígado é capaz também de produzir açúcar a partir de proteínas e gorduras. Ele quebra as moléculas dos nutrientes que chegam até ele, removendo os elementos supérfluos e tóxicos pelos canais de excreção do corpo. O fígado regula o equilíbrio hormonal do organismo inteiro e produz os glóbulos vermelhos do sangue. Não é por acaso que é considerado o cérebro dos órgãos internos.

No domínio do movimento humano, a língua é talvez o órgão mais inteligente do corpo humano em virtude de sua rica variedade de funções. As possibilidades de uso da língua para diferentes nuances da pronúncia – únicas em cada pessoa – são pelo menos tão numerosas quanto o número de todos os idiomas do mundo multiplicados por suas consoantes. Esta capacidade se agrega à habilidade básica da língua para escolher e mexer a comida mastigada, movimentando-a até o fundo da boca para que seja engolida na garganta. Uma função menos reconhecida da língua – embora não menos essencial – é a de agir como um guidão oculto que dirige a coluna inteira durante suas manobras no espaço.

Quando você busca uma finalidade direta para uma função natural, pode ficar certo de ter negligenciado o contexto como um todo. Seu intelecto, ávido por rotular o assunto classificando-o de maneira definitiva, age dessa forma para salvá-lo da confusão de indagar e pesquisar as coisas desde o começo. Sua existência, no entanto, necessita de uma posição clara, inequívoca e direta.

Talvez seja por isso que é característico dos seres humanos tornarem-se defensivos em suas posições egocêntricas e inequívocas, que os separam com hostilidade, enquanto a tendência da natureza é equilibrar a infinita variedade dos fenômenos e servir à harmonia como um todo. Quando você se sintoniza com os múltiplos propósitos dos fenômenos naturais, começa a entender a bênção da mensagem de integração da natureza.

Métodos de múltipla finalidade para a cura natural

Da mesma maneira, existem remédios de múltipla finalidade que produzem a cura mesmo quando isso não é esperado. Você melhora um componente de sua vitalidade e recebe uma resposta em vários outros níveis. Quando você promove aquilo que leva adiante a totalidade da vida, em vez de estimular somente uma resposta individual, proveniente de uma direção específica, é então que áreas específicas com problemas começam a se revelar. É como a comunicação entre as pessoas. Em lugar de tentar mudar a maneira perturbadora como uma pessoa age para com você, pode ser melhor trabalhar em prol do cultivo de boas relações entre os dois, como Bilha Ben David diz em seus *workshops* em Jerusalém.

No plano orgânico, uma abordagem holística que busca restaurar o clima geral também pode exercer um efeito positivo em várias condições, mesmo quando contradizem-se entre si. Por exemplo, lidar com a questão do aumento de peso segundo a perspectiva mais ampla da eficiência do sistema digestivo não dependerá apenas das calorias de um ou outro tipo de alimento, mas do desenvolvimento da sensibilidade da própria pessoa para detectar a influência que diferentes alimentos têm no bem-estar do organismo inteiro. Essa abordagem, em que aprendemos a dar atenção aos avisos internos, a reconhecer o que é positivo, a identificar os sinais internos de satisfação tanto quanto os de fome, podem muito bem levar a pessoa com excesso de peso a emagrecer, assim como fazer engordar quem está abaixo do peso.

O mesmo é verdade para o ar fresco, que atua visando revigorar quem está esgotado e induzir ao sono a pessoa hiperativa e hipertensa. E é também o modo como o amor atua: se você oferece uma atenção simpática a uma pessoa agressiva, ela pode começar a relaxar e se tornar mais suave. Se você oferece a mesma atenção simpática a uma pessoa tímida, o mais provável é que ela traga à tona mais do seu poder e de seu presença.

O mesmo princípio se aplica à coordenação orgânica do movimento: a pessoa exausta se revigorará e ficará mais dinâmica, ao passo que a nervosa e estressada irá descobrir, por meio dos mesmos movimentos, como ficar mais tranqüila. A natureza busca aquele equilíbrio que beneficia a harmonia de todas as coisas, e até suas manifestações de violência têm um ingrediente de razoabilidade geral. Quando sua orientação visa alcançar um equilíbrio e não apenas um resultado isolado e arbitrário, você começa a falar a linguagem de múltiplas finalidades, plena de impulso da natureza.

A natureza do processo do Rolo Mágico tem múltiplas finalidades

O processo com o rolo também funciona como um equilibrador multifuncional. No nível da harmonia entre todas as partes do corpo, balançar-se sobre o rolo com vibrações rítmicas – ou seja, o arquétipo de toda a autolocomoção – abre as articulações e permite o realinhamento da postura. No nível dos relacionamentos sociais entre as pessoas, a saliência intencional representada pelo rolo treina o corpo a entregar seu peso à gravidade e induz um estado mental que é receptivo à confiança e ao amor. Há mais uma dimensão de integração inspirada pelo processo do rolo.

A vantagem do Rolo Mágico no sexo

Tive o privilégio de saber por uma de minhas alunas de mais uma vantagem que se obtém ao se trabalhar com o rolo.

Vários dias depois de um *workshop* em que dirigi o processo do rolo, uma das participantes marcou comigo um atendimento individual. Ela me relatou algo sobre o que eu não tinha refletido, dessa forma, até então. Ela disse que quando voltou para casa, depois do *workshop*, encontrou o namorado com dores nas costas. Foi com entusiasmo que ela lhe mostrou o que denominou de "truque com o rolo feito de cobertor". Mais tarde, não só a dor tinha desaparecido como a qualidade de sua relação sexual tinha melhorado muito, indo além de tudo o que já tinham podido sentir antes.

Fiquei pensando sobre como um processo elaborado para remover tensões em excesso e curvas acentuadas da postura corporal poderia fazer uma contribuição significativa para a mais vigorosa de todas as funções, a saber, a ondulante dança do amor.

Esse relato desencadeou em mim uma avalanche de percepções. Inúmeras evidências se agruparam, completando um quadro no qual as conexões entre as aulas e a vida se tornaram mais claras. Pude enxergar como os movimentos no rolo têm a capacidade de proporcionar alívio às costas, não apenas porque expõem cada vértebra à convexidade e à concavidade, mas também porque ativam uma função primal, relacionada com o mais profundo significado da existência, ao colocar em movimento aqueles mesmos movimentos de balanço com os quais duas pessoas atraídas mutuamente ressoam uma à outra, na vitalidade predominante do desejo sexual.

Ondulações primais que carregam a excitação do amor

Balançar-se para a frente e para trás sobre o cobertor enrolado gera a ondulação original que pulsa dentro de você, naquela onda primordial que a natureza adotou para os movimentos no espaço.

É desse movimento que nascem todas as funções fundamentais da vida. Essa é a mesma onda de contração e expansão, que bate do centro para a periferia e de volta ao centro, levando vida a cada célula orgânica individual. É a mesma pulsação do sangue que é bombeado para a frente, incessantemente, nas artérias e veias; a mesma respiração que se faz nos ciclos de inspiração, expiração, cheio e vazio; o mesmo movimento ondulatório da marcha que alternadamente oscila entre um impulso para a frente e um pausa. Essa mesma onda que repete as suas ondulações particulares também contém em si toda a excitação do elo que une duas pessoas.

A onda que cura as costas

Os movimentos vibratórios sobre o rolo lembram ao organismo – tanto em suas partes individuais quanto em sua totalidade – como adaptar o movimento ao ritmo do fluxo cíclico. Em seu corpo, você manifesta o método que a natureza usa para expressar a vida.

Na privacidade da aula de movimento, confortavelmente deitado no chão, você observa e novamente aprende, em detalhes, o movimento que na vida diária você reconhece como um fenômeno espontâneo, completo em si. A observação detida aperfeiçoa e enriquece esse movimento. Deitado sobre o rolo você toma consciência de como a onda empurra sua coluna inteira para cima, na direção da cabeça, enquanto a pelve impele o osso púbico para a frente. Você percebe que seu peito está disponível para responder e expandir-se, criando espaço para que a onda passe pelo meio dele, até a cabeça. Quando sua caixa torácica se solta e as costelas se descolam umas das outras, suas emoções também têm mais espaço para se expressar.

Você acompanha o movimento ao longo das costas, conforme ele vai subindo e empurrando o pescoço para cima até que o queixo suba na direção do teto e a cabeça seja levada para trás, expondo a garganta num gesto que, na linguagem da natureza, quer dizer render-se.

A sensível região lombar das costas tem a oportunidade de se arredondar e projetar-se para trás, até encontrar o apoio do chão. O rolo lembra você de como simular essa posição sem forçar o estômago, de maneira que essa parte possa continuar respirando, garantindo-lhe plena vitalidade e segurança. Você sente o movimento do púbis para a frente sem forçar o estômago, as nádegas ou os músculos das pernas, mas só pela ação que cancela a lordose lombar. O movimento pubiano para a frente ocorre como uma resposta passiva ao movimento de recuar a região lombar, quando a frágil curvatura é eliminada. Dessa maneira, a pelve pode continuar sua movimentação, não só sem se cansar e colocar em risco a área problemática da região lombar, como inclusive efetivamente curando-a.

Respeitando o fluxo e o refluxo

O movimento do rolo puxa suas costas para baixo, numa trajetória reversa que sabe qual é seu próprio caminho de volta – o ponto de conforto. Você vivenciará a curvatura lombar como uma ondulação completa das costas, e isso acontece sem esforço nem contração. A seção de sua região lombar que é apoiada, entre o rolo e o chão, forma um arco alongado que lembra sua pelve de que ela tem permissão para experimentar o potencial expandido da flexão tanto quanto dar extensão. Esse movimento, seguro e confortável, mostra a você que é possível respirar o fluxo e o refluxo, até que você esteja pronto para responder aos movimentos repetitivos e incessantes entre ambos os pólos, deixando que esses o conduzam. As repetições leves e rítmicas obrigam-no a limpar as passagens e deixar que a onda primal atravesse seu corpo inteiro.

Movimento localmente enfatizado durante o sexo

Numa cultura determinada por cadeiras, numa vida sobrecarregada de tensões e obrigações, com menos atividade corporal do que seria conveniente, nosso talento para nos organizar de modo confortável está declinando. Consideramos cada movimento corporal um empobrecimento de nossas reservas de energia. Preferimos esgotar o nosso intelecto nervoso e sobrecarregado em todas as espécies de manobras e dispositivos tentando encontrar uma vaga para estacionar o carro o mais perto possível, para que possamos poupar os músculos de nossas pernas da atividade de caminhar. O movimento é considerado legítimo no ambiente das academias de ginástica, ou praticando corrida com roupa de moleton, mas numa situação social geralmente abstemo-nos de movimentos extra e podemos inclusive nos sentir envergonhados da necessidade de nos alongar, como se isso fosse um trejeito embaraçoso. O movimento é tido como um castigo e tentamos nos mover o menos possível, usando o menor número de partes de nosso corpo que pudermos. Enquanto guiamos o carro, se precisamos virar a cabeça para olhar para trás, fazemo-lo sem a ajuda da rotação dos ombros e da pelve. Pegamos uma coisa do chão sem usar a elasticidade dos joelhos, e nem sequer notamos o quanto estamos nos machucando.

Diante dessa tradição de embotar os movimentos, as pessoas facilmente aceitam o conceito de que os movimentos do ato sexual se limitam aos órgãos sexuais apenas. Se, além disso, o único estilo que conhecemos é o estilo do esforço, então a intensidade dos movimentos pélvicos durante a atividade sexual – que fazem exigências críticas às costas – fica acentuadamente bloqueada na mesma vértebra que impede a transmissão do movimento pélvico ao resto do corpo. Tudo isso se dá dentro de um alto nível de envolvimento emocional que, se ainda receber o ônus adicional da ansiedade, da necessidade de se provar, de reservas secretas, ou de quaisquer outras considerações que não pertencem às sensações presentes, terminará por levar a pessoa para bem longe do esteio seguro do cuidado consigo mesma. O movimento sexual, se seu estilo for limitado a uma ênfase local, pode se tornar uma armadilha para dores nas costas.

O rolo de cobertor relaciona-se diretamente com essa fragilidade particular. Com esse simples rolo você pode aprender como conduzir a área sensível da região lombar durante os movimentos vigorosos que repetidamente fazem-na curvar-se.

O efeito do rolo trabalha visando integrar o movimento pélvico ao restante do corpo. Você aprende com ele a sentir sua pelve no auge de sua atividade, enquanto ao mesmo tempo se lembra da totalidade do seu ser e sente as ligações que abrangem desde a ponta dos dedos dos pés até a raiz do cabelo. A provocação do rolo atinge e desperta cada uma das áreas de suas costas, convidando também a mobilização entre as vértebras do alto das costas, as quais não estão acostumadas a articular-se e mover-se umas em relação com as outras. A flexão entre a pelve e as costas fica então distribuída ao longo de mais vértebras em setores mais altos da coluna, o que termina poupando a linha da cintura dos desgastes aos quais está exposta por seu sulco natural.

Fazendo amor no contexto da interação entre pelve e corpo

A relação sexual é única no que tange ao modo como a pelve se movimenta em relação ao resto do corpo. Na vida diária, é o corpo que se move em relação à pelve. Por exemplo, se ao dançar você dá à pelve a iniciativa do movimento, está divulgando uma mensagem sexual.

Ao fazer amor, a natureza da cooperação entre a pelve e o resto do corpo é de importância primordial. Os mesmos movimentos que, por exemplo, formam um ângulo entre a coxa e a barriga são, desta vez, executados com uma mudança de papéis. Ao invés de as pernas virem até a pelve, esta é que se movimenta em direção às pernas. Na medida em que, na vida diária, a comunicação entre as duas partes seja coordenada sem desperdícios desnecessários impostos por bloqueios limitadores, então também na dança do ato sexual a interação entre pelve e pernas se desenvolverá num fluxo orgânico. Porém, se a pessoa passa o dia com poucas atividades, com apenas uma vaga sensação da pelve em sua auto-imagem, ou se a cada passada um golpe agudo é desfechado pela articulação coxofemural contra uma pelve relutante, então o relacionamento do ato sexual não será o contexto mais adequado para começar a melhorar a interação envolvendo pelve e pernas.

Da mesma maneira, a interação do movimento pelve-costas no ato sexual ampliará os problemas da sensível região lombar. É importante observar que a fragilidade da região lombar é especialmente aumentada quando o parceiro está por cima. Qualquer posição de barriga para baixo, com as pernas estendidas, torna a região lombar suscetível a tensões, e os movimentos se tornam difíceis, da mesma maneira como ficar em pé com joelhos travados enrijece as costas. Na posição de barriga para cima regular, é possível aliviar os joelhos colocando um travesseiro como apoio sob os tornozelos. Mas, nas relações sexuais, se alguém tenta mobilizar a pelve mantendo os joelhos travados é impossível evitar expor as costas a dores.

Como passar as suas costas pela onda com segurança

São essenciais ao fluxo da onda do movimento primal conexões recíprocas claras entre a pelve, a coluna, e as coxas, joelhos e tornozelos, assim como a posição do queixo, o modo como as costelas se comportam e a qualidade do olhar. A onda não é uma posição ou estrutura, ou qualquer outra condição estática. Uma onda é viva quando flui indo e vindo, e você toma parte nela em sua inteireza, por meio de uma adaptação fluida, limpando o caminho para que a onda continue fluindo e se renovando. Qualquer ponto de esforço irá obstruí-la, forçará a onda a parar, e a desperdiçará em esforços autoderrotistas. Você procura uma maneira de gerar vibrações repetitivas sem forçar as costas, sem estressar o uso de músculos abdominais profundos, sem enrijecer os músculos das coxas, sem apertar os dentes, sem segurar a respiração.

No rolo você aprende de onde pode extrair a força de gerar a onda: você descobre a força mobilizadora que existe fora de você e aprende a extraí-la do chão. Você percebe que quando seus pés estão ancorados em terra firme, uma mera insinuação de empurrá-los contra a terra, afastando-os de sua cabeça, é suficiente para fazer a terra reagir com uma contrapressão que fluirá para cima, numa onda suave, contínua, desobstruída, desde os dedos até a cabeça.

Essa é a mesma dinâmica da marcha orgânica, coordenada com eficiência. O peso do corpo é transmitido com candura, de uma junta a outra, por meio de cada músculo e de cada osso, até o pé que está dando o passo, e deste para o chão, assim despertando um soerguimento espontâneo da postura, subindo a partir do chão para o alto, entrelaçando o esqueleto inteiro num alinhamento que se mantém enquanto o corpo avança no espaço.

Quando um complexo orgânico bem organizado está em movimento, cada parte desse todo é sensível à tarefa de reajustar o fluxo de ida e volta, entre o peso autêntico e a contraforça que procede do solo. O rolo afina a resposta do seu sistema a esta lógica orgânica. Você começa a reorganizar a distribuição do trabalho que tem pela frente, e suas costas mantêm-se seguras e relaxadas. Sem investir qualquer esforço, suas costas se encontram no pleno movimento da onda primal.

Em vez de tornozelos preguiçosos, joelhos travados, músculos de coxas desnecessariamente tensos, costas pagando caro por tudo isso, você tem pernas que acordam para fazer sua parte e costas que estão soltas para dançar com facilidade.

Quando você funciona de acordo com a coordenação orgânica, em vez de estar bloqueado por pontos de contenção e pontos vulneráveis, você une seu ser total numa cooperação efetiva. A sensação de harmonia na coordenação orgânica convence-o além de todas as explicações. Você sente que esse movimento lhe dá apoio. Reconhece que algo em seu íntimo sabia disso o tempo todo. Uma nova disponibilidade se abre em você para reduzir esforços, para reduzir envolvimentos desnecessários, e com essa leveza você percebe novos prazeres.

Coordenando seu ser total: fonte de energia sexual

Quando você alarga o seu conceito de movimento no sexo, compreendendo que há um movimento global de todo o seu ser e não um desempenho localizado dos órgãos sexuais apenas, todo um reservatório de energia sexual também se abre para você.

Tanto homens como mulheres reconhecem o paradoxo de que investir diretamente mais esforço e ações mais ambiciosas, fazendo mais exigências aos movimentos sexualmente localizados, não garante mais excitação. Talvez até o contrário: tanto esforço sufoca a excitação. Se você expressa o seu desejo de incentivar a natureza fazendo todos os esforços que puder, então a onda fluida não tem chance de durar.

O que pode passar através de pernas que acionam com toda a força a máxima rigidez de que são capazes? O que pode passar por uma caixa torácica fossilizada pela insistência em demonstrar sua força de vontade, fazendo tudo o que pode para demonstrar seu orgulho e se provar? O que pode passar por mãos que se afobam em agarrar o que for, revelando seu medo de que, não agarrando com muita força, perderão a oportunidade?

Adeptas da mentalidade que acredita no mais forte e no que mais se esforça, as pessoas são impelidas a usar a crescente linguagem da força. No momento crítico, quando seu sistema involuntário não dá apoio a suas intenções sexuais, elas lidam com a situação investindo ainda mais esforço físico, mais tensão, mais rigidez: e eis armada a armadilha. Quanto maior o esforço em todas as outras partes do corpo, mais bloqueada ficará a frágil onda do sexo, desperdiçada ao colidir com a rigidez. Renovar o fluxo da onda exige um corpo que não interfira com ela quando passar. Pede um corpo que se mova com coordenação; necessita de um movimento que tenha por dentro uma prontidão congruente com sua externalização no espaço.

Quando a ambição ativada aumenta e a descarga da emoção fica detida nos esforços mal posicionados, a tensão acumulada não só é desnecessária, insensível, carente de elegância e desagradável ao outro, como ainda sufoca o sexo. Você acha que está pisando no acelerador mas, na realidade, está pisando no freio. Se o sexo ainda assim tem algum sucesso apesar de um corpo que coloca obstáculos no seu caminho, a sensação concomitante é a de ter lutado para superar um obstáculo.

Na pulsação rítmica das ondas vibratórias, que alternam entre a ação e o descanso, a contração acontece durante a fase ativa. A natureza do trabalho muscular é de tal ordem que deixar a contração acontecer e se expandir até a periferia é uma reação passiva, um lapso de tempo de preparação para a próxima contração. Se você investir força, seu sistema nervoso, impressionado por sua atividade vigorosa, irá se referir a ela como a fase da contração, impedindo, junto, qualquer possibilidade de expansão. Esta só pode ser encorajada permitindo-se que ocorra dentro de um espaço de passividade. A sabedoria da energia sexual não é o que fazer mas como não perturbar.

Talvez o próprio momento da relação sexual não seja a ocasião adequada para aprender uma nova atitude – a de tentar não se esforçar. No trabalho feito no chão, os que estão treinando Consciência Pelo Movimento praticam repetidamente abdicar de ter sucesso. Essas pessoas sabem que, quando o movimento é difícil e frustrante, o melhor é repeti-lo com menos esforço, com amplitude menor. É como se estivessem ilustrando só um esboço da idéia, com um mínimo de movimentação propriamente dita.

Uma atitude moderada produz frutos legítimos. No chão, você aprende não só os segredos do movimento mas também como se comportar com relação a si mesmo quando depara com dificuldades e frustrações. Você se atormenta tentando competir com maior força de vontade ainda, com mais compulsividade e amargura crescente, ou é suave, tolerante, solidário para consigo mesmo, como agiria se seu filho estivesse passando por dificuldades?

No nível de refinar os movimentos, é proveitoso posicionar as conquistas num outro patamar ao alimentar a necessidade de efetuar conquistas com uma nova substância. Em vez de depender da força física, há mais investimento na sabedoria da coordenação. Em vez de esperar imediatamente muito, busque o prazer e a facilidade. Em vez de focalizar as críticas cerebrais sobre os órgãos sexuais, dedique algum tempo a absorver a sensação do resto de seu corpo e a se relacionar com os movimentos. Em vez de esforços só numa direção, observe a contínua interação que coliga todas as partes de seu ser num só fluxo arrebatador.

Preocupar-se com a falta de energia é lidar com algo intangível; ela não existe e, portanto, é frustrante ir em busca disso. Tomar consciência do restante do organismo, detectar onde a energia excedente está acumulada e reduzi-la são tarefas concretas que podem ser realizadas. Quando o espaço mental é preenchido com a consciência do fracasso, o organismo se esforçará para obedecer a essa imagem e irá se manifestar como fracasso na realidade. Para envolver a mente em pensamentos positivos, é mais sensato deixar que o sexo continue como uma "fogueira nas costas", encaminhando de modo singelo os recursos cognitivos para outras áreas nas quais o sucesso é assegurado com mais simplicidade. O movimento sempre está disponível, como uma realidade concreta e plena de vida. Você sempre pode prestar atenção em como a onda – transmitida por todo o corpo em vibrações que não custam esforço – se torna mais fluente e harmoniosa até que configure um modo próprio de expressão, com seu valor particular.

Passividade que inspira vitalidade

Micromovimentos suaves têm a capacidade de dissolver núcleos duros, alisando e equalizando os padrões internos de contenção. Essa uniformidade promove uma atmosfera que lembra a sensação do desmaio, na qual é possível a você abrir mão do controle e parar de interferir na dança não programada. A onda que extrai sua inspiração da interação com o colo lança os órgãos sexuais para diante; trata-se de um subproduto passivo. Estes se adiantam com facilidade, livres para receber o rio de sustentação que flui através do corpo inteiro. A sensação nos pés é como a sensação no rosto, no ventre, no peito; todas as passagens estão abertas e em condições similares, e cada uma das partes capacita igualmente a energia a ser transmitida adiante, promovendo assim a vitalidade.

Até que você ouse desistir de suas ambições, não terá meios de saber qual a parte que o sexo poderia ter desempenhado por si, e qual parte cabe à sua responsabilidade intencional. Quando você consegue aplicar ambos os estilos, quando você consegue se controlar e passivamente se entregar, sendo arrastado pelo fluxo, só então é que você será capaz de agir por livre escolha.

O anseio místico do universo fluindo através de você

Nesta atmosfera de entrega, você tem espaço e tempo para respirar e sentir os seus verdadeiros sentimentos, ouvindo ainda os do parceiro. Então você está pronto para ponderar se a energia sexual é uma necessidade que vai além das intenções individuais de seu ego solitário, o qual tende a crer que deve manipular para abrir seu caminho num mundo estranho. Você está mais pronto para aceitar que a energia sexual flui através de você e precisa de você – filho da Criação – para manifestar em você o anseio místico do Universo. Quando você se lança confiante nas mãos de algo que é maior que você, então a ferroada de seu ego ansioso desaparece e você se abre para deixar que a natureza percorra seu curso, sem impedimentos. Essa é uma revolução na maneira como você se relaciona com a vida, que vai além do plano da coordenação dos movimentos.

Respiração de emergência: a pelve que sufoca com o esforço

Você pode fazer uma observação especial no âmbito da respiração. Ao desacelerar o ritmo dos movimentos, nas condições protegidas da experimentação no chão, durante uma aula, enquanto seu peso está todo largado sobre o apoio embaixo de seu corpo, você está livre para ouvir e decifrar a correlação entre a respiração e os movimentos pélvicos. Com o rolo, você leva determinadas posições a seu ponto extremo, em que é possível observar algumas ligações que na vida cotidiana não conseguiria investigar. Enquanto seu cérebro está sendo treinado para a abertura de iniciar novos padrões de funcionamento, você pode tirar suas próprias conclusões sobre os vínculos que unem a respiração e a maneira como o seu organismo se comporta no ato sexual.

Há muitas combinações diferentes e incomuns na dinâmica da mobilização da pelve em relação à respiração. Você pode levar o osso púbico para a frente, acionando os músculos internos das coxas próximos à pelve, contraindo as nádegas, convocando os músculos do estômago e seus órgãos internos e enrijecendo o queixo e o peito, as mãos e o rosto. Você está agora envolvido numa luta e sua respiração entra num padrão de acordo com um estado de emergência, ao ser interrompida e contida a cada acentuação do movimento para a frente do soalho pélvico.

Talvez esse seja o padrão mais comum de respiração: o esforço concentrado que cessa a respiração. Essa é a pelve que sufoca em seus próprios esforços.

Movimento do osso pélvico para a frente sem pressa

Você também pode elaborar uma outra combinação. Quando não está às voltas com uma luta mas, ao contrário, permite uma atmosfera de entrega, enquanto descansa todo o peso do corpo e os pés empurram o chão sólido, seu osso púbico é impelido para diante na onda que volta e que vem sem força do chão, contrapondo-se ao movimento de pressão. Essa é a dinâmica que permite uma respiração solta. Você pode respirar sem qualquer associação com o movimento pélvico. Pode inspirar a cada movimento para a frente e expirar a cada recuo. Ou pode coordenar a respiração de maneira menos convencional, de tal sorte que a cada movimento para diante do osso púbico o ar sai dos pulmões e você o expira.

Na linguagem do organismo, a expiração geralmente significa entregar-se, relaxar. Essa é uma oportunidade para vivenciar o significativo movimento da pelve, num contexto de conforto, sucumbindo à confiança e ao vagar da passividade.

O ar enche os pulmões quando o osso púbico recua e se move para trás. O oxigênio inspirado aumenta suas capacidades sensoriais e você experimenta um recuo até um nível de sensibilidade comparável ao ímpeto para a frente. Para muitas pessoas, essa é uma revelação profunda a respeito do modo como se relacionam com a dinâmica do sexo. O recuo da pelve acontece espontaneamente, com um prazer todo seu, e não é só uma apressada fase de preparação para o próximo movimento para a frente. O movimento de recuo não é um ato incisivo; ao mesmo tempo, o aprofundamento da curvatura lombar ocorre com mais suavidade e menos chances de causar lesões.

Quando você aprende o ágil movimento de ida e vinda sobre o rolo, você também separa o ritmo respiratório do andamento do movimento pélvico. Sua respiração pode ser caótica, às vezes fragmentada, ou suavemente contínua, sem qualquer padrão aparente. Ela desperta e revigora cada músculo, osso e tecido do corpo todo, ao orientar a música improvisada de seu organismo. Com um vocabulário de movimentação enriquecido por uma variedade de padrões respiratórios, você volta à sua vida com um corpo mais inteligente, dotado de recursos que continuarão aproximando-o cada vez mais de seu verdadeiro potencial.

A pelve que rola na risada

Nas danças que induzem ao transe, das culturas que vivem de modo mais próximo à natureza, as pessoas exibem rápidos movimentos vibratórios de seus quadris, sem nenhum esforço, e podem continuar com esses movimentos por muito tempo, horas até, sem se cansar nem machucar. Esse é o mesmo tipo de vibração que algumas pessoas experimentam espontaneamente como *kundalini* ou, às vezes, sob a influência de drogas, ou simplesmente em danças livres. Esse é um movimento ao mesmo tempo leve e vigoroso, demarcado em sua delicadeza e freqüência perfeitas. Se uma pessoa tentasse produzir essa espécie de vibração com um investimento intencional de esforços, que só reconhece os grandes músculos, o ritmo rápido se tornaria desajeitado e as costas ficariam doloridas e muito cansadas.

Parece que esse movimento vibratório se origina num lugar de conhecimento primal da natureza. Não é adquirido por meio de um processo gradual de aprendizagem. Quando a vibração aparece, está cheia de vida em sua perfeição completa, ressoando com uma freqüência determinada cuja fonte é, em geral, a batida dos tambores.

Às vezes, a habilidade de produzir vibrações é adquirida de maneira diferente. Em Bali, na iniciação de uma dançarina jovem ao seu primeiro transe ritual, ela toca com a mão uma corda esticada que é vibrada por dois adultos. Quando ela ecoa com a vibração da corda, entra num transe perfeito e, mais tarde, saberá como recriá-lo sozinha. O movimento vibratório guia a pelve de uma maneira muito específica, que é totalmente segura para as costas. Os que experimentaram essa vibração num transe, enquanto estão deitados de costas, atestam essa qualidade extraordinária na maneira como as costas entram em contato com o chão. A curvatura da região lombar é eliminada e esta encosta no chão com a sensação de que era isso que sempre esteve faltando. É como se a sabedoria interior que gera essa vibração também soubesse o que as costas precisam para aliviar seu cansaço e diminuir a fragilidade na cintura, mostrando repetidamente às costas qual é o caminho certo e seguro.

No movimento do transe, o ritmo alcança um impulso que se renova automaticamente, e o nível de envolvimento do corpo tem um ajuste preciso ao que é exigido para manter essa freqüência singular intacta. Nesse ritmo, com uma leveza perfeita, a região lombar sabe como anular sua curvatura. A cintura salta para trás, e, com isso, o movimento para a frente do osso púbico ocorre em completa passividade. Essa diminuição da curvatura lombar também acontece na expiração, como se a pelve estivesse tossindo, ou melhor ainda, rindo?

Confiando na sabedoria do seu corpo

No rolo, você saboreia um estilo de movimento que talvez nunca tenha associado com a ondulação fundamental da auto-orientação orgânica. Durante o processo no chão, você constata que pode passar a ondulação por várias nuances de envolvimento: da intensidade à delicadeza, da atividade poderosa à passividade sutil, da dinâmica leve à atenção desacelerada, de flutuações acentuadas e agudas a um *continuum* integrado, de movimentos redondos interligados.

Chega o momento em que você pode cessar seu envolvimento por completo e entregar-se à hegemonia do movimento de seu corpo. Enriquecido e aperfeiçoado pela exploração de muitos ângulos variados de rotação sobre o rolo, o movimento o guia até você chegar a uma freqüência em que não se pode mais dizer se o movimento é guiado ou guia. E, quando você não resiste à onda ou tenta desacelerá-la, o movimento lhe proporciona uma experiência de prazer sem luta, de fluxo sem investimento, um sabor do abençoado estado de transe que o arrasta numa continuidade de sensações recorrentes.

Essa freqüência é tão autêntica para você que dá a impressão de que nenhuma parte de seu corpo está trabalhando ou agindo sob tensão. Sua consciência pode testemunhar, a um passo de distância, observando o que acontece. Não há o que fazer, nem criticar: o movimento sabe como se manter, por si. Nessas condições, o pensamento pode descansar, desfazer-se e desligar o barulho que insiste em ocupar o topo de sua cabeça. Agora, você está no reino das sensações, num lugar onde não há palavras.

O que é único é que você está num estado flutuante, semelhante a uma vertigem, ao mesmo tempo que está agindo. Talvez esteja familiarizado com a sensação de quase desmaiar em certas situações passivas, possivelmente durante a meditação, ou enquanto se afunda numa dor de cabeça motivada por cansaço, ou ainda nos derradeiros momentos antes de afundar no silêncio do sono.

Os movimentos de oscilação permitem-lhe combinar uma ação óbvia com um estado mental que lembra o transe. A entrega a esse transe, estando em movimento, é a aula que o prepara para uma relação sexual isenta de esforço ou luta, para fazer amor de uma maneira que não entra em considerações mentais e que, pelo contrário, é um fluir espontâneo.

Utilizando sua consciência para alcançar um estado em que ela não é mais necessária

Ao se tornar mais acostumado com a experiência do relaxamento que coincide com o movimento, seu organismo recupera os sistemas profundos da vitalidade que têm por finalidade guiá-lo rumo à espontaneidade. Você usa a sua capacidade de tomar consciência, seu talento humano para observar, avaliar e prestar atenção para poder chegar num estado em que não precisa mais disso. Parece um paradoxo. Você resgata a potencialidade física que ficou perdida numa vida de atividade cerebral excessiva e de insuficientes desafios de movimentação, usando essa mesma inteligência que a vida intelectual desenvolveu à custa do seu corpo, tudo a fim de voltar para a mobilidade inconsciente e decifrá-la.

Com paciência e pensamentos atentos, pouco a pouco você reconstrói um processo de aprendizagem que lembra o processo original da educação do movimento, selecionando e aperfeiçoando soluções até elas se tornarem espontâneas. Como no alvorecer do desenvolvimento da humanidade, o sentido cinético, mais veloz que o pensamento, é aquele que agora decide por você. Sua consciência apenas o ajuda a criar as condições nas quais esse sentido novamente voltará a ser seu guia.

Alinhando sua postura para que seu coração acredite que você é amado

Todos nós desejamos relacionamentos amorosos. Você sabe como receber amor? Seu corpo sabe como se alinhar de maneira a seu coração conseguir acreditar que, de fato, você é amado? A maneira como você organiza seu corpo influi no que ocorre em seu coração? Existe uma maneira de aumentar sua aceitação de ser amado mediante seu estilo de movimentação?

O trabalho no rolo dá margem a várias percepções sobre o modo como você se coordena, e esse modo se reflete em sua capacidade de sentir que é aceito como é. O movimento sobre o rolo, contra o apoio que ele representa, convida seu organismo a responder com maior fidelidade à atração da terra, entregando o seu peso de modo que ele possa se soltar mais inocentemente no chão, deixando de recorrer ao esforço dos músculos. Essa é uma reconciliação com a força da gravidade.

Quando você cessa de resistir à força da gravidade e permite que seu peso afunde, a vivência dessa sensação leva-o de volta a um tempo primal de sua vida, em que você era bem pequeno e não tinha escolha senão recostar-se em total confiança no colo amoroso, época em que não tinha a menor dúvida de que aqueles em quem se encostava tinham como bem mais precioso o seu bem-estar, que o peso de seu corpo inteiramente entregue a eles era a maior dádiva que eles poderiam receber, e que carregar você era o que eles mais precisavam. Em sua mente, receber amor incondicional ficou registrado no aspecto físico mais predominante de sua existência: a maneira como você lida com a gravidade.

A vida é tão cheia do elemento da gravidade que nos esquecemos de considerá-lo. Entregar o próprio peso e recostar-se inteiramente é um ato repleto de confiança. Em termos da linguagem corporal, receber amor é confiar em quem o está segurando, é estar disposto a se largar na terra ou na pessoa, sem qualquer preocupação de ser um peso ou com medo de cair, que é o medo mais básico e direto da vida.

Entregando o seu peso e sendo amado incondicionalmente

Depois que o rolo ensina cada tecido e cada fibra de seu corpo que está tudo bem e ele pode se entregar completamente, você entende que sua maneira de carregar o próprio peso é uma expressão de seu estado mental. Enquanto continuar carregando-o todo sozinho, em vez de deixar que receba o apoio que vem de baixo, da terra, você é incapaz de acreditar que é amado mesmo que lhe digam isso, porque você não está se comportando da maneira que a natureza programou para que receba amor. Você está concentrado em garantir a sua sobrevivência por seus próprios recursos; é cauteloso, e não se dá conta de que a segurança sempre lhe foi oferecida.

Quando você estiver preparado para aceitar recostar-se e confiar no apoio que o sustenta, seu corpo ficará de acordo com a atmosfera de ser querido. Se efetivamente você estiver sendo querido, tem então uma chance melhor de reconhecer esse afeto num nível profundo de seu ser, além da compreensão racional, e por intermédio do mais vital dos talentos de movimentação, que é a habilidade indispensável de estabelecer o equilíbrio.

Tocando o cerne da vulnerabilidade por meio da auto-organização

É mais fácil treinar e mudar a organização do corpo do que alterar as emoções, atitudes e opiniões. Quando o rolo de cobertor remodela a armação do seu corpo e o prepara para adaptar-se a esse suporte, você também estará mais preparado para aceitar o amor, para acreditar que a vida se empenha em lhe oferecer amor em abundância, e que essa confiança terá uma chance melhor de realização.

Essa é a graça do Método Feldenkrais: ele toca o cerne da vulnerabilidade humana com o mais simples e seguro recurso de todos, o movimento corporal. Sem reviver antigos sofrimentos, sem tentar analisar motivações anacrônicas, o método guia a pessoa diretamente para que saboreie a confiança original que ela já teve em si mesma, antes que os problemas começassem.

No chão, você experimenta movimentos inocentes, com um rolo entre você e você mesmo, e ao mesmo tempo uma ampliação da confiança se abre em seus relacionamentos com os outros; você se torna mais confortável recebendo afeto das pessoas e sentindo que é querido.

O silêncio vivo que você sempre desejou

Quando termina o processo e você se levanta, você sente vontade de abraçar alguém que passou pelas mesmas experiências. Então você sente, além de qualquer explicação, até que ponto a maneira de cada um segurar o corpo do outro mudou e como derreteu em ambos uma camada de rigidez crônica. O peso de seu corpo agora está mais propenso a se soltar, entregando-se mais fundo ainda para o chão, e na direção da outra pessoa também. Você percebe também uma mudança em seu estado de espírito. Em vez de considerações, dúvidas, pressupostos e garantias, você está repleto de uma tranqüilidade e de uma entrega em sua presença. Você sente que estar com uma pessoa que se sente confortável consigo mesma e que se permite ser abraçada também lhe dá licença para entregar todo o seu ser, soltando-se e recebendo todo o apoio, como você sempre quis.

Seu sistema nervoso registra esse estado e, quando aparece o momento apropriado, ele o lembrará de que você também pode ser assim.

Uma interrogação acerca da necessidade da agressão

Sua mente pensante não pode se furtar à lição profunda que se deve extrair desta experiência. Talvez a lição seja uma interrogação de surpresa perante seus hábitos persistentes, sua segunda natureza adquirida, ou o desperdício da agressão. Se, com um investimento tão pequeno no processo sobre o rolo você pode provocar uma mudança tão significativa em seu ser, pode começar a questionar os conceitos e princípios operacionais que defende a respeito da agressão. Para muitas pessoas, trata-se de uma reviravolta em seu estilo.

Aqui, agressão é um termo que denota a maneira de organizar movimentos na qual você investe mais esforço do que é preciso. Feldenkrais denomina essa organização de "bater no parafuso com um martelo". Agressão é aquele acréscimo de força que priva o ato de seu equilíbrio e o sobrecarrega com uma tensão extra. É a atitude que reduz a eficiência.

Quando fazem amor, as pessoas tendem inocentemente a dar o máximo de si mesmas, o tempo todo. Podem criar, com muita diligência, cada vez mais movimentos, sem pausas para sentir, sem uma moderação sensível, e podem se deixar levar por exageros. Mesmo que o exagero seja feito com a melhor das intenções, transporta a ação até o nível da agressão, que é caracterizada por esforços acerbos para obter movimentos crescentemente agudos, enfáticos, desprovidos de qualquer elegância ou graça.

A diferença entre o desperdício da agressão e uma dinâmica eficiente talvez não seja grande em termos da quantidade de força investida ou da configuração produzida, mas é imensa em termos de atitude, em sua mensagem inerente. Essa diferença muito sutil e significativa é o que desejamos aprender. Essa é a questão da cultura atual: a dificuldade de cessar o uso de mecanismos excessivos, adequados apenas em situações de emergência, e que são usados em momentos que passam longe disso; a dificuldade de dar uma resposta congruente a necessidades que mudam de momento em momento; não saber como se envolver numa atividade dinâmica sem transbordar de aceleração que tende a se tornar em si mesma, e não permite mais que a pessoa sinta o momento em que deixou de ser necessária.

A orientação extrovertida que convida excessos

Poucos de nós fomos criados para desenvolver graça e leveza em nossa movimentação. Poucos de nós são sensíveis às diferenças internas sutis que conferem ao movimento seu equilíbrio harmonioso e sua elegância econômica. Tendemos a priorizar os embates com o meio ambiente. Somos muito mais direcionados para ouvir o que vem de fora do que o que vem de dentro. Achamos complicado nos distanciar, por um momento que seja, dos eventos à nossa volta, para avaliar o que está acontecendo conosco por dentro. É difícil nos identificarmos com nossos incômodos, prazeres, posturas distorcidas, e com as emoções que lhes correspondem. Talvez sequer percebamos que nos ignoramos. Quando nos preocupamos com nossos atos o que importa é a maneira como se projetam no mundo externo. Tornamo-nos acostumados a avaliar os resultados segundo o modo como os outros os vêem. Para que os nossos atos tenham um impacto mais dramático, empenhamo-nos em investir ainda mais energia, força e determinação. Essa orientação extrovertida convida excessos.

Desistindo do hábito de tentar sobressair

Se, para você, o sexo também é um teste diante dos outros, você pode terminar exagerando na quantidade de força física que investe nele. Num nível mais profundo, talvez inadvertidamente, você não se acha bom o bastante sendo como é, e pensa que precisa ajudar a natureza. Nesse caso, você pode acabar preso no hábito de se exceder em esforços e tensões.

Se você nunca experimentou o sabor da aceitação incondicional, se não entendeu que é amado não pelo que faz ou pelo modo como faz, mas por ser quem é, como é, então você pode achar difícil, especialmente no sexo, deixar de fazer força para sobressair. Com o tempo, esses esforços excessivos se tornam um hábito, como um ruído de fundo que não se ouve mais. Então talvez você não possa mais identificar as razões que o levam a fazer tanta força para tudo. Mesmo que, racionalmente, você entenda que não tem motivos para agir assim, continua agindo com exagero porque a possibilidade de ser de outro modo lhe escapa. Para você, o desejo sexual está vinculado a uma reação de colocar-se em atividade no volume máximo.

Você tenta alcançar com esforço o que pode ser recebido de presente?

É difícil retroceder de uma agressão acelerada para a inocência de uma delicadeza que investiga possibilidades. Se você acredita que chegou onde está por causa de sua agressão intencional, então irá parecer-lhe arriscado desistir dela. Com o tempo, no entanto, tudo o que você conseguiu por meio da agressão intencional não o convence. No nível mais profundo do seu ser, você não acredita que essas conquistas são devidas ao seu mérito, que elas efetivamente lhe pertencem. Ao contrário, você acreditará que são fruto de suas manipulações e que, de acordo com a maneira de ser da natureza, as coisas devem chegar a você espontaneamente.

Essa é uma diferença básica na abordagem da vida. Você adotou como princípio de vida a atitude de estar sempre pronto a acionar todos os seus recursos para poder conseguir da vida o que quer, ou acredita que seu bem-estar é inerente à criação e lhe será proporcionado, mesmo se você não forçar as coisas para obtê-lo?

Como você bem sabe, a vida oferece evidências abundantes de ambas as atitudes. As pessoas se apressam em obter evidências que confirmem seu ponto de vista, e preferem ignorar outras alternativas. Será que você consegue ver que, comportando-se agressivamente, você está se negando a chance de receber como presente aquilo que está tentando garantir com seus esforços?

A caminho da plena realização

Quando você identifica sua excitação sexual com a agressão que a acompanha, então perde de vista a liberdade de brincar com diversos níveis de envolvimento, incluindo, se quiser, a opção de viver em paz com a sua excitação sexual, sem fazer nada a respeito, celebrando-a como presente e não a vendo como frustração.

Quando você interpreta mais agressão como mais prazer, não tem como conhecer o rico universo dos prazeres sutis que se situam logo abaixo do limiar do esforço. A natureza é organizada de tal maneira que a sensação de realização não coabita com agressão. A manifestação da agressão é o desejo por mais, o que pode também implicar o medo de isso não ser suficiente e você então talvez tente agarrar tanto quanto puder, o mais rápido possível.

Para trocar a marcha e buscar a realização e o prazer, você tem de dirigir sua escuta mais atenta ao que já existe agora, ao que já está presente. Os que sabem como fazer pausas, e ouvir as sensações do presente, criam um ambiente em que a realização pode ser identificada. Essa prontidão para apreciar aquilo que já existe é a ponte para mais satisfações e prazer.

O esforço estressado que provoca insatisfação

Há aqueles que afirmam que o que lhes dá prazer é a própria agressão descontrolada, com a excitação de sua luta inerente. Essa é uma declaração direta e legítima, e todos têm o direito de escolher entre um parceiro que aprecie estar junto, no sexo, e o outro que gosta de ser sexualmente agressivo.

Seu esforço cansativo revela o quanto você está longe de conseguir se satisfazer na vida. Seu parceiro capta suas tentativas de esforço com força – pois isso ecoa de maneira inconfundível em seu ventre – e, com o tempo, interpreta-as como nota baixa para você, como se a sua presença não fosse suficiente para inspirar você a se sentir bem consigo mesmo, pois você continua tentando muito ser mais do que é. Afinal de contas, não é verdade que todos queremos estar com alguém em cuja presença somos inspirados a sentir o quanto realmente somos maravilhosos?

Haverá quem interprete a excitação da agressão como a própria excitação do amor. Mas, será que a agressão consegue criar realmente um clima de crescimento mútuo, de intimidade? Quando está num nível de envolvimento exagerado, você está ocupado consigo mesmo e com o que está fazendo, e está menos sintonizado em outra pessoa, especialmente se a expressão do parceiro é feita num nível mais sutil. Como acontece com cantar em grupo, para poder cantar e, ao mesmo tempo, ouvir como os outros estão cantando, você tem de diminuir suas tentativas de ser ouvido no seu volume máximo.

Algumas pessoas não conseguirão cantar quando seu volume agressivo as sobrepujar. Mesmo que tenham as melhores intenções, se o organismo delas capta a dissonância do desvio em relação à harmonia, a reação será de afastamento. Você pode classificar essas pessoas como reservadas, e não ter a menor idéia de como elas poderiam desabrochar em outro nível de sensibilidade, com outro ritmo.

Sexo: contexto sugestivo para imprimir sua atmosfera na vida

Movimentos excessivamente tensos e desajeitados durante o sexo deixam em você um selo que dura horas depois da relação. A energia aplicada ao sistema atua visando restabelecer o padrão segundo o qual esse sistema foi organizado. Dessa maneira, o ato de escovar os dentes, se ocorrer com muita força, pode ter um efeito crucial sobre a fixação da curvatura do seu pescoço, especialmente se você tiver o hábito de olhar no espelho enquanto o faz. Da mesma forma, uma corrida cansativa pela manhã pode determinar o tônus de seus músculos pelo resto do dia. Até mesmo a expressão facial adotada para correr pode permanecer com você por várias horas ainda.

A relação sexual intensa que envolve todos os sistemas vitais ao máximo é uma das mais vigorosas manifestações da energia cinética. Mais do que os movimentos de outras funções básicas como comer ou andar, correr e escovar os dentes, o sexo funciona como um contexto sugestivo que reforça as características que coloriram o ato sexual naquela oportunidade, e estabelece um estilo que prevalecerá em outras oportunidades. O estilo e as atitudes subjacentes ao ato sexual afetam os padrões de personalidade na vida cotidiana.

Seu estado mental durante o sexo, que dá o tom a suas expressões faciais e corporais, acentua a rota que seus movimentos tenderão a percorrer repetidamente, mesmo em outros contextos além do sexual. Você certamente notou que, se quer conhecer a natureza de sua experiência sexual, pode acompanhar como está se sentindo na manhã seguinte. O estilo de seus movimentos durante o ato sexual determina se você estará esgotado e de mau humor, ou revigorado e sentindo boa vontade em relação ao mundo todo. Se, durante o sexo, suas expressões faciais mostram mais sofrimento do que transe ou mais amargura por tanta luta, do que suavidade por se entregar, é isso que será reforçado em você. Se, durante o sexo, seus movimentos são agudos, apressados e forçados, é difícil encontrar em seu interior, em outros momentos, o ritmo suave e a graça pelas quais provavelmente anseia.

As crenças que subjazem aos seus movimentos também tendem a se tornar permanentes. Se sua maneira de se movimentar procede de uma ansiedade oculta de que talvez não haja sexo suficiente para você no mundo, há uma boa chance de que essa ansiedade prossiga influenciando-o mais tarde, e com ainda mais força, sem qualquer relevância para a realidade. Mas quando você aceita a experiência como uma confirmação da abundância à sua disposição na vida, e seus movimentos são congruentes com essa crença, essa mensagem não será facilmente abalada.

Você insiste consigo mesmo para querer o que não quer?

Talvez o que realmente o motiva seja a suspeita de que, se abandonar agressão e simplesmente for quem é, você pode descobrir que duvida de estar mesmo interessado em sexo ou até na pessoa que está com você. Você precisa do exagero para ajudá-lo a querer aquilo que realmente não quer? Você precisa do ruído da agressão porque ele o ajuda a não ouvir o que o perturba, a verdadeira voz que vem de dentro?

De todas as criaturas, só os humanos separam os períodos de acasalamento das estações do ano. Pode ser que a expectativa de ter sexo em caráter permanente não tenha raízes na natureza. A propaganda persistente, de cunho sexual, que o rodeia por todos os lados não menciona jamais que você tem autorização para desejar sexo em seus próprios termos.

Ou talvez você prefira ser levado pela agressividade porque não consegue se entregar a ninguém quando não está em sua posição de controle e, sobretudo, quando é arrebatado pelas suas próprias sensações. A categoria de estar no controle também inclui permanecer sobriamente reservado, que é a outra polaridade desse exagero.

Não pretendo explicar os motivos sociais que animam as manipulações e as armadilhas, os jogos e multas em que as pessoas se envolvem para poder lidar com suas decepções. Na humanidade civilizada, a busca pelo amor passa por um tortuoso labirinto de vulnerabilidades. Às vezes, os relacionamentos entre homens e mulheres são um enigma não resolvido. Neste contexto, estou me referindo à possibilidade de aprender, apenas por meio do movimento corporal, como deixar que o encontro da relação sexual possa ser organicamente autêntico.

Condicionamento mútuo das respostas um do outro

O sexo é um encontro mútuo. Seu comportamento é influenciado, quando não condicionado, pelas reações de seu parceiro. As pessoas esperam que o seu parceiro inspire nelas o que elas têm de melhor. Tanto homens como mulheres esperam que seu parceiro saiba como levá-los a um grau de refinamento. Há aqueles que esperam que o parceiro lhes dê rédea solta sem que isso pareça mau gosto.

Algumas pessoas acham especialmente difícil chegar a um acordo com sua auto-imagem, quando ela inclui ser impulsivamente agressiva no sexo, pois essa agressão está muito distante de sua personalidade cotidiana. Quando as pessoas são divididas internamente por um duplo padrão, então sua atitude para com a testemunha de sua precária auto-aceitação permanece distorcida.

A ignorância do não-prazer

Ao largo de vários períodos da História, muitas religiões adquiriram controle sobre seus seguidores manipulando esse conflito de auto-imagem, causado pelo pecado da paixão agressiva. Muitas pessoas foram convencidas de que o melhor modo de resolver seu problema era evitá-lo, e adotaram um regime de abstinência puritana. Quer obtivessem uma sensação de superioridade moral ao conseguir obedecer uma tal disciplina, quer se sentissem culpados se falhassem, a opção de ter prazer com o sexo era proibida a elas. Por outro lado, algumas pessoas que a religião não conseguiu dobrar atingiram um nível de cinismo que fez de sua agressão desenfreada seu próprio mandamento secular. Esses dois tipos de pessoas permaneceram igualmente ignorantes da capacidade humana de desfrutar do sexo dinâmico, livre de tensões, pleno de ternura.

O sexo como meditação: uma maneira não-intencional de se movimentar

As escolas de pensamento nas religiões do Extremo Oriente, que dão alto valor à integração harmoniosa da criação inteira, reservam um lugar especial para o sexo. Em certos períodos da História, o sexo foi claramente entendido como uma parte da consciência de exaltação não verbal, sendo considerado uma forma de meditação, um dos caminhos até a fonte da intuição e o mundo esotérico. Sociedades inteiras usaram o erotismo para inspirar a espiritualidade, e muitas imagens eróticas foram esculpidas nas pedras de seus templos.

O método do tantra oferece instruções detalhadas de como a pessoa pode atingir uma experiência espiritual por meio do sexo, permanecendo passiva o tempo todo. Isso não significa sexo sem movimentos, mas sim que os movimentos inerentes ao sexo é que movem a pessoa, e não o contrário.

Mediante uma educação continuada nas tradições abrangentes que encorajam os valores do refinamento, as pessoas aprenderam a ficar juntas durante o ato sexual, sem gerar qualquer movimento deliberado. Isso significa ter a paciência de manter uma união serena e viva, em que o nível de estimulação está plenamente presente, e as sutilezas não passam despercebidas. Às vezes, o casal se movimenta em resposta a uma ânsia orgânica que os agita sem que tenha havido qualquer investimento proposital de sua parte nesse sentido. O ritmo desse movimento é imprevisível e muito distante de qualquer batimento mecanicamente programado. Esse movimento tem uma qualidade que lembra o transe, a capacidade da submissão, um prazer vibracional que os atos propositais apenas perturbariam.

Na atitude passiva, o presente que você oferece ao parceiro é a sua confiança nele, é você se depositar nas mãos dele, num vulnerável estado de ausência de controle, sem tentar seduzir, sem tentar impressionar, apenas boiando juntos na sensação de que algo maior que ambos está atraindo cada um por meio do outro. Então, você vai poder acreditar que o desejo sexual é uma necessidade da natureza e não pertence a nenhuma das pessoas; que, na realidade, você não tem direito a notas por seu desempenho que, por bem ou por mal, encontra meios de se expressar por você. Você consegue imaginar o quanto vai se sentir aliviado quando souber que o único crédito que pode ganhar no sexo é o que adquirir por não interferir com a natureza?

Transformando o ruído do sexo em música

Nos antigos manuscritos chineses, as várias fases do ato sexual são descritas numa seqüência precisa. Como as notas na escala musical, que dão ordem ao ruído caótico e transformam barulho em música, a escala chinesa coordena a dança do amor. Cada fase tem um nome e um domínio definido, seu próprio ritmo e um nível de intensidade apropriado.

As pessoas eram treinadas para discernir as distinções e ler os sinais nos parceiros, para saber quando proceder para a fase seguinte, de acordo com esses indícios. A fase final da entrega com espontaneidade total só ocorre depois de uma prolongada e completa preparação, amadurecida por um estilo ao mesmo tempo dinâmico e isento de coerção. À luz desses rituais sensíveis, nós, ocidentais, parecemos ignorantes e canhestros em nossa impaciência e ignorância.

"Não despertar nem atiçar o amor até que ele o queira"

As escolas tolerantes do Extremo Oriente não foram as únicas a incentivar o refinamento. Também no Oriente Médio, as pessoas antigamente sabiam como ser mais sensíveis do que nós às sutis pulsações da vida. Conheciam a arte de entrelaçar-se com o fluxo da onda da energia, precisamente no momento exato.

No livro *Cântico dos Cânticos*, da Bíblia, encontramos a mesma idéia recorrente: "Não despertar nem atiçar o amor até que ele o queira". Essa pode ser a versão hebraica de como moderar a agressão e confiar no curso da vida. O herói é considerado aquele que subjuga suas paixões.

Você consegue imaginar que virtude é necessária para poder competir para ver quem chegará por último?

Você pode mudar o estilo ao se oferecer mais prazer

Você nunca conseguirá saber quanta agressividade é desperdiçada no sexo até experimentar a outra polaridade e se treinar para não interferir com a natureza. Todos podem lembrar de um momento de intimidade especial que despertou uma ternura que, seguramente, não diminuiu o prazer. É freqüente observar como algumas pessoas são capazes de uma refinada paciência só quando começam um novo relacionamento. Com o tempo, esse refinamento se desfaz na proporção em que não está mais presente a motivação para conquistar a outra pessoa.

O importante a aprender, em termos do nível da qualidade do movimento, é que a delicadeza no encontro sexual está inclusa no espectro da capacidade humana, e reservada para incentivar essa vivência.

Você pode mudar seu estilo de movimentação mais facilmente do que lhe é possível modificar suas perspectivas de vida. A qualidade de seus movimentos presta-se a mudanças sem críticas frustradoras, sem força, e sem abortar seu entusiasmo, pois você está se proporcionando uma forma de se movimentar que lhe oferecerá mais prazer, inspirando ainda mais a vitalidade profunda no íntimo de seu ser. Esse movimento é tão fluente e dinâmico quanto ele próprio queira ser, e, ao mesmo tempo, sensível e harmonioso; é um movimento em que você só desiste da ferroada da ansiedade excessiva, expressa por meio da agressividade. A diferença não parece grande, mas a sensação que a acompanha é inteiramente diferente.

Elevando o sexo ao domínio humano

Quando você transforma um estilo cegamente agressivo num estilo de sensibilidade seletiva, está desvinculando o sexo de sua programação primal para a reprodução e elevando-o ao nível do prazer humano consciente. Nesse momento, você se liberta, ainda mais, da cadeia de reações estereotipadas que, no mundo animal, levam o macho a buscar resolutamente a inseminação e a perder, imediatamente após, qualquer interesse pela fêmea. Sua cópula bem-sucedida permite-lhe continuar com suas conquistas junto ao resto do bando, ao mesmo tempo que a fêmea se torna mais interessada em sua função como mãe.

No nível humano, você é tanto orientado para o refinamento do prazer quanto para entregar-se à essência do outro. E depois de acalmada a onda do desejo sexual, permanecem os parceiros mutuamente envolvidos.

Vivendo o relaxamento e suas decorrências

Quando você é sensível ao refinamento, torna-se consciente de muitas nuances e muitos tons no silêncio que se segue ao ato sexual. Você sente a diferença entre o relaxamento que é um colapso, no qual você se sente esgotado, e o relaxamento vivo, que o arrasta num silêncio ondulante, até desembarcá-lo em outro nível do relacionamento. Você já reparou na correspondência entre o esforço investido e sua capacidade de renovação? Não é verdade que o esforço, ao interferir na onda e tentar manipulá-la, também perturba sua fase de revigoramento e seu prosseguimento em outro ciclo?

A qualidade do relaxamento é condicionada pelo estilo da atividade que veio antes. O relaxamento vivo resulta de movimentos que ocorreram sem excessos parasíticos. Permanecer relativamente relaxado, durante a movimentação, é a lição profundamente aprendida em cada movimento do processo do Método Feldenkrais. O rolo só o ajuda a resistir à tentação de se entregar a envolvimentos irrelevantes, e leva-o a relaxamentos menores, entre um movimento e outro, preparando-o para o relaxamento final, quando toda a movimentação chegar ao fim.

5

Costas Retas ou Costas Sábias?

Se as pessoas não fingissem saber, e não interferissem com consertos orientados por esse saber, não estragariam o que a natureza sabe tão bem fazer sozinha...

do *Tao Te King*

No Ocidente, corrigindo; no Oriente, não interferindo

Há uma profunda diferença entre o Oriente e o Ocidente quanto à abordagem adotada para fazer correções. No Ocidente, quando você não está satisfeito com sua forma de ficar em pé e a considera uma deficiência por desleixo e negligência, pode acabar ouvindo que não está se esforçando o bastante para se aprumar.

No Oriente, por outro lado – e, a esse respeito, como em muitos outros, a maneira de pensar de Feldenkrais está de acordo com o que prega o Tao –, acredita-se que a natureza sabe como organizar-se da maneira ideal. O que não pode ser feito é acrescentar algo extra. Esse é o "mais" que é "menos", como comida em exagero, ou um volume sonoro alto demais.

O Ocidente incita-o a experimentar e depois agir. O Oriente o aconselha a aperfeiçoar-se e se purificar. É possível aceitar as duas abordagens sem contradição? Que intervenção extra sabota a postura ideal? Ela pode ser revertida?

O reflexo de sua ecologia particular

A maneira como você fica em pé é o cartão de visita que o acompanha a toda parte e anuncia ao mundo quem você é, em que condição está, sua atitude diante da vida. Mais claramente do que mil palavras, sua postura revela sua personalidade e sua história. Com um rápido olhar, as pessoas podem receber a mensagem de sua postura e captar o valor que você se confere na hierarquia social, de inferioridade a arrogância, de humildade a dignidade.

É muito difícil dissimular uma certa postura, tentar aparentar uma determinada personalidade, se ela não corresponder à sua realidade emocional. O corpo tem uma sinceridade espantosa, sempre projetando aquilo que você quer esconder.

É igualmente difícil projetar uma almejada postura física alinhada quando sua honestidade funcional não lhe oferece respaldo, na qualidade de sua mobilização, no nível dos serviços que seu corpo lhe presta nas atividades diárias. A capacidade que suas costas têm para ficar retas depende de sua habilidade em se flexionar com segurança quando necessário, ou de virar a cabeça sobre o ombro ao dirigir em marcha à ré; depende da maneira como você respira após praticar sua corrida, de como seus joelhos reagem ao subir uma escada e do que acontece aos músculos de seu corpo quando você escova os dentes ou enfia a linha na agulha. Fabricar uma imagem de boa postura quando suas funções diárias são realizadas com eficiência precária é na verdade revelar sua determinação para fingir. Sua postura é congruente com a sua ecologia mental e física.

Moshe Feldenkrais costumava dizer que as pessoas devem esperar de sua postura que ela seja tão ideal quanto sua comunicação social, relação em família, competência no trabalho, criatividade, capacidade para o prazer, otimismo na vida, eficiência de reação em todas as áreas, e não só em termos da coordenação de seus movimentos. Lidar somente com a postura, negligenciando suas implicações, é lidar com uma fachada e se esgotar constantemente com os conflitos da vida, em vez de aprender a mudar e melhorar todo o seu ser.

Já ouvi muitas pessoas queixarem-se de sua postura incorreta e de ser esta a causadora da dor que sentem nas costas. Nunca ouvi alguém se queixar de sua reação inadequada e ineficiente, ou de seu repertório de movimentos não ser rico o suficiente em suas variações, tampouco de seus movimentos não serem suaves, nem ideais.

Mas muitas pessoas que pedem ajuda na verdade queixam-se de que a forma de sua postura parece uma fotografia, solta naquele momento isolado do tempo, divorciada do fluxo da vida. Talvez a geração que cresce assistindo a vídeos comece a dissociar a sua imagem corporal do modelo da fotografia estática e passe a valorizar todo o seu talento para a movimentação.

Estrutura ou sua moldagem pelo estilo funcional

As pessoas que pensam em termos estáticos interpretam os aparentes desvios de sua estrutura corporal como a causa de seu sofrimento. Se ao menos a curvatura das costas fosse menos pronunciada na cintura, menor a corcunda na linha dos ombros, menos enviesada para o lado, então a tensão e as dores teriam fim. Essas mesmas pessoas tentam imitar uma determinada postura de acordo com padrões convencionais e, normalmente, ficam decepcionadas quando seu corpo não aceita esse tipo de correção, ou o faz só por um breve período. Usar a estrutura estática como guia para correções é uma estratégia frustradora.

Certamente existe um relacionamento interativo entre a estrutura e a qualidade do serviço que ela fornece ao organismo. Talvez a aparência estética e a imagem social sejam de certa forma preocupações secundárias para você, algo supérfluo. Porém você fica profundamente preocupado quando sua postura assimétrica e torcida cria armadilhas tensionais que são verdadeiros becos sem saída, pontos que acumulam incômodo e sofrimento e limitam sua liberdade de movimento, além de diminuir a sensação de sua própria capacidade. A questão é: que direção e método o levarão com a máxima eficiência à recuperação?

As pessoas que culpam sua estrutura estão, na realidade, confessando que enquanto não tiverem uma forma perfeita não terão chance de se livrar do sofrimento. Esse é um grande equívoco.

A infindável correção da postura

Alguma vez você já tentou corrigir sua estrutura? Provavelmente já tomou diversas opiniões emprestadas que defendem o que julgam ser certo, ter valor e ser o modo certo de ser. Toda vez que estas lhe vêm à mente você se apressa em corrigir-se. Certamente isso não dura muito tempo, e o que você percebe é que está sempre num estado mental de autocrítica. Quando se lembra de como fica em pé, só busca o que há de errado nessa sua postura. Você já reparou no que acontece com seus relacionamentos quando seu estado mental está constantemente detectando defeitos?

Você imagina que seus ombros não estão no lugar certo e decide levá-los para trás, seu peito então endurece e projeta-se para a frente, o maxilar se tranca e aperta os dentes numa expressão de emergência, e em tais condições uma respiração profunda fica fora de questão. Você quer dar alívio para a lombar, que se desviou de sua posição vertical: seus ombros novamente criam uma corcunda ao se arredondar e avançar para a frente, os olhos se imobilizam, os tornozelos enrijecem por causa do esforço extra, as pernas tensionam e a pelve se tranca. Cada correção desencadeia uma cadeia de reações inevitáveis nas demais áreas do corpo. Nessas condições, você se vê impossibilitado de fazer qualquer outra coisa senão se envolver com as correções, e é incapaz de ouvir e responder à vida que existe ao redor.

Por quanto tempo você consegue sustentar uma situação como essa? Você tem então de confiar em seu hábito de se salvar e voltar à sua postura característica com a determinação e fidelidade de um modelo impresso.

Talvez, se pudesse estudar um grande número das partes de seu corpo, inteirando-se dos relacionamentos condicionados entre todas elas, você fosse capaz de lembrar-se simultaneamente de toda a rede de fatores que se equilibram entre si, com uma sofisticação extraordinária, tão avançada que nem um programa de computador nem sequer conseguiu chegar perto de reproduzir. Até mesmo conseguindo configurar a sua postura de acordo com um modelo de estrutura ideal, com um controle preciso de todas as partes do corpo, essa correção ainda daria a sensação de ser forçada e artificial. Essa não é a vitalidade espontânea na qual você escolhe a maneira de se posicionar, segundo suas próprias considerações, com base em sua sensação interior de que essa é a lei natural. Você ainda vive o conflito do embate entre suas idéias reformadoras e a lógica do seu próprio organismo.

Reto para quê?

Qual a lógica orgânica de seu corpo relutante? Por que ele não é capaz de ficar reto se a natureza o criou para isso?

Permita-se fazer essa pergunta do ponto de vista prático: reto para quê?

Se você estivesse idealmente "reto", o que seria capaz de fazer nessa posição? Poderia, estando reto em pé, sentar-se numa cadeira sem primeiro se soltar? Ou lançar-se num salto, sem primeiro se lembrar de que seus tornozelos precisam assumir uma posição de mola? Conseguiria dirigir em marcha à ré, sem primeiro conduzir as costas de uma determinada maneira? Será que você poderia, ainda mantendo essa postura, rir, demonstrar raiva, apressar-se, descansar, amar, levantar algo pesado, lavar louça, manusear uma agulha, ou fazer qualquer uma das numerosas atividades que as pessoas realizam na vida? Será a postura ideal apenas aquela que se ergue ereta no centro simétrico de imobilidade? E quanto às demais posições que servem à maioria das funções da vida?

Estrutura dinâmica

A vida não é estática. Flui e muda continuamente. Há apenas uma certeza: só a mudança é constante.

O próprio emprego do termo "estrutura" nos remete à imagem de um edifício, aparentemente permanente e não aberto a mudanças. Mas a sua estrutura não é um molde de concreto colocado sobre você de forma definitiva. Ela é viva, dinâmica, e se recria a cada momento, segundo as suas necessidades, de acordo com as conciliações, os programas e os hábitos de seu cérebro, segundo o formato de seus ossos e músculos, que assimilam a cada movimento essas conciliações. Sua estrutura não é tão-somente a soma das partes físicas particulares que a compõem; sua programação individual, escolhida subconscientemente, também está envolvida. A verdadeira natureza de sua postura pode lembrar uma fonte, cuja configuração característica muda ao mesmo tempo que mudam as condições que a alimentam. Quando você se comunica com seu organismo na sua real linguagem de mudanças, começa a ir em busca de um alinhamento em termos dinâmicos. Começa a reconhecer as qualidades que o originam, e a entender o processo que o cultiva.

Lidar com o produto final estático é um erro frustrante e cansativo, além de uma luta eterna. Investigar a formação da postura orgânica em constante mudança de padrão abre um rico universo em possibilidades de ação.

Postura funcional

Em termos dinâmicos, sua postura é um contexto a partir do qual você se prepara para agir. Sua postura é adequada quando lhe permite mover-se com o menor esforço possível. Organizar a postura que serve a uma atividade é um processo conduzido por instinto orgânico. Seu organismo não espera até que você lhe diga, continuamente, como deve se posicionar, em quais ângulos, com que tônus, formato ou nível de energia. Ele já tem conhecimento. Todo organismo foi concebido com as informações necessárias para se organizar com um mínimo de investimento quanto à tensão muscular interna, para poder passar de forma eficaz de um estado a outro, e para voltar, sistematicamente, ao estado neutro, a partir do qual não lhe seja difícil proceder à próxima função. Se seu organismo não tivesse essa sabedoria, suas chances de dirigi-lo intelectualmente não seriam maiores que sua capacidade de controlar conscientemente a digestão.

Entre as numerosas posturas que precedem a infinidade de funções, há uma em particular – a postura principal – na qual você se mantém ao não fazer nada e na itenção de assim permanecer. Um estado raro na vida. Sua posição inicial, multipotencial, de descanso, encontra-se no centro de seu repertório de mobilidade, no ponto simétrico a partir do qual você pode acessar qualquer movimento em qualquer direção, com a mesma facilidade de impulso, e com a mesma amplitude. Nesse ponto neutro, você se mantém em sua mais ereta possibilidade de postura em pé.

A postura funcional não é um padrão de alinhamentos e ângulos, mesmo que o pareça, mas sim uma manifestação da habilidade de orientar-se, da sabedoria da auto-organização, que lhe permite iniciar qualquer atividade na vida com o menor dispêndio de tempo e energia possível gastos na preparação para a ação.

Se a capacidade de se tornar disponível para a vida ficou embrutecida, se você perdeu a versatilidade de se adaptar aos novos desafios e limitou a variedade de suas respostas a outras posturas mantidas em sua vida diária, então a sua postura principal simétrica (imóvel) também estará prejudicada. A oportunidade de adequar a sua postura não ocorre quando você está em pé sem se mexer, imóvel no centro, mas sim quando a atividade está acontecendo, quando você tem necessidade biológica de recuperar sua habilidade para se ajustar, e encontra equilíbrio em todas as outras posições que o retiram do centro perfeito.

Sua estabilidade vale tanto quanto sua disponibilidade para arriscá-la

Uma vida plena impõe-lhe a busca de equilíbrio em milhares de configurações e posturas temporárias, assim como lhe solicita o abandono da estabilidade para criar movimento no espaço até chegar a uma nova postura estável.

À medida que você adquirir cada vez mais habilidade para se equilibrar em várias configurações não convencionais, suas realizações não só serão ampliadas e enriquecidas como também sua maneira de ficar em pé – na postura de não fazer nada – estará mais próxima do ideal.

Sua estabilidade vale tanto quando sua disponibilidade para arriscá-la, confiando em si mesmo para atingi-la novamente numa posição diferente. Sua estrutura é tão flexível quanto a possibilidade de alterá-la e construir outra em seu lugar.

Sua postura é adequada na mesma medida de sua cultura de movimentação, que busca os caminhos mais fáceis e apropriados.

Se você se mantém atento ao seu estado de conforto e permanecer assim enquanto age, apesar das constantes condições de mudança, já sabe como proceder a todos os ajustamentos necessários para recuperar o equilíbrio quando finalizar suas ações e ficar quieto.

Afiando o giroscópio interno

No processo de transferir seu apoio de uma perna a outra enquanto anda, toda vez que você se apóia numa perna sua pelve começa a transferir o peso do corpo sobre a mesma perna. Esse joelho busca posicionar-se sobre o arco do pé. Ao mesmo tempo, cada vértebra da coluna registra uma determinada inclinação e torção sobre a seguinte, até que o pescoço centralize o peso da cabeça como uma continuidade desse eixo de sustentação. A outra perna, agora, pode deixar sua função de apoio e mover-se para a frente, bem como a mão oposta. Tudo isso ocorre de maneira fluida e suave, sem quebra na continuidade da movimentação no espaço. Estando uma das pernas no ar, o grau de pressão entre as vértebras lombares e a pelve não é idêntico em ambos os lados. Ao se encontrar nessa posição assimétrica, a pelve tentará reagir à força da gravidade e suspender seu peso realizando um mínimo de trabalho muscular e criando, com a coluna, uma continuidade sem acentuar sua curvatura, uma vez que isso poderia interferir na respiração das costelas e abdome.

Se tudo isso acontece sem que você pense a respeito, ao mesmo tempo que vira o pé de várias maneiras (como ao pisar sobre pedras), vira com facilidade a cabeça em todas as direções, sem apertar os olhos nem recorrer aos ombros para protegê-lo de uma momentânea perda de equilíbrio – e ainda trabalha com as mãos enquanto sua mente permanece tranqüila em seus pensamentos –, então você está refinando seu talento para encontrar o equilíbrio em qualquer posição. Está aprimorando sua capacidade de responder à vida com seriedade, economia, elegância, simplicidade e prazer.

Quando você pára de andar, usando essa mesma habilidade para funcionar como um giroscópio – que de forma recorrente reorganiza sua estrutura vertical em relação ao centro da Terra –, obtém sua melhor maneira de parar em pé. Postura essa que almeja a vertical e sua sustentação vem do apoio sobre si mesmo, pelos ossos, dispostos de tal modo que um está acima do outro, enquanto os músculos descansam do trabalho. Você então se percebe quase entrando na posição em pé ideal, sem esforço, como um prêmio pelo êxito obtido na luta para desmontar as armadilhas.

A vantagem que lhe advém de sua postura ideal é a inteligência de seus movimentos para reagir de maneira espontânea e eficaz às mudanças da vida, e não somente a capacidade de se organizar segundo uma única linha que, afinal de contas, só é apropriada para não se fazer nada.

O importante não é o que você faz mas como seu organismo reage

Seu organismo não vai aonde você pretendeu guiá-lo, mas aonde você o estimulou a chegar por si. O que determina o comportamento de seu organismo não é o que você lhe exigiu, mas, sim, o que suas ações incitaram-no a fazer. Às vezes, surpreendentemente, sua reação vai em direção oposta ao que você pretendia.

É possível, por exemplo, atar um colete ao seu tronco, direcionando as costas a ficar retas e permanecer assim. Sem dúvida, o teste desse endireitamento será na condição de independência, sem o colete. Quando o colete for removido o mais provável é que você perceba que suas costas tendem a afundar de maneira desamparada, esquecidas de sua capacidade autônoma de se manterem eretas.

Como alguém pode planejar uma atividade que desperte nas costas essa reação de endireitamento?

Como se desperta o seu impulso de ficarem retas? Como você planeja uma situação em que seu corpo precise, por vontade própria, erguer-se na vertical?

A importância do Método Feldenkrais é que este aplica sua teoria nas situações de experiência prática. Por meio de experimentos independentes e de sensações pessoais, você pode chegar a percepções reveladoras, a conclusões e mudanças significativas.

Todos os procedimentos práticos aqui descritos na tentativa de encontrar respostas a essas questões têm por intenção estimular suas reações saudáveis, treinar seu talento inato para recuperar o próprio equilíbrio diante de qualquer situação. Esses procedimentos não lidam diretamente com uma linha reta na postura em pé e não o instruem com fórmulas sobre ângulos e alinhamentos ideais. Por vezes, darão até mesmo a impressão de o estarem afastando de sua postura ereta, como ao trabalharem com a flexão e o desvio em relação ao ideal. Porém, o resultado é o surgimento espontâneo do alinhamento que lhe é possível. O alinhamento na vertical é como um presente. Você nunca sabe antecipadamente o que o processo lhe conferirá ao final. Para que esse presente lhe fale ao coração, você não pode iniciá-lo nem manipulá-lo: só pode recebê-lo se forem saudáveis as relações entre as suas várias partes. Na Consciência Pelo Movimento, você pode trabalhar na melhoria dessas relações.

Descer para eliciar o ascender

Sabemos como às vezes pode ser eficaz uma estratégia paradoxal. Se você acredita que a tendência constante de suas costas é afundar e ficar tortas, pare por alguns instantes e estude essa tendência incentivando-se a ficar curvado, obedecendo a essa persistente necessidade que vem de seu interior.

- Em pé, ou sentado, deixe seu corpo afundar, se arredondar. Veja aonde seu corpo está tentando chegar quando você não o impede de despencar. Deixe que os olhos percam o controle do que está à frente, abaixando-os até o chão.

- Deixe os ombros se arredondarem, se é o que eles querem fazer, e deixe o tronco se curvar e ficar frouxo. Se estiver em pé até aqui, convide seus joelhos a também abandonarem sua responsabilidade pela postura ereta, deixando que se dobrem bastante. Deixe que cada fibra e cada osso de seu corpo se entregue ao próprio peso e escorregue, pouco a pouco, rumo ao centro da Terra.

- Detenha-se em cada novo nível, fazendo uma pausa para se reorganizar com conforto. O propósito desse exercício não é chegar a uma flexão profunda, mas começar a se sintonizar com o que seu corpo deseja. Entregue-se a esse afundar passivo, não programado. Permita-se ser assimétrico, assumindo posições imprevisíveis, desde que continue se sentindo confortável.

- Essa pode ser uma posição constrangedora para você, algo que não deseja olhar. Você certamente não desejaria que ninguém mais o visse assim, curvado pelo peso da vida, sem oferecer a menor resistência. Admita essa preocupação e deixe-a em suspenso, por alguns instantes. Continue com esse experimento, convidando-se a continuar dessa maneira enquanto seu corpo desejar, mesmo que desconfie que, se deixar por conta dele, talvez seu corpo nunca mais queira sair dessa posição.

- Você ficará surpreso ao chegar o momento em que não desejará mais permanecer assim, encolhido. Com uma nova respiração, o despertar brotará de dentro de seu ser, para devolvê-lo à sua estatura. Esse é um momento importante: para lembrar e anotar. É o momento em que você entra em contato com seu anseio independente de se endireitar.

- Uma verdadeira revolução em sua autoconfiança. Você se dá conta de que há uma condição na qual você se endireita, a partir de sua sensação de necessidade, e não por disciplina. Seu corpo sinaliza seu próprio interesse em se aprumar, sem a pressão de suas opiniões. É preciso repetir esse momento algumas vezes, para reforçar a mensagem. Embora a semente do alinhamento vertical pareça a princípio ser sutil e permaneça oculta, quanto mais atenção você lhe dedicar mais forte e evidente ela se tornará.

- A imagem da alga poderá ajudá-lo a afundar e levantar de maneira passiva. Imagine que um oceano se agita em seu interior. Sinta as correntezas que levam lentamente as águas a todas as partes de seu corpo com dedicada fluidez. Imagine que em vez de ossos há vegetação marinha no seu corpo, balançando suas folhas ao sabor da correnteza. Deixe que a dança silenciosa alcance cada ponto remoto dentro de você, ponto que há muito tempo saiu da esfera de sua consciência.

- Sinta como essa imagem cresce com a sua permissão de reagir passivamente às sensações de afundar e subir. Permita que o movimento interno direcione sua movimentação no espaço. Em especial quando começar a subir, você vai precisar comandar sua atenção para poder resistir à tentação de ajudar o corpo a voltar ao estado conhecido. Dê ao movimento o tempo de que ele precisar e não diga a suas costas aonde ir e onde parar. Você vai se surpreender ao descobrir que o movimento ascendente prosseguirá flutuando para cima, alcançando um plano mais elevado do que você tinha antecipado.

- Com a sensação de que a perambulação interna continua ao ficar em pé, observe que tipo de postura corporal suas necessidades internas desenharam para você. Sinta o conforto que ela instala, o seu uso do espaço. Se você estiver aberto às sutilezas, poderá apreciar uma tendência a adequar a postura que se manifesta desde os seus primeiros estágios. Observe se você está diante do mundo com um alinhamento um pouco mais reto, numa atmosfera interior de mais serenidade e aceitação.

Na vida diária, quando você sente cansaço nas costas, ou uma sensação de peso e opressão, e não consegue achar uma posição neutra ou tem dificuldade para mantê-la, lembre-se de que está em sua capacidade entregar-se à mais baixa flexão que puder fazer, esperando até que suas costas queiram elevar-se, por vontade própria. Para poder recuperar o seu impulso de ascender, primeiro é preciso satisfazer a necessidade que o seu organismo tem de despencar. Quando se rende ao encolher-se, o sistema nervoso pode descansar de sua participação constante na resistência ao impulso de despencar. Quando o sistema nervoso abdica do conflito interno entre a tendência de ceder e o esforço de inibir tal tendência, ele se recupera e pode novamente reagir como um organismo saudável. É nesse instante que você sente, vindo de dentro de seu organismo, o ir para cima.

No nível exagerado do colapso, talvez pela primeira vez em muito tempo, a necessidade adormecida de se erguer fica clara para o sistema nervoso. Desse ponto extremo, ele desperta e reencaminha o movimento na direção oposta, algo que não acontece no estado parcial rotineiro. Movida pelo ímpeto ascendente que brota do cerne de seu organismo, sua postura tem livre curso e vai muito mais longe do que habitualmente.

Elasticidade: o método do organismo para manter a vitalidade

Todo desvio em relação ao estado de equilíbrio em pé treina o complexo orgânico a voltar a alguma espécie de estabilidade. A cada torção ou assimetria, a ânsia de se endireitar vem à tona, cada vez mais clara e forte. Pequenos desvios intencionais do alinhamento vertical são uma forma de treinar, em doses parcimoniosas, a força de correção ascendente, despertando sua capacidade de endireitar a postura na vertical.

Há uma cadeia de molas envolvendo todas as articulações que funciona com a finalidade de acumular impulso para arremessar e impelir o corpo adiante, além de servir para absorver suavemente o choque da aterrissagem toda vez que o corpo volta ao chão. As articulações dos tornozelos, dos joelhos (os metatarsos), assim como cada vértebra da coluna e pescoço são molas que servem para alternar o movimento de sobe e desce com eficiência e segurança.

Essa capacidade de encurtar e alongar é uma inteligência orgânica, uma virtude característica de cada célula individual e de cada sistema complexo das criaturas vivas. O irromper no espaço e o regresso à base, a extensão da instabilidade e o recuo para a média da segurança, a flexão que desce e o endireitamento que sobe, fazem todos parte de uma onda de movimentação que permeia a vida.

Um dos erros que talvez criem impasses e frustrações quanto à questão da postura é a inequívoca importância dada ao vetor que levanta o corpo para cima, sem enxergar o completo fenômeno orgânico de uma dança alternada entre o estender e o encurtar, que fluem simultaneamente para o céu e a terra na extensão, e, na contração, se afastam tanto de um como da outra.

Ambas as tendências – rumo às alturas e às profundezas – são incessantemente coexistentes em nosso interior. Pela interação de ambas, as duas se auxiliam e se complementam, momento a momento, para garantir à pessoa o equilíbrio de sua postura.

Definindo um organismo pelo aspecto da gravidade

Ignorar a orientação do movimento que vai para baixo é ignorar a mais dominante das realidades: a força da gravidade. Ela atua sobre tudo o que está em nosso mundo, a cada momento, em todas as situações.

Há uma extraordinária variedade de estratégias peculiares por meio das quais cada espécie obtém sua alimentação, se reproduz e protege sua existência tanto individual como grupal. O elemento comum a todas elas – tão comum que não pode sequer ser visto – é que as funções individuais de suas variações infinitamente criativas são destinadas a ocorrer no contexto do campo magnético da Terra.

Uma das características que distingue os corpos de vida orgânica dos corpos inertes, neste planeta, é a diferença estrutural fundamental nos seres vivos entre as partes que dão para a Terra e as que dão para o céu. Não existe um único ser vivo que seja verticalmente simétrico. Essa orientação dupla é o aspecto mais básico da organização do movimento na vida. O tecido dos músculos e dos ossos desenvolveu-se para realizar seu trabalho em razão da direção imposta pela gravidade.

Os dois pólos da postura ereta

Em todo movimento, em toda função, existe um equilíbrio fluido que oscila entre os vetores de afundar até o chão o peso a ser sustentado, e o da resposta de contrapressão que, na mesma proporção, o impele para cima.

Para poder anular a carga que a força da gravidade impõe, seu corpo necessita entregar ao chão um peso igual ao tamanho de seu corpo. Se você não é capaz de deixar seu peso afundar porque está ocupado com um movimento em outra direção, então seus músculos terão de carregar o peso do corpo em movimento, além de executar o movimento. Você pode poupar seus músculos do esforço extra quando torna saudável seu relacionamento com a Terra.

Em vez de considerar a desejável postura ereta um esforço intencional para cima, ou seja, um embate de uma força contra outra (a saber, os músculos contra a gravidade), tente permitir que sua posição ereta se beneficie sem esforço do movimento interativo da contração e da expansão, da pressão e da contrapressão. Tome consciência do fluxo em direção ao céu ao mesmo tempo que se lembra do fluxo simultâneo em direção à Terra, ao se endireitar para a postura ereta; lembre-se também do recuo dessas duas polaridades quando abandonar seu peso. Como uma onda cíclica, o fluxo alterna entre estender-se e encurtar-se.

No lugar de tentar somente se alongar para cima e de entrar em conflito com a vida, pense em termos de expansão e veja-se arremetendo tanto para baixo como para cima. O impulso dos seus pés para o chão irá ajudá-lo a obter sem esforço a postura ereta.

O eixo da postura ereta ao sentar

Se você deseja se sentar mais reto, comece firmando os pés no chão aos poucos e suavemente, apenas com o próprio peso deles, como se os ancorasse no chão, na confirmação de que está ciente do eixo central do planeta. Você pode fazê-lo com um pé por vez.

Sinta o resultado. Você pode observar um eixo escondido tomando forma em seu interior, eixo que o leva generosa e decididamente para cima. Quando seus pés admitem o chão, sua cabeça também sabe onde está o céu.

Quando você começa a pensar em termos orgânicos de expansão e contração, centro e periferia, pressão e esvaziamento da pressão, você entra em contato com um poderoso comprimento de onda que afeta toda a vida orgânica e o transporta em seu próprio ritmo.

De pé a sentado: sincronizando pressão e soltura

Quando você está sentado e se ergue até ficar em pé, função essa que realiza várias vezes por dia, você tem alguma idéia da dinâmica que aciona em termos do diálogo que mantém com a pressão sobre o chão, ao lidar com a força da gravidade? A maioria das pessoas se prepara para ficar em pé pensando em fazer um movimento ascendente. E colocam-no em prática erguendo a cabeça e forçando as costas na tentativa de reunir todo o seu peso e descolá-lo da cadeira.

Se estiver pronto para tentar uma outra maneira, veja como você se levanta ao pensar em subir como um ato de expansão que o leva em todas as direções, e também para baixo. Comece sentando-se na borda da cadeira, com uma ligeira inclinação do seu corpo para a frente, sobre as pernas. Você pode sentir como aumenta a pressão em seus pés, gerando para você uma considerável potência de suspensão do chão. Você pode regular a quantidade dessa pressão nos pés, até chegar àquele mínimo que é suficiente para acionar o movimento de se erguer.

No contexto de se levantar enquanto empurra os pés contra o chão, as panturrilhas são mais exigidas – mas é dessa maneira que você poupa suas costas do esforço. Talvez você não esteja acostumado a esse tipo de distribuição do trabalho, mas não é alívio para a coluna o que você está buscando? Repita esse movimento algumas vezes até que se descolar da cadeira aconteça de maneira automática, e você se descubra em pé.

Você poderá achar que descer, passar da posição de pé para a sentada, seja fácil – como deslizar a favor da correnteza. O fato é que para muitas pessoas há uma dificuldade, um momento de dúvida, uma luta contra uma barreira que remove o movimento de sua sintonia com a intenção. A maioria, ao pensar em sentar-se, pensa numa direção descendente, e depois enterra os pés no chão com grande intensidade. As pernas retas ficam rígidas; a pelve tem muito trabalho em superar essa rigidez e não consegue encontrar o espaço que lhe permita flexionar-se. Isso é uma armadilha montada pela própria pessoa.

Em vez disso, enquanto está se sentando, pense na orientação de recuo rumo ao centro do corpo, embora você esteja prestes a retirar os pés do chão, como se pudesse esvaziar as pernas da pressão exercida pelo peso de seu corpo quando a cabeça começa a baixar, e, assim, tente contrair-se em direção ao núcleo de seu corpo. E talvez perceba como fica fácil e suave sentar-se numa cadeira. As pessoas ficam espantadas quando percebem que sua vida toda ficaram contidas por hábitos desgastantes, sem nunca imaginar que poderiam fazer as coisas de outro modo.

Evocando as forças antigravitacionais

As forças elásticas, neste jogo de interação com o chão, podem ser evocadas não só pelos pés, mas por qualquer outra parte do corpo, especialmente a cabeça. Esse fenômeno é aparente no alinhamento clássico dos carregadores de água. A cabeça, que reage ao peso suportando-o ao mesmo tempo que se mantém no alto, arrebanha em seu vetor ascendente todas as outras articulações da cadeia postural.

Você pode comprovar isso diretamente, com um simples experimento.

Ao peso de seu corpo, acrescente o peso de uma carga que você vai pôr sobre a cabeça. Você pode usar um travesseiro que não seja difícil de equilibrar. E também fazer isso sentado.

Fique em pé ou sentado por alguns momentos e identifique a sensação de pressão do peso do travesseiro que o comprime para o chão. Aos poucos, comece a distinguir o desabrochar de uma tendência interna, e você sentirá seu esqueleto arrumando-se para contrabalançar a pressão exercida pelo travesseiro. Enquanto coordena o equilíbrio sensível para o travesseiro, você se torna consciente de um certo impulso para o alto.

Observe se esse impulso para cima tende ou não a arrastar a região lombar das costas, acentuando sua curvatura. Colocando a mão nessa parte da coluna, movimente-a muito devagar para trás, pressionando-a contra a mão. Repita esse leve movimento de curvatura da cintura, para a frente e para trás, diminuindo-a a cada vez, até sentir que chegou no alinhamento capaz de sustentar a postura em segurança.

A surpresa mais importante ocorre depois que você retirar o travesseiro. Continue mantendo essa posição por mais um tempo, sem a carga, e você começará a sentir uma onda fluindo para cima, como um reservatório que fosse aberto e deixasse um fluxo físico levá-lo para o alto. Observe que o seu corpo, sob determinadas condições, sabe como iniciar por si mesmo a postura ereta.

Quando você leva uma carga na cabeça enquanto anda, pode usá-la como guia infalível para a correção de sua maneira de andar. O peso extra é como uma lente de aumento que amplia o efeito, trazendo-o até o campo de sua consciência. Se, por exemplo, você não teve dificuldade para aceitar um certo desalinhamento de sua coluna, com o peso extra você sente claramente como essa compressão é agravada aí. A carga clareia com precisão qual vértebra está posicionada de uma maneira que compromete seu conforto. Essa sensação exata do corpo também lhe serve de guia para descobrir um jeito de andar que evite esse perigo. Você aprende, a partir de suas próprias sensações, onde fazer a mudança seletiva, como mobilizar uma vértebra em relação à seguinte, e como assumir um alinhamento mais seguro, confortável e orgânico. A mudança que acontece durante o funcionamen-

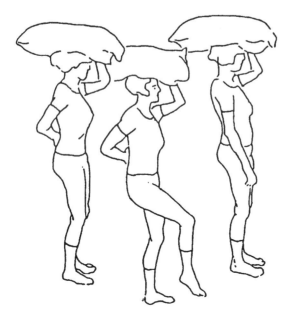

Eliciando a postura ereta
O corpo reage ao peso que pressiona a cabeça pressionando-o para baixo com uma contrapressão para cima; nessa tendência ascendente, ele arrasta todas as articulações que compõem a postura. A mão nas costas lembra a lombar de como se desvencilhar da compressão e alinhar-se de maneira confortável. Isso garante que a postura ereta no alto das costas não será alcançada à custa de agravar a tensão da curvatura lombar.

to propriamente dito da marcha também instrui todas as outras articulações sobre como se ajustarem segundo a nova organização.

É provável que você descubra que obtém alívio quando sua pelve começa a oscilar mais generosamente, de um lado para o outro. Essa nova maneira de andar pode parecer mais viva, talvez até exagerada. O que determina se está correta ou não independe do que alguém lhe disse; é antes uma percepção sua daquilo que pode ajudá-lo a garantir pleno conforto de sua estrutura, no momento presente.

Você pode também usar suas conclusões no futuro. Carregar uma mala na mão e ficar torto ou colocá-la em cima da cabeça e endireitar-se é, na realidade, uma questão do que é socialmente aceitável e depende do quanto você se importa com o que os outros irão falar.

Um equilíbrio líquido entre medo de cair e estabilidade

A entrega inocente à sensação da gravidade lembra cada célula e cada fibra do corpo da permissão para achar um apoio eficiente embaixo dele. Essa orientação para buscar embaixo uma sustentação confiável e para ficar pacificamente em cima dela é inerente à humanidade, talvez proveniente da era pré-histórica, quando a humanidade vivia em árvores que representavam um apoio constantemente variável. Encontrar o equilíbrio dinâmico é um processo de negociação do qual não se tem um momento de descanso, exceto ao dormirmos.

Essa é a mais utilizada e vulnerável inteligência do corpo. Uma súbita perda da estabilidade, que não dá chance para que se desenvolva uma resposta apropriada, é o mais assustador dos choques. O medo de cair, de perder o chão de sob seus pés, é o medo mais primal e direto da vida. Uma pessoa que está dormindo pode não ser despertada por um ruído ou pelo aumento do calor ao seu redor; até mesmo sacudi-la pode não despertá-la imediatamente, mas ela acordará de pronto, no mesmo instante, quando a cama cair embaixo dela.

Esse medo está relacionado à ansiedade primordial de cair do colo da mãe num estado de abandono. Diante da emergência repentina de uma perda de equilíbrio, real ou imaginada, esse medo retorna e paralisa o organismo num estado de terror. O tipo de autodefesa acionado então é instintivo e está pronto para ser acionado desde o nascimento. Ele vem como o reflexo de se agarrar ao objeto mais próximo e de enrolar a coluna em forma de uma bola, tentando assim minimizar danos à cabeça e aos órgãos vitais. Esse mesmo instinto, ativado em situações moderadas e provocadas, pode guiá-lo na busca de uma solução segura, sob todas as circunstâncias.

Talvez você se lembre de sua necessidade de infância de desafiar em pequenas doses seu medo de cair, na excitação de saltar de um lugar alto – o medo que, ao mesmo tempo, assusta e excita.

Depois de um trabalho completo com a Consciência pelo Movimento, as pessoas que sofrem de insegurança nos elevadores e aviões, nas escadas rolantes e ao cruzar ruas, relatam que, de maneira inesperada, todas essas atividades que antes lhes causavam pânico passam a ser simples e confortáveis.

O treino da perda da estabilidade em doses pequenas e deliberadas, em condições de segurança, estimula o talento para criar estabilidade de maneira muito mais eficiente do que a obtida com qualquer comando direto para se aprumar e superar o medo pela força de vontade. A estabilidade não é uma questão de ficar em pé reto, mas de conseguir agir como um giroscópio, sabendo onde está o centro da Terra, e ajustar-se a ele a partir de qualquer posição. Quando você se relaciona com o chão, e seus pés encontram nele um posicionamento estável de onde não se pode deslocá-lo com facilidade, você está então na sua mais eficiente postura ereta.

A reabilitação de seu giroscópio interno significa, essencialmente, afiar a sua sensibilidade para sentir conforto enquanto se movimenta, desenvolver uma sensação interna de auto-organização que lhe é gratificante, e manter um equilíbrio entre investir energia e obedecer à gravidade, enquanto o equilíbrio oscila e balança acomodando as incessantes variações da fluência dos movimentos.

Definição dinâmica de alinhamento estático

De que maneira o movimento fluido elicia a verticalização estática? Como é possível expressar o alinhamento em pé em termos de movimentos variáveis?

Por exemplo, ao tentar descrever a verticalidade de uma árvore jovem em termos de sua mobilidade, poder-se-ia dizer que ela responde a cada mudança do vento com o mesmo grau de flexão. Se a árvore pode ceder e se dobrar igualmente em todas as direções com a mesma facilidade, então pode se erguer em toda a sua estatura, alinhada na vertical, quando não há vento. A condição de que sua resposta de movimentação seja igual em todas as direções é a garantia de sua capacidade de estar em pé alinhada.

Também para o ser humano em pé, a expressão dinâmica da postura estática é sua capacidade potencial para se flexionar da mesma maneira à direita e à esquerda, para a frente e para trás. Se a flexão puder ser executada com a mesma facilidade, uniformidade, continuidade, com o mesmo ritmo e a mesma amplitude de cada lado, então a posição ereta estacionária será espontaneamente alinhada.

Essa definição funcional do alinhamento ereto abre para você todo um mundo de possibilidades práticas de atuação. Tentar se forçar para ficar em pé de alguma maneira ideal é trabalhar contra a vida. Melhorar a sua capacidade de se curvar em todas as direções, e promover a sua disponibilidade de se movimentar para cada lado com a mesma qualidade, são coisas que você pode fazer. Você tem acesso fácil às atividades dinâmicas que garantem a sua verticalidade.

Alinhando a postura sentada: permita que os desvios encontrem o centro

- Você pode começar sentando-se numa cadeira.

- Afaste-se um pouco do encosto e, por alguns instantes, registre os detalhes de como está sentado. Qual é a linha de sua coluna?

- Em que nível você encontra mais dificuldade para se sentar ereto?

- Encoste bem os dois pés, afastados, no chão. Coloque as mãos no seu colo, com as palmas voltadas para cima, e não tente se sentar do modo como acha que deveria. Deixe que a sua respiração o leve a se sentir confortável.

- Imagine que uma brisa leve começa a soprar em você, vinda do lado esquerdo. No seu próprio ritmo, deixe que seu corpo comece a responder, inclinando-se muito suavemente para a direita, como se o vento o estivesse empurrando e você só estivesse se entregando passivamente. Permaneça assim, inclinado para o lado, e respire fundo, algumas vezes, nessa posição.

- Na última expiração, deixe-se voltar para a posição original. Se estiver aberto a distinções mais sutis, poderá observar que algo em você sabe qual é o caminho de retorno e, por mais lento que este possa ser, o devolve ao seu centro. Esse é o talento de seu organismo para a auto-retificação.

- Repita o mesmo movimento, do mesmo lado, algumas vezes.

- Cada vez, você vai para a direita e fica ali; respire; a cada vez, pergunte a si mesmo como poderia se ajeitar de modo ainda mais confortável, com maior fidelidade à gravidade. Talvez você venha a descobrir que seu ombro direito está querendo se soltar e se pendurar de uma maneira um pouco diferente. O cotovelo consegue achar uma posição diferente para si mesmo. Talvez até mesmo a bochecha direita esteja sendo atraída para baixo, de uma maneira não habitual.

- Você não vira o rosto para a direita. Você o inclina para o lado, de modo que sua orelha direita vai ao encontro do ombro direito. Toda vez que você se inclinar para a direita, observe como a pressão de seus ossos, sentados, aumenta no lado direito. As costelas são pressionadas nessa região, uma contra a outra, o peito fica mais comprimido para dentro da pelve, ao passo que seu lado esquerdo solta mais o seu tamanho e as costelas se abrem como um leque.

- Depois de algumas vezes, pare o movimento e sinta por um instante, ainda sem se recostar, como você está sentado agora, percebendo a sensação que existe em cada lado.

- Lentamente, sugira a si mesmo a imagem de que o vento está soprando em você, desta vez vindo da direita. Espere até seu corpo estar pronto para responder e comece a se movimentar na outra direção. De que maneira esse movimento é diferente em relação ao outro lado? Deixe que o retorno aconteça por si, devagar, como se, inadvertidamente, alguma coisa estivesse levando você. Se você não ajudar, pode experimentar a delícia de ser levado pelo conhecimento interior.

- Continue dessa maneira mais algumas vezes, até que se inclinar para a esquerda se torne tão aceitável quanto já era para a direita.

- Descanse por alguns instantes e compare as sensações dos dois lados.

- Se quiser, você pode se recostar completamente por alguns instantes. Quando estiver pronto para continuar sem apoio para suas costas, vá para a frente e sente-se na ponta da cadeira.

- Desta vez, imagine que um tufo de seus cabelos está sendo puxado para cima, e crescendo, crescendo, até se enganchar no teto. Imagine como esse puxar do seu cabelo ergue-o ao longo de seu eixo central cada vez mais alto, ao mesmo tempo que você se mantém confortável e pesado, permitindo que o peso inteiro de sua pelve se acomode no assento da cadeira, que todo o peso do peito esteja sobre a pelve, que todo o peso de seus ombros esteja em cima da caixa torácica, e que todo o peso da cabeça recaia sobre a coluna. Alguma coisa fora de você é responsável por endireitá-lo e puxá-lo para cima. Você aceita passivamente tanto o puxão para cima como a pressão de seu peso para baixo.

▸ Imagine que você esteja suspenso no teto, pela longa corda formada por seus cabelos, o que permite um ligeiro movimento para a esquerda e para a direita, e comece a oscilar de um lado a outro acompanhando-o.

▸ Aos poucos aumenta a amplitude do balanço, observando o movimento de um lado em relação ao outro lado; delicadamente convide o lado direito a imitar o desvio no lado esquerdo. Não tente igualar a distância, só a sensação, a forma e o ritmo. Depois de algumas vezes, inverta os papéis.

▸ Comece lentamente a reduzir os movimentos. A cada vez, vá um pouquinho menos do que no balanço anterior. Você pode descobrir que não é simples fazer um pouco menos do que a sua capacidade. Essa é uma oportunidade para que você veja se está ou não viciado em fazer o máximo, ou se tem escolhas quanto a se regular como quiser.

▸ Depois de algum tempo, diminua os movimentos até que efetivamente não haja mais movimentação no espaço, e só na sua mente é que a idéia de um pêndulo continua mantendo o ritmo.

▸ Sente-se desse modo sem se movimentar, e sinta de que maneira está sentado agora. Qual é o alinhamento? Qual é a sensação? Observe se está ou não sentindo mais conforto em sua maneira de se sentar.

▸ Depois de descansar quanto quiser, retome a imagem da corda de cabelo puxando-o para cima. Abandone a sua responsabilidade de ficar reto, sente-se com conforto.

▸ Imagine que o vento está soprando em você, agora vindo de trás, e em seguida veja-se sendo empurrado levemente para a frente. Cada vez que você vier para a frente, fique alguns instantes inclinado dessa forma, lembrando-se de respirar. Quando estiver aberto para sentir como o peso de seus ombros tende a puxá-los de uma maneira diferente nessa posição reclinada, deixe que os ombros se pendurem e venham mais um pouco para a frente. Espere até que as forças de autocorreção, por si sós, levem-no de volta à posição que elas sentirem ser a melhor para você.

▸ Continue oscilando assim, várias vezes. Depois, descanse por um pouco de tempo.

▸ Imagine agora que a brisa está vindo de frente, empurrando seu tronco para trás. Leve todo o tempo de que precisar, até que essa imagem ganhe vida em sua imaginação, e que você possa reagir passivamente a ela, sem fazer nada, com muita leveza. É possível que você descubra que não é fácil manter a sua estabilidade quando se inclina para trás. Movimente-se suave e gradualmente, respirando com facilidade.

▸ Reclinar-se significa expor suas partes mais vulneráveis. Veja se você está disposto a entrar nessa postura pensando em, voluntariamente, expor-se a riscos, como se gostasse do desafio, e convide seu peito a expandir toda a sua largura e altura, deixando o queixo levantar um pouco. Lembre a seu peso, também nessa posição, de ir em busca de apoio que vem debaixo de você, ao mesmo tempo que a corda de cabelos lhe dá a segurança de estar sendo sustentado pelo alto.

▸ Continue assim, curvando-se alternadamente para a frente e para trás. Deixe que o movimento para a frente imite o movimento lento e cuidadoso para trás, até que não exista diferença de sensação entre ambos.

▸ Esse movimento não é simétrico. Obviamente sua estrutura é diferente, na frente e nas costas, mas você tem uma sabedoria inata para equalizar o estilo, a qualidade e a prontidão para criar um movimento que pareça simétrico a despeito da estrutura que é assimétrica. Essa uniformidade na qualidade do funcionamento leva-o à harmonia.

▸ Descanse e sinta os resultados.

▸ Agora, combine os dois movimentos num outro, fluente e completo. Novamente, recorde a imagem de estar sendo suspenso pelos cabelos que estão presos lá no alto, no teto, de modo que sua cabeça e coluna estão sendo puxadas enquanto o seu peso cai. Imagine que está preparado para continuar dessa maneira, descansando, mas sinta como a altura do cabo deixa o vento brincar com você, soprando por todos os lados.

▸ Comece a mover seu corpo todo para que a cabeça desenhe um círculo no teto. Vá bem devagar, como se em todos os lugares nos quais chegar você esteja preparado para permanecer, instalar-se e sentir-se confortável, mas o vento o leva para um outro lugar, ainda nesse círculo.

▸ Cada ponto no círculo é uma oportunidade de adaptação, de realinhamento, para uma resposta mais fiel ao peso da gravidade descendo para o chão, e para reforçar a imagem de estar sendo levado para cima. O benefício vem não do movimento, mas de sua capacidade de se adaptar ao movimento. Quando este se tornar macio, permita-se aumentar o tamanho dos círculos.

▸ Aos poucos vá finalizando o movimento e descanse.

▸ A seguir, imagine o movimento todo sendo realizado em sentido anti-horário. Quando se sentir pronto, comece lentamente a explorar um pequeno círculo na direção oposta, e gradualmente aumente-o. Deixe-se levar pelo movimento repetitivo, várias vezes seguidas, enquanto o fim de sua coluna e o topo da cabeça se afastam um do outro.

▸ Se quiser, pode colocar uma mão na cabeça e com a outra tocar a base da coluna, para perceber melhor a ligação entre essas duas extremidades.

- Após alguns círculos, quando obtiver uma qualidade semelhante à da outra direção, comece a reduzir o círculo até que por fim ele esteja revolvendo apenas em torno do próprio eixo, entre as duas mãos, chegando enfim ao ponto em que não está acontecendo nenhum movimento real no espaço, e só a idéia do movimento é que continua rodopiando em sua cabeça, numa espiral ascendente.

- Sente-se com essa sensação enquanto ela durar. Solte as mãos e sinta agora de que maneira está respirando.

- Por fim, acompanhe nos detalhes o modo como seu sentar preenche você e diga-se o que aprendeu a respeito da questão de se sentar direito.

As pessoas que buscam a tranqüilidade na meditação geralmente consideram a questão do sentar um obstáculo constante. A intenção de abrir um intervalo que as afaste do tumulto do intelecto, e as leve ao vazio, onde há a possibilidade de uma renovação, torna-se totalmente comprometida pela preocupação física de ter de permanecer sentado, o que impede a meditação de ser um período de tranqüilidade.

A tradição do zen budismo sabia que uma série de movimentos alternados, de um lado a outro, antes de se sentar, facilitaria posteriormente ficar sentado na imobilidade.

Uma outra tradição sabia como eliminar a resistência ao sentar parado, usando uma metáfora: visualize a sua coluna como um galho inquebrável de bambu e convide-se a recostar confortavelmente nele.

Alinhando-se em pé: uma experiência de transe

Você pode aplicar o mesmo processo, em todos os seus estágios, à posição em pé, e melhorar a sua postura num plano mais realista. Ao ficar em pé, o relacionamento entre as pernas e as costas também entra em ação. Há mais a arriscar e aprender.

A imagem de ser suspenso pelo alto surte seu efeito máximo com a pessoa em pé. Imaginar que a sua cabeça está presa por uma corda, mantida numa altura fixa, dá-lhe a oportunidade de soltar uma a uma todas as vértebras, permitindo-lhes afundar ao próprio peso, começando com o fim da coluna e terminando na atlas, na base do crânio. Além disso, seus ombros e sua pelve são convidados a redescobrir o conforto de serem suspensos apenas pelo seu peso.

Estar suspenso lhe proporciona o seu mais autêntico e fácil alinhamento vertical. Nele, você está livre do esforço de puxar para cima o peso de seu corpo, que é o que normalmente se percebe. A idéia de se alinhar para baixo ao invés de para cima pode ser-lhe útil em todas as suas atividades diárias, quando você sentir que suas costas estão afundando sob seu próprio peso. Enquanto lava a louça ou está sentado numa cadeira, você só precisa imaginar que uma corda está segurando sua cabeça exatamente no nível em que essa se localiza, confiando que o peso de seu corpo estará sendo filtrado para baixo, em completa passividade, para organizar seu organismo segundo o alinhamento vertical mais desejável e menos comprimido possível.

Quando você começa a oscilar, estando em pé, como fez sentado na cadeira, pode sentir claramente como os movimentos do tronco se refletem de maneira congruente no deslocamento da pressão pela área da sola dos pés, entre a parte interna e externa, conforme o movimento vai da direita para a esquerda; ou entre os calcanhares e os metatarsos, quando a oscilação vai da frente para trás. Você pode verificar, por meio de suas próprias sensações, como cada oscilação do seu corpo no espaço é interdependente da direção da pressão na sola dos pés.

Seu equilíbrio enquanto oscila em pé é mais precário do que sentado. O movimento não pode ter tanta amplitude, mas pode se relacionar com a linha mais remota do horizonte. Você pode balançar de um lado para outro e pensar nos ventos que sopram no céu, e em cuja direção você se movimenta. A sua trajetória no espaço, quando você transfere o peso de um pé para outro, é mínima e praticamente imperceptível a um observador externo. Mas o pensamento que é repetidamente pronunciado – leste–oeste – dá ao seu movimento o sentido da amplidão do Universo. Você balança para a frente e para trás e contempla em sua mente – norte–sul –, fazendo contato com um senso de orientação que orienta as aves em migração e as borboletas para que cheguem anualmente às mesmas árvores, depois de cruzar por milhares de quilômetros os ares do planeta, e isso sem que ninguém da geração anterior esteja lhes servindo de guia. Ao ter consciência do relacionamento de seu movimento com o espaço, você resgata em seu íntimo um radar extinto para a orientação global.

Os movimentos do tronco em pé fazem lembrar os movimentos da oração dos judeus, e o movimento final que desenha o círculo em busca de seu centro é capaz de induzir uma notável experiência de transe.

Em pé de maneira neutra: a inocência do fazer nada

O mais impressionante a respeito da nova maneira de ficar em pé que decorre desse processo é que você não está fazendo deliberadamente nada para ficar em pé dessa maneira. A organização de sua postura ocorre espontaneamente. Você está confortável, não interfere, e desfruta de uma maneira de estar em pé que não lhe cobra nada para manter-se alinhada.

Só então você entende, retrospectivamente, até que ponto sempre se esforçava, compensava, retesava, investia esforço. A experiência neutra de viver em paz com seu corpo oferece-lhe um rápido vislumbre de sua sabedoria interior, que sabe o que é melhor para você numa extensão muito maior do que você poderia imaginar. Você se dá nitidamente conta de que há em seu organismo alguma coisa mais sábia do que o seu intelecto, surpreendendo-o com sua noção do que é a postura ideal.

Você está sintonizando aquela espécie de inteligência que sabia como enviar as células aos locais apropriados enquanto estava sendo gerado no útero, e que sabia como incentivá-lo a se exercitar e refinar, estágio após estágio, depois de nascido. Esse é um dos momentos em que você se maravilha com a Criação.

Só então, quando está fazendo nada, é que você pode sentir como suas estratégias sociais vão por água abaixo. Enquanto você está às voltas com o fazer, suas atividades estão sujeitas aos padrões que você estipulou para agir. Quando não tem o que fazer, suas estratégias de vida habituais se tornam desnecessárias. Você não tem a necessidade de se proteger; não tem a necessidade de se destacar; nem a de lisonjear ou atacar; de se mostrar reservado ou tímido, ou de adotar qualquer outro de seus hábitos. A sensação é a de que você tivesse sido purificado de todas essas atitudes que talvez acompanhem-no inconscientemente, quando você dá tudo o que tem para avançar na vida. Esse é o momento em que alguma coisa pode dar a impressão de estar faltando, e talvez você se sinta constrangido. No final do processo, você está em pé, confortável, sem a personalidade à qual se acostumou, testemunhando a inocência oculta nos traços que sua história pessoal imprime em seu corpo.

Para todos que a experimentam, essa nova maneira de estar em pé pode ser percebida com o extremo oposto, dramaticamente exagerado, do modo como ela se acostumou a confiar para viver seu dia-a-dia. Uma mulher acostumada a impressionar os outros e a confiar em seus talentos para despertar admiração, que sempre esperava granjear, disse depois do processo: "sinto-me como uma garota desajeitada que não dá a mínima para a sua aparência, nem para o que os outros dizem... que liberdade!".

Um executivo, com uma maneira exagerada e rígida de projetar o peito, estava no final do processo em pé com os ombros soltos, respirando com suavidade; e disse: "Sinto-me desprotegido e em paz, ao mesmo tempo".

Dar-se permissão para ser quem é – sem tirar nem pôr – significa despertar um eco do som primordial daqueles tempos em que você era pequeno, desprotegido, ainda não era brilhante, e ainda sabia que era amado incondicionalmente. É preciso um pouco de humildade para se permitir ser tão vulnerável por algum tempo, e aprender com isso.

É útil colocar essa nova postura em movimento, prestando atenção no tipo de marcha que lhe é possível. Ainda mais instrutivo é começar a correr com essa nova postura, não do jeito que você conhecia, mas como agora lhe vem espontaneamente. Para muitas pessoas, essa é uma experiência associada com a forma como os animais correm: com vontade de continuar correndo sem se cansar, uma corrida com um teor de autenticidade que não pretende ser melhor do que é, e que sabe onde está a terra.

A postura que se situa no meio de seis direções

Aos pontos cardeais leste, oeste, norte e sul você pode adicionar a terceira dimensão (para cima, para baixo), e assim chegar a uma postura que advém de todas as coordenadas direcionais do movimento no espaço.

Você já sabe que sua postura mais equilibrada, em termos de um acesso fácil e igual tanto à estabilidade como à mobilidade, está localizada no meio de sua amplitude de movimentação. Você já sabe que a qualidade de sua postura depende da qualidade de movimentação de seu âmbito funcional.

Na mesma medida em que você se treina para obter uma movimentação eficiente em cada uma das direções fundamentais, está aumentando a confiabilidade de sua base em pé. Para aumentar a eficiência da movimentação em cada direção, você pode executar uma tarefa real da vida diária enquanto se movimenta em cada uma das direções.

Como muitas outras das estratégias de Feldenkrais, este processo com os seis pontos cardeais tem em sua profunda simplicidade um toque de gênio.

- Caminhe de sua maneira habitual. Depois, escolha um momento para abaixar, como se estivesse prestes a se ajoelhar, levando um joelho ligeiramente para o chão, sem quebrar o ritmo de sua caminhada nem alterá-lo como se estivesse se preparando para descer, sem prender o ar e sem tornar essa variação algo que chame a atenção.

▸ Com a mesma facilidade, levante-se desse início de semiflexão e continue andando. Quando lhe for confortável, repita esse movimento algumas vezes, até que as coordenadas cima/baixo lhe sejam claras e estejam à sua disposição, como uma simples parte da vida. Depois descanse.

▸ De maneira semelhante, enquanto anda com passadas fluidas e agradáveis, imagine que está interessado em ver uma coisa que está atrás de um de seus ombros. Sem parar de andar, dirija os olhos e convide o resto de seu corpo a ajudá-los, girando o pescoço, a coluna e a pelve, ajustando a direção dos joelhos, enquanto os tornozelos continuam assegurando que suas passadas são para a frente. Faça tudo isso várias vezes, sem mudar o ritmo de sua caminhada, sem precisar parar qualquer uma das outras coisas que está fazendo, pensando, sentindo, vendo, ouvindo, dizendo.

▸ Enquanto dá alguns passos dentro de sua forma simples e costumeira de andar, você pode se lembrar de aceitar com igual facilidade essas coordenadas frente/trás. Sem qualquer planejamento preliminar, você muda de direção. Ao invés de continuar andando para a frente, você se coloca para trás, sem necessidade de pausa para se reorganizar. Você retrocede de maneira mais suave e fluida do que qualquer motor que conheça. Seu corpo é capaz de se organizar para mudar com a velocidade do seu pensamento.

▸ Você pode alternar entre ir para trás e para a frente, sem denunciar nada em seu ritmo de passadas, treinando todo o seu ser para a adaptabilidade, até que não faça diferença você ir para a frente ou para trás.

▸ Quando parar tudo e ficar imóvel, sentirá a postura que tinha se cristalizado dentro de você. Sinta como a lembrança da prontidão multidirecional o coloca num tônus corporal ideal, no alinhamento ideal de todo o seu corpo, conferindo-lhe a sensação de uma vitalidade imediatamente disponível para reagir à vida e participar dela com flexibilidade. Esse pode ser um daqueles momentos em que você novamente acredita que a vida é realmente fácil e que você tem uma constituição perfeita para vivê-la.

Quanto mais você for além das seis direções fundamentais, enriquecendo sua competência de movimentação em geral, refinando suas respostas a variadas situações, não só irão melhorar as funções que você executa, como você também irá continuar a cultivar e aperfeiçoar a sua verticalidade.

Isso é verdadeiro desde que seu estilo de movimentação seja aceitável ao seu organismo, se movimente de maneira despreocupada, e apresente os movimentos a si mesmo de uma maneira que lhe dê prazer de realizá-los e curiosidade de explorar e descobrir mais sobre seus componentes e coordenações, até sentir-se inteiramente familiarizado com eles.

O movimento é o contexto em que é sábio investir. O movimento é o seu elemento. Se você quer uma boa postura, vá ao movimento, e melhorará os dois.

Despertando o melhor de você numa faísca de imaginação

Para cultivar uma abertura multidirecional em sua programação funcional, você não precisa de grandes movimentos. Você pode se lembrar de cada direção com mínimos deslocamentos da cabeça. Enquanto anda, veja se pode abdicar de sua habitual vigilância do espaço à frente, como se seus olhos dirigissem o avanço, e em vez disso olhe algumas vezes para o céu, algumas vezes para o chão, e sinta como você se ajusta à marcha frontal, mesmo que seus olhos não a acompanhem.

O importante não é você conseguir afastar os olhos para o lado, mas manter ininterrupto o fluxo de suas passadas ao tirar os olhos do caminho à sua frente. Pode ser mais seguro no começo fazer isso devagar. É você quem decide qual o ritmo de sua aprendizagem.

Você também pode aplicar esse princípio enquanto está sentado. Em vez de corrigir o modo como está sentado e tentar descobrir imediatamente qual o alinhamento certo e apropriado, como às vezes você sente necessidade de fazê-lo, percorra o caminho de todos os desvios ou simplesmente visualize essa viagem.

A mera idéia de um movimento já o organiza na adoção de uma postura corporal mais eficiente. Você pode chegar às mesmas conquistas posturais se fizer todos os movimentos preliminares só em sua imaginação. A visualização de uma imagem, usar a linguagem cerebral dos sonhos, lhe traz à mente possibilidades mais amplas e garante um nível de vitalidade que tem mais poder, cor, profundidade e presença. Dedicar todo dia um minuto para reconstruir em sua imaginação uma imagem de si mesmo se movimentando em cada direção, com igual facilidade, poderia ser seu processo secreto de reabilitação da sua postura ideal em pé.

Se você imagina que está saltando, apenas ter essa idéia já leva seu corpo até seu melhor nível. Num salto não há escapatória; ali você tem uma necessidade biomecânica de se alinhar na vertical, senão você cai. Essa necessidde de se organizar verticalmente num salto é um referencial excelente da postura ereta. É suficiente que você pretenda saltar para se dar conta de que seu corpo já está começando a se reorganizar. Se você quiser saber qual é a melhor postura para você hoje, dê-se um motivo para saltar, sem saltar realmente: traga só os joelhos de volta ao lugar e observe o alinhamento em que entrou seu tronco.

Em sua imaginação, você pode estar livre de problemas e queixas que na realidade o incomodam. Quando você se visualiza funcionando tão idealmente quanto deseja, seu corpo tende a corresponder a essa autopercepção, e a alimentar em seu subconsciente sua capacidade natural de autocorreção.

Enfrentar a curvatura das costas ou seus desalinhamentos, diretamente, é o mesmo que dar aos elementos negativos o poder de se tornarem dominantes. Mudar esse trabalho para uma perspectiva de servir a vida, de se ver fazendo tudo o que gostaria, é o que consolida o caminho para um clima de recuperação da saúde que invoca, em seu organismo, aquele conhecimento de como se alinhar de maneira congruente com as suas aspirações. Passe ao largo das costas curvadas, dos ombros caídos, do peito imóvel, do estômago que talvez você esteja empinando com arrogância, mesmo que tenha vergonha dele, e imagine-se um passo adiante, como se já tivesse conquistado o que deseja. Em sua imaginação, esteja em sua melhor forma, descansado, realizando generosamente e com êxito as suas tarefas, e agindo do jeito que você é capaz. Você ficará surpreso com o sucesso obtido por essa estimulação "como se". No instante em que conseguir que todo o seu ser se envolva na imagem, você irá sentir que alguma coisa dentro de você começa a migrar, mudar e encaminhar-se a uma nova maneira de organizar sua postura.

Novamente, você percebe que existe uma inteligência em seu organismo à qual você não precisa dizer o que fazer; basta dar-lhe a imagem do seu resultado final e ele já sabe como levá-lo até lá. A estrada que conduz a esse destino é uma auto-estrada de muitas pistas. Você pode, a qualquer momento, escolher a pista que melhor lhe convém: a pista mental ou a dos movimentos, desde que você deixe a postura brotar espontaneamente como resposta a essa próxima viagem.

Emaranhado de compensações

Nessa altura, você pode estar com uma preocupação: "Mas o que pode ser feito se os desvios e desalinhamentos estão entranhados nos ossos?".

Por exemplo, se a área de suas escápulas está rígida e formou uma corcunda, como de fato os delicados movimentos de lado a lado, para nem mencionar a imaginação, conseguirão desemaranhar os imensos anéis musculares que se formaram em torno das costelas e das escápulas, soltando as vértebras dessa região para que possam realinhar-se?

O que talvez você não saiba é que, mesmo que conseguisse convencer seus ossos a modificar a forma como estão articulados, ainda teria um problema. Todas as outras partes de seu corpo tornaram-se acostumadas a se ajustar ao equilíbrio entre elas, segundo a sua estrutura individual, no ponto em que está. Enquanto você não as treinar uma a uma para que alterem seu modo de funcionar, reorganizando-se de acordo com as correções locais, há pouca chance de as mudanças se fixarem.

Vamos supor que você "retire a ferrugem" da intersecção costelas-coluna-escápulas, e que essa área se abra para movimentações e possa agora ser posicionada segundo um alinhamento vertical. Essa correção pode dar-lhe a sensação de que você está caindo para trás e, para se defender, começa a tensionar o estômago. Sua nuca será imediatamente convocada a reajustar, de modo compensatório, o ângulo entre o queixo e o pescoço. É provável que, agora, você comece a sentir uma espécie de desorientação. Suas pernas, há muito tempo acostumadas a subutilizarem sua flexibilidade, pois dependiam do trabalho que as costas realizavam, provavelmente se ressentirão da nova carga de esforço que sobre elas recairá, quando as costas ficam mais leves. Você mal será capaz de desfrutar do delicado alívio que surge nas costas em virtude do protesto de suas pernas, que será muito mais ostensivo; por isso, é provável que você rejeite por inteiro a nova postura corrigida.

O corpo ideal se organiza de maneira a não ter de investir energia para se posicionar em pé. O corpo ideal tem a capacidade de se alinhar com a economia de um pilar que se sustenta, camada em cima de camada. Cada vértebra tem a liberdade de ir e vir, ajustando-se ao único alinhamento que não custa esforço, ou seja, o da linha média orientada verticalmente. Quando cada segmento é sustentado em sobreposição uniforme em cima da superfície que lhe subjaz, sem enfatizar focos de estresse, a força da gravidade age visando reforçar a estabilidade, e a contrapressão que sobe do chão reforça-a ainda mais, na mesma trajetória, desde sua extremidade oposta.

A postura ideal em pé depende do alinhamento do esqueleto em si, sem que seja necessária a ativação da força muscular. Feldenkrais gostava de demonstrar às vezes que até o esqueleto pedagógico das salas de aula pode ser estabilizado verticalmente sem despencar, pelo menos sentado. O corpo ideal investe energia só com o propósito de se mobilizar, quando precisa se desviar do eixo vertical. Quando as pessoas perdem sua capacidade de se ajustar ao aparecimento das variadas posições e também não conseguem mais achar o caminho de volta para a posição neutra, elas adotam um conjunto de desvios e deformações, criando partes que se projetam enquanto outras se afundam, e a elas se apegam como expressões de sua identidade. Somente então é que surge o problema de manter tudo isso junto e funcionando, sem cair, ou simplesmente na imobilidade de se ficar em pé sem fazer nada.

Quando tenta enfrentar hábitos distorcidos de postura, você não pode deixar de levar em consideração a totalidade de sua rede músculo-esquelética. Ela está inteiramente envolvida em qualquer plano de movimentação. Cada distorção surge, inicialmente, como uma necessidade biológica de compensar um desvio em relação ao alinhamento vertical, em algum outro ponto do corpo.

É o senso de responsabilidade de cada membro do organismo perante o corpo todo que compensou cada desvio com um contradesvio, para permitir que o corpo mantivesse seu equilíbrio. Assim, no final, ficar em pé acabou sendo um projeto exaustivo e complicado, que exige um investimento constante de energia.

Correção localizada no contexto do todo

Qualquer tentativa de corrigir uma parte é uma intervenção nessa trama complexa de desvios e contradesvios, um tecido de interações tradicionais reforçadas pelos hábitos de muitos anos. Você intervém numa ponta e não existe uma única parte do corpo todo que não reaja a isso, em variadas medidas, com reações de alívio ou ajuda.

Mesmo que as demais partes do contexto tenham a capacidade física de se manter de outra maneira na vertical, podendo se ajustar às mesmas melhorias intencionais, o programa mental de sua co-atuação pode não aceitar essas mudanças, como qualquer outro hábito compulsivo. Sua tarefa educacional consiste em cultivar uma disponibilidade no quartel-general de seu sistema nervoso para que este concorde em efetuar correções localizadas e faça todos os ajustes necessários nos segmentos periféricos correspondentes.

É como se chegasse a um consenso entre todos os membros de uma família e receber deles a permissão para alterar as regras convencionais de comportamento, e assim outorgar a cada indivíduo a liberdade de fazer algo que antes não era possível, sabendo que terá todo o apoio dos demais integrantes.

- Como você obtém essa permissão?
- Como você intervém nesse equilíbrio complexo, sem enfraquecê-lo?
- Por onde começar?

Feldenkrais orienta essa terapia familiar dentro da comunidade corporal trabalhando com os relacionamentos entre as partes e vinculando cada uma delas com o todo. Nesses processos, sua atenção vem e vai entre o primeiro plano e o fundo, entre o detalhe e o conjunto, iniciando ações locais e sentindo o que o restante do organismo está informando, consolidando assim um progresso cuidadoso que permite a cada participante atualizar as suas reações. Às vezes, você lida diretamente com uma determinada parte; outras aborda-a de maneira indireta, lidando com seus reflexos e segmentos periféricos. Isso significa, por exemplo, que em algumas ocasiões você desencadeia mudanças no pescoço trabalhando com mais soltura na articulação dos quadris.

A solução para se alcançar uma mudança realista e duradoura está tanto em sua capacidade de assimilar as informações que lhe trazem os vários relacionamentos quanto na exploração de tantos pontos de partida quanto possível para investigar cada novo posicionamento.

Acocorar-se: curando o condicionamento entre escápulas e pelve

Como maneira de soltar o alto das costas no contexto de coordenar a atividade com o restante das articulações, explore o seguinte processo: ir num movimento que afunda até ficar de cócoras. Ficar de cócoras parecendo um sapo é talvez a polaridade extrema oposta à postura em pé. Agora, porém, você certamente não se surpreende mais de o Método Feldenkrais usar o que parece ser uma abordagem paradoxal.

Ficar de cócoras, posição que às vezes é chamada de "lavadeira", é como ficam diariamente as pessoas em culturas que não dependem de cadeiras. Se você sabe como afundar até ficar de cócoras, e pode ficar assim, conseguindo lavar roupa, e depois subir com facilidade, estamos diante de uma comunicação entre todas as suas articulações marcada pela fluidez e sensibilidade. Os joelhos dobrados, os tornozelos flexionados, a pelve arredondada, todas as vértebras em extensão para se flexionar em seu maior ângulo possível, além do pescoço, que faz várias coisas em diferentes estágios, são todos segmentos cooperando para uma distribuição coordenada do trabalho e para uma sincronização de alta fluidez. Muitas disciplinas de desenvolvimento corporal enfatizam a postura de cócoras como um dos objetivos a ser alcançado, indicando o entrar em forma.

- Como sempre, comece observando seu movimento inicial. Tente descer uma, duas vezes, até ficar de cócoras, e suba novamente. Sinta o que significa para você essa função. Provavelmente, você está ciente da exigência que ela faz às articulações de seus joelhos, seus tornozelos e sua cintura. Mas, talvez, tenha menos consciência de como uma mobilidade diferenciada nas vértebras do alto das costas também é essencial para descer até ficar de cócoras. A onda fluida da descida, ao flexionar o corpo todo para baixo ao mesmo tempo que o puxa suavemente para cima, atinge todas as partes do corpo.

- Fique em pé, confortavelmente, mantendo o pé esquerdo um pouco à frente, com os tornozelos ágeis e os joelhos generosamente flexionados.

- Estenda a mão direita para cima para que seu braço fique junto à parte lateral de sua cabeça ou face. Com a mão esquerda, agarre o cotovelo direito por trás, de modo que o punho esquerdo também toque o topo da cabeça. A cabeça fica firme dentro da moldura do braço direito reto e do esquerdo dobrado.

Ficar de cócoras: não como conseguir, mas como tornar o movimento mais fácil

Descer e subir da posição de cócoras é um atributo da comunicação harmoniosa entre todas as suas articulações. É possível facilitar essa função com ligeiros desvios em relação a uma execução frontal, com uma mínima torção alternada de ombros e quadris. Onde está a barreira: nos joelhos, nos tornozelos ou nas coxas? Alguma vez você já pensou que alcançar facilmente a posição de cócoras também diz respeito às costelas?

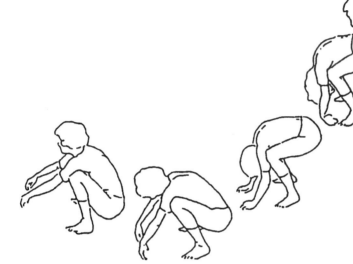

▶ Mantendo essa posição, comece a desenhar círculos no teto com a mão direita. Seus joelhos se mantêm flexionados com suavidade, mantendo a mesma distância do chão, de modo que sua pelve também esteja estabilizada no espaço. Seu tronco inteiro se movimenta como uma peça única, sem que a cabeça se movimente em relação aos braços. Sinta e descubra em que nível da sua coluna – entre quais vértebras – ocorre um movimento articulatório que lembra um moedor de café em ação.

▶ Da mesma maneira, desenhe círculos com a mesma mão, no sentido oposto. Depois, desça as mãos e, ficando em pé, distinga a diferença entre os lados.

▶ Depois de passar pelos mesmos estágios, agora do outro lado, fique em pé com as pernas afastadas, deixando que seu peso desça pela linha média vertical; solte os joelhos numa flexão capaz de absorver o corpo descendo; estenda os dois braços para cima, cruze os antebraços e vire as palmas das mãos de modo que você consiga entrelaçar os dedos. Encoste os braços dos dois lados da cabeça e deixe que ela se fixe entre eles.

▶ Essa é uma maneira de neutralizar o pescoço. Geralmente, quando você faz círculos com a cabeça, o pescoço fica com a responsabilidade de executar o círculo. Nessa posição, diferentemente, você coloca os braços como talas de madeira usadas para imobilizar fraturas, e o pescoço é obrigado a descansar no meio deles. Dessa maneira, outra parte de seu corpo está sendo convidada a entrar em ação.

Reorganização da distribuição do trabalho
Os braços bloqueiam a flexibilidade do pescoço, os joelhos flexionados estabilizam a pelve e limitam a lordose lombar. A caixa torácica não tem outra alternativa senão responder diretamente ao círculo desenhado pelos braços, começando a articular as suas próprias juntas, abandonando a sua rigidez.

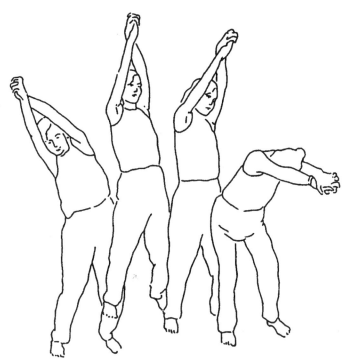

- Com as mãos entrelaçadas, comece a traçar um círculo no teto, enquanto seus joelhos e pelve mantêm mais ou menos a mesma posição no espaço. Lembre-se de que o importante não é que o círculo seja rápido ou amplo, mas sim que o que acontece dentro de seu corpo se mantenha nos limites de seu conforto e prazer.

- Faça círculos lentos em cada direção, várias vezes. Talvez agora você possa identificar com mais clareza onde está funcionando o "moedor de café". O pescoço está preso entre as talas, a pelve e os joelhos se mantêm intencionalmente no lugar e, assim, resta a uma área específica da coluna – entre a lordose lombar e a lordose cervical – começar a dar sua contribuição. Essa é a única área que agora pode fazer o trabalho do círculo, por falta de outras opções. Tal confinamento não deixa que a parte da coluna entre as escápulas fuja da atividade, como acontece normalmente quando a pessoa fica em pé, e alguma coisa começa neste momento a mudar. Você pode inclusive ouvir sons de fricção nesse local, o que lhe diz que é melhor ir mais devagar e traçar círculos menores.

- Deixe os braços descerem devagar e descanse.

- Em pé observe a qualidade de sua nova verticalidade brotando de seu peito e da coluna. Parece-lhe que está um pouco mais fácil ficar em pé alinhado?

- Agora, volte à posição de cócoras e observe como a realiza desta vez. Não estará o fluxo do movimento menos entrecortado que no começo? Será que sua pelve tende a ir um pouco mais fundo que antes? Suas pernas não estão prontas a se dobrar com mais facilidade, e a ficar assim por mais tempo, sustentando seu peso? Há alguma diferença também em termos da qualidade de seu movimento de sair da posição agachada e ficar em pé?

Por um momento, contemple como tanto a verticalidade quanto o movimento de agachar melhoram. Repare na conexão recíproca entre os tornozelos e a parte do alto das costas. Para que seus calcanhares concordassem em descer mais e ficar em contato mais seguro com o chão, na posição de cócoras, você teve de liberar mais o movimento não só nos joelhos, cintura e pescoço, mas mais ainda nas vértebras do meio das costas.

O alinhamento da região do alto da coluna que confere à postura sua verticalidade permanece espontaneamente em seu corpo, porque você a conquistou por meio de uma negociação que envolveu todas as suas partes durante a realização do círculo. Todas as articulações que aprenderam a se mover de um modo diferente ou a inibir sua movimentação, como era preciso que acontecesse para a execução da tarefa delicada de desenhar círculos, agora sabem melhor, como regular de uma maneira nova, a sua participação numa postura ereta quando não ocorre nenhum movimento. Essa é a autêntica postura ereta.

O espaldar da cadeira: tocando a raiz da questão da postura ereta

Se ficar de cócoras ainda não pertence ao seu âmbito de movimentos, você pode usufruir dos benefícios do processo, sentado numa cadeira. No Método Feldenkrais, há uma quantidade incontável de procedimentos que podem ser realizados com a pessoa sentada.

O espaldar da cadeira, que normalmente sustenta a fraqueza de suas costas e reforça a sua dependência, pode, nesse processo, servir como um excelente instrumento para promover a sua verticalização. Se a borda superior do espaldar da cadeira alcança o alto de suas costas, você está na melhor situação possível para criar uma zona de influência exatamente ali.

▸ Sente-se e encoste no espaldar. Estenda um braço para o alto. Tal como fez quando estava em pé, segure o braço rente à lateral de sua cabeça. Você pode dobrar o cotovelo e encostar o antebraço no topo da cabeça, e com isso a cabeça fica enquadrada pelo ângulo do cotovelo. Coloque a outra mão no assento da cadeira para se apoiar.

▸ Sem permitir que haja qualquer movimento entre a cabeça e o braço que a está sustentando, comece a desenhar círculos com o cotovelo, no teto ou na parede oposta. Certamente o seu tronco inteiro será solicitado a movimentar o cotovelo. O tempo todo, a borda do espaldar da cadeira é que determina em que nível a sua coluna se movimentará com o círculo quando ele chegar atrás.

▸ Você pode escolher "grudar" qualquer vértebra na borda do espaldar para que o "moedor de café" aconteça naquele segmento em particular.

▸ Depois que você tiver desenhado círculos em sentido horário e anti-horário, com cada um dos braços, envolva a cabeça com os dois braços entrelaçados, para que seu pescoço fique totalmente neutralizado dos dois lados, como se a cabeça e as costas fossem um só bloco; nessa posição, continue desenhando os círculos.

Escolha a diferenciação

Você pode se servir do espaldar de uma cadeira para aumentar a liberdade em suas costas. É importante que o pescoço não absorva o movimento circular do cotovelo para que o círculo possa ativar as áreas mais altas de resistência, na coluna. Ao se sentar a distâncias variadas do espaldar, você poderá direcionar a articulação a diferentes alturas de sua coluna.

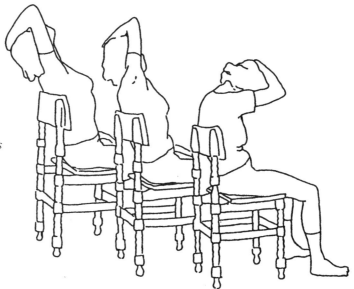

- De vez em quando, mude sua posição no assento da cadeira, indo mais para a frente, e deixando que uma vértebra mais do alto passe pela experiência de "limpar a ferrugem".

- Com esse trabalho, você obtém um efeito que não lhe é possível ao realizar os movimentos em pé, sem apoio para as costas. Se, estando em pé, você tem a intenção de fazer alguma coisa para corrigir a sua postura, e tenta se endireitar esticando para cima, provavelmente você vai se mexer mais pelos lugares onde já lhe é fácil o movimento e evitar os segmentos nos quais não tem o hábito de se movimentar. É possível que você esteja exagerando a mobilização das vértebras da cintura e do pescoço, mas nada acontece entre as vértebras que estão coladas umas nas outras na curva do alto das costas.

- Todos os processos aqui são destinados a inibir o movimento do pescoço e da cintura, e a dirigir a atividade da articulação até a área que realmente precisa disso, que é justamente a cintura escapular.

A beira da cama: reeducação sistemática para vértebras relutantes

- Do mesmo modo, a beira da cama pode servir também como processo de educação da verticalidade.

- Deite-se de costas, de maneira que sua cabeça e o alto das costas ultrapassem a cama. Apóie a cabeça com a mão direita, cuidando para que a parte de trás da cabeça fique na palma da mão, não a nuca.

- Estenda o braço esquerdo para trás, como uma continuação de seu corpo, de tal sorte que ele esteja de frente para a parede atrás de você. Desenhe círculos com o braço esticado, e deixe que ele puxe todo o alto do corpo, enquanto a cabeça fica apoiada pelo braço dobrado.

- Movimente-se com cuidado e sensibilidade. Não faça esforço para erguer a cabeça na direção do teto. O benefício que essa posição traz vem quando sua cabeça fica para baixo, na direção do chão, sua coluna fica arqueada para trás, o que não ocorre com a cintura ou o pescoço, mas sim na altura das escápulas. Aí, as vértebras estão na beirada da cama. Cada vez que você fizer um movimento com a cabeça na direção do chão, vá devagar, respirando, convidando-se a aceitar inteiramente esse novo arranjo.

- Deslize para cima da cama novamente, e descanse. Troque o apoio das mãos e mude a direção do círculo. Você pode voltar para a cama num processo gradual de se arrastar num movimento parecido com o rastejar, alternando um lado e outro. Quando começar a ser sensível à qualidade de seus movimentos, não só nas atividades, mas também nas transições entre atividade e repouso, encontrando soluções agradáveis e prazerosas para elas, você realmente não estará mais fazendo exercícios, mas começando a desenvolver um estilo de vida.

- Quando você volta a desenhar círculos, a cada vez você pode apoiar uma vértebra diferente na beira da cama. Essa é uma oportunidade de oferecer um tratamento sistemático às partes mais esquecidas de suas costas. O tratamento é tão intenso que você terá de usar sua consciência para evitar ceder à tentação de endireitar suas costas inteiras num só dia. Como sempre, lembre-se de que você só progride se, no dia seguinte, se sentir bem.

- Quando, no seu dia-a-dia, se sentir cansado e tiver a chance de se deitar numa cama por alguns minutos, pode utilizar inclusive esse período de repouso como oportunidade de melhorar a sua postura. Com o tempo, quando já estiver acostumado com os círculos, você será capaz de descansar nessa posição de extensão, com a cabeça e os braços passando da cama, sem que esses façam quaisquer movimentos. Quando o seu pescoço estiver bem seguro pelo apoio da borda da cama, e sua cabeça se encontrar ligeiramente mais baixa que ele, a circulação do sangue no rosto e escalpo também se revigora. Você treina seu tecido cerebral, em pequenas doses, a tolerar uma pressão maior do que a usual, e os vasos sanguíneos de sua cabeça se tornam mais imunes a uma pressão alta.

- Descanse nessa posição de costas durante um tempo, ou também de barriga para baixo, com o rosto pendurado para fora da cama, virado para um lado.

- Deitar-se imóvel dessa maneira, deixando que apenas a respiração guie delicadamente os ajustamentos sutis de seu corpo, convida-o a reduzir sua resistência e a permitir que entre as vértebras uma nova abertura seja plenamente aceita entre as vértebras.

- Não se preocupe com a possibilidade de, deitando-se de barriga para baixo na beira da cama, o arredondado no alto de suas costas ficar ainda mais pronunciado. Qualquer soltura intervertebral, onde quer que possa ser obtida, seja para endireitar, seja para arredondar, estará atuando com o objetivo de soltar a coluna, tornando-lhe mais fácil assumir qualquer outra postura que você queira.

- Torne a se deitar completamente na cama, e fique aí até pelo menos sentir que recuperou o seu equilíbrio. Depois fique suavemente em pé, passando antes por ficar de lado, e veja que espécie de postura ereta o está aguardando. Preste atenção aos elementos positivos para detectá-los todos. Se uma palavra ou expressão lhe vier à mente, enquanto estiver nesse estado, registre-a.

▶ Algumas palavras que as pessoas têm registrado para exprimir esse estado são: leve, flutuando, decolando, alinhado.

O tornozelo dá o tom da postura: reabilitando a elasticidade

Certamente você notou que uma das dificuldades de descer até a posição das lavadeiras é em razão de os tornozelos se recusarem a entrar em ângulos mais agudos como os exigidos por essa posição. Haveria alguma ligação entre a disponibilidade dos tornozelos a se flexionar e a posição ereta em pé? Qual é o papel dos tornozelos nessa postura?

A distribuição do peso na sola do pé dita o padrão de organização da estrutura inteira que está acima. Por exemplo, soltar o peso com uma ênfase um pouco maior nas bordas externas dos pés fará com que as pernas formem um arco, enquanto o peso caindo nas bordas internas obriga os joelhos a se chocar um contra o outro, provavelmente acentuando ainda mais a lordose lombar. O pé cujos dedos são torcidos e dobrados sob si mesmos, como se estivessem se agarrando ao chão, irá ditar uma rigidez correspondente na pelve. Andar com o peso no calcanhar requer da cadeia de vértebras um recuo formando uma curva arredondada, ao mesmo tempo que o queixo se projeta adiante, forçando o pescoço, na tentativa de evitar cair para trás.

Como então a pressão sobre a sola dos pés deveria ser distribuída para que a postura ideal pudesse ser desenhada? Obviamente, quando a pressão do peso do corpo é distribuída de maneira uniforme, ela não é detida no pé, mas continua adiante, transmitindo-se através do chão. O corpo continua neutro, sem a necessidade de reagir de alguma maneira determinada, e a sensação que a pessoa tem é de leveza. Mas, para que o corpo efetue todas as complexas mudanças necessárias à sua movimentação no espaço, a distribuição da pressão pela sola deve ser capaz de migrar rapidamente e com sensibilidade.

O pé cumpre sua obrigação dando ao tornozelo o controle dos ajustes. Na situação ideal, a pressão do corpo não recai diretamente sobre nenhuma parte específica do pé, sendo basicamente direcionada para o arco do pé. Para o tornozelo fica fácil distribuir para onde for preciso a pressão que incide sobre essa região elevada do pé em formato de ponte; da mesma maneira fica fácil conter a pressão ou mudar-lhe a direção.

Para que os joelhos não se projetem além dos artelhos ou dos calcanhares, ou ainda para dentro ou para fora dos pés, mas que, ao contrário, permaneçam sobre os arcos, os tornozelos devem estar flexionados a mais de 90°. Isso significa que uma das condições da postura ereta ideal é um tornozelo flexível que seja capaz de se fletir generosamente, um tornozelo que saiba que é uma mola e não um torniquete.

Quando o tornozelo realiza com preguiça sua sofisticada tarefa de regular a pressão e fica paralisado numa rigidez relutante, os joelhos têm de assumir para si a incumbência de distribuir o peso pelo pé. Eis uma tarefa cansativa para os joelhos. A pelve é afetada pela dificuldade dos joelhos e não será capaz de confiar neles o suficiente para pender livremente. Precisará enviesar a sua localização e, para tanto, arrastará a região lombar, que, a cada movimento, terá de levar em conta as limitações das pernas embaixo. Esse é o bem conhecido efeito dominó das compensações, que envolve cada parte do corpo, do pé à cabeça.

Às vezes, o tornozelo em si é bastante capaz de se flexionar no ângulo desejado, mas as pessoas preferem não usá-lo dessa maneira. Esse é um dos hábitos provocados por passadas monótonas em chão liso. Para refrescar essa atitude no cérebro, basta imaginar, de vez em quando, a elasticidade do tornozelo: isso permite que a abertura se difunda por todo o corpo. Para algumas pessoas, o mero pensamento da elasticidade do tornozelo serve para induzir nas costas uma reação de soltura; para outras, os ombros, o queixo ou os olhos é que se descontrairão. Uma mudança significativa acontece nos joelhos. Estes também recuperam a sua elasticidade perdida.

A seguir um miniprocesso que lembra o tornozelo como melhorar a sua participação nas passadas:

- Fique de quatro, apoiando-se nas mãos e nos joelhos. Levante o joelho e o calcanhar direitos, e apóie os dedos do pé direito no chão. Comece a mover o joelho para a frente e para trás, numa linha paralela ao chão. Agora, desenhe círculos horizontais completos, mantendo constante a distância entre o joelho e o chão. Convide a pelve a ajudar nesse movimento. Sinta as possibilidades de flexão do tornozelo.

- Esse movimento é um treino da interação entre tornozelo, joelho e pelve, realizado num contexto diferente do usual, em que o tornozelo está livre do peso do corpo, que, geralmente, recai sobre si, além de estar livre da tarefa de iniciar o movimento. Diferentemente do papel que desempenham durante a marcha, os dedos agora estão ancorados no chão, e é a pelve que se movimenta na direção do tornozelo.

- Mude a direção dos círculos por alguns instantes. Agora fique em pé e sinta a diferença entre os dois lados. Você talvez se surpreenda com a ostensiva mudança induzida no tornozelo por esses poucos movimentos.

- Talvez você sinta que a perna que não trabalhou lhe pareça agora um pilar rígido para o qual nenhuma mudança é possível. Nesse ínterim, o lado que foi trabalhado passou por uma alteração em toda sua extensão. Ele lhe dá a sensação de estar mais macio, disponível para descer até o chão e afundar terra adentro, ao mesmo tempo que está aberto também a se endireitar para o alto. O pé talvez esteja apontando mais à frente do que o habitual. Você é testemunha de uma nova qualidade de elasticidade no joelho, no tornozelo, na articulação do quadril, na região lombar das costas e até mesmo nas costelas.

- Acima de tudo, é como se todas as partes desse lado do corpo estivessem cientes de que pertencem uma à outra, e que mantêm uma comunicação sensível entre todas elas.

- Volte para o chão e agora dê ao outro lado a oportunidade de se revigorar da mesma maneira.

- Depois, fique novamente em pé. Suas pernas agora talvez lhe dêem a sensação que você lembra ter tido na infância. Ande devagar, e sinta como faz agora as tarefas simples do dia-a-dia com essa soltura nas articulações.

- Pode ser que leve um pouco de tempo até que você sinta segurança com essa nova elasticidade das pernas, em lugar daqueles sustentáculos rígidos como *pilotis*.

Andando sentado: vislumbre da postura ideal

- Fique em pé atrás de uma cadeira, de costas para o espaldar, ou perto de uma mesa. Sente-se no encosto da cadeira de uma maneira que fique a meio caminho entre estar em pé e sentado. Será preciso que você tenha uma cadeira cuja altura lhe permita posicionar os ísquios no alto do encosto, dando total suporte ao tronco, enquanto os pés descansam com conforto no chão, joelhos ligeiramente fletidos. Talvez você deva inclinar a cadeira sobre as pernas de trás caso seja muito alta para você; ou, para sentar-se assim, a altura de uma mesa seja mais conveniente.

- Comece levantando um calcanhar do chão e deixando que a pelve desça e todo o seu peso recaia sobre o encosto da cadeira ou sobre a mesa. Apóie o calcanhar de novo no chão e depois repita esse movimento várias vezes.

- Coloque o dorso da sua mão na região lombar, e sinta como essa parte das costas está correspondendo ao pé esquerdo. Deixe sua mão informar qual é a tendência de sua coordenação. A região lombar forma um arco quando o calcanhar está no ar ou, ao contrário, se arredonda?

- Convide a região lombar das suas costas a reagir com a máxima delicadeza ao movimento do pé, com aquela sutileza do movimento natural que acontece a cada passo que você dá ao caminhar.

- Descanse um pouco. Depois continue levantando o mesmo calcanhar. Desta vez, inverta lentamente o seu padrão. Se suas costas antes preferiam formar um arco a cada vez que você levantava o calcanhar, agora faça-as arredondarem-se, indo para fora e para trás, em busca do contato com o dorso de sua mão. Ou vice-versa, se suas costas se arredondam facilmente a cada movimento do calcanhar para o alto, tente levá-las a formar um arco.

- Descanse um pouco após alguns movimentos. Depois explore os dois modos de interação pé-costas, quando elevar o outro calcanhar. Dê a si mesmo tempo para coordenar os movimentos e sua observação.

- Quando isso estiver claro para você, coloque a outra mão no alto da cabeça e pise alternadamente, cada vez com um pé, deixando que a região lombar das suas costas ondule em pequenos movimentos, a cada vez que você puser o pé no chão, para trás e para a frente. Durante todo o tempo que durar essa movimentação, convide o peso todo do seu tronco a incidir em cima dos ísquios e, sobre a mesa ou o encosto da cadeira.

- Quando seu movimento estiver mais fácil e fluido, mude a posição das mãos. A que está sobre a cabeça inibe a exagerada reatividade do pescoço, e a que está na região lombar, oferece às costas um contato de apoio que auxilia nas manobras de ajustamento no espaço.

- Durante alguns movimentos, inverta a coordenação da região lombar a cada vez que você puser o pé no chão. Depois, retome seu padrão preferido.

- Por fim, afaste-se da cadeira ou mesa. Fique em pé por um instante e sinta de que maneira está em pé. Com o tempo, você estará em condição de explorar variações mais avançadas.

- Veja essa variação altamente eficiente, para um dos lados:

- Sente-se na beirada direita do espaldar da cadeira, ou da mesa, de tal modo que sua nádega direita fique no ar, totalmente sem apoio e com os dois joelhos ligeiramente flexionados. A cada vez que você erguer o calcanhar esquerdo do chão, o lado direito da pelve tem uma oportunidade única de afundar mais ainda em direção ao chão. Deixe a cabeça equilibrar a pelve, inclinando para a esquerda. Depois de algum tempo, coloque a mão no alto da cabeça e estabilize-a para inibir o pescoço de fazer qualquer ajustamento. Estimule esse ajustamento para que ocorra em qualquer outro nível da coluna.

- Faça a mesma coisa sentando-se na borda esquerda da mesa ou no encosto da cadeira.

- Finalmente, volte ao centro, onde os dois ísquios recebem apoio. Dê passos sem sair do lugar, alternando os pés, segundo sua maneira natural de andar. Deixe todo o seu corpo ficar cheio de vida com essa "caminhada", movendo os ombros, virando o tronco e deixando que a região lombar pulse facilmente com o movimento inteiro.

- Afaste-se da mesa. Fique em pé por um momento e sinta a diferença.

Andando sentado

Você pode precisar inclinar a cadeira para que ela fique precisamente na altura de seus ísquios. Enquanto o peso de seu tronco está inteiramente apoiado, em pé no plano vertical, o sistema nervoso aprende a abandonar aqueles esforços parasitas nos quais está acostumado a investir quando a pessoa fica em pé. Quando você aplica a esse contexto a função de andar no lugar, uma nova organização é reforçada e integrada mediante seu ser inteiro. Ficar em pé em seguida lhe dá uma idéia da postura ideal, em que os músculos estão menos envolvidos e o esqueleto o carrega sozinho.

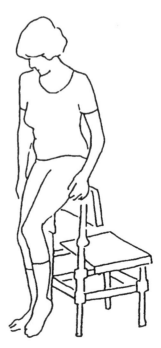

Talvez você descubra que seu alinhamento inteiro está mais suave e arredondado tanto na região lombar quanto nos joelhos, de uma maneira tão pronunciada que lhe é quase impossível voltar à sua postura rígida, com os joelhos travados e tensão na lombar. Assim que essa tendência de arredondamento é iniciada, talvez não seja difícil para você continuar a se arredondar ainda mais, até chegar a ficar de cócoras.

Mesmo que você não agache, mas simplesmente ande, pode acabar descobrindo uma mudança profunda em seu estilo de caminhar. Todas as espécies de perturbações e tensões podem ter sido eliminadas. Seus passos são mais tranqüilos e seguem-se com mais suavidade uns aos outros. Você pode sentir como a flexibilidade dos tornozelos é idêntica à dos joelhos, da virilha, da lombar e do pescoço. Seus olhos também estão mais suaves, e você pode ficar muito surpreso com seu novo ser.

A vantagem da mudança é o novo relacionamento que a pelve estabelece com as pernas e a coluna. O apoio que a mesa ofereceu aos ísquios, enquanto você ficou em pé, permitiu à pelve confiar na mesa e abandonar seu peso sobre ela. Recuperar a flexibilidade da região lombar, nesse contexto de menos tração da gravidade, permitiu à região da cintura soltar a restrição que a prendia, tornando-a mais capaz de liberar todo o seu comprimento e pender para baixo.

Em não mais do que poucos minutos, você pode ter adquirido um vislumbre de uma posição ereta mais próxima do ideal, aquele tipo de postura que o tai chi e as artes marciais consideram desejável. Para algumas pessoas, a sensação dessa postura as faz lembrar um animal, pronto para sair trotando com passadas ondulantes, fluentes, sem cansaço ou esforço.

Espaço entre as mãos: consciência pelo toque

> Se você sabe o que faz, pode fazer o que quiser.
> – Moshe Feldenkrais

No procedimento conhecido como Espaço Entre as Mãos, você sabe o que está fazendo pelas sensações transmitidas pelas mãos, quando elas tocam as costas. Conforme irá aprender pelas explicações dadas a seguir, você vai colocar as palmas das mãos na curvatura da região lombar, em certos lugares e de determinadas maneiras. Você irá aprender, pelas sensações dadas pelo tocar e pelo não tocar, como suas costas funcionam, quando você fica em pé ou se mexe, senta ou anda, salta ou se curva. Suas mãos refletem de maneira detalhada e fiel sua forma de organizar as vértebras quando está em ação. Elas lhe revelam o ângulo em que você sustenta a pelve em relação à coluna; esclarecem-lhe onde a tensão se acumula, e como tudo isso muda durante o movimento.

A sensação das mãos também o guia na ativação de certas partes específicas de suas costas com precisão maior, e, dessa maneira, coloca sua coluna num tipo de alinhamento livre de vulnerabilidades.

À Consciência Pelo Movimento você adiciona a consciência pelo toque de si mesmo. Empresta às suas costas, que estão fora do seu alcance da visão, a experiência de suas mãos, treinadas para decifrar pela palpação, e assim oferece ao cérebro a possibilidade de configurar uma imagem mais completa da maneira como você se organiza no espaço. A consciência que você adquire mediante essas sensações diretas lhe dá outras pistas sobre como gerar mudanças em sua forma de ficar em pé para sentir mais bem-estar. O mesmo mecanismo sensível que sente e examina também controla a correção.

Isso é um tratamento que você aplica à torturada zona de suas costas – a região lombar – que é uma parte estreita e vulnerável entre dois segmentos sólidos do corpo e, por isso, torna-se vítima de estresse, exaustão e monotonia funcional.

Com a ajuda de suas mãos, você pode treinar cada vértebra em separado, nos diversos níveis da curvatura da região lombar, lembrando cada uma delas da opção – que talvez não seja suficientemente familiar – de se mexer para fora, para trás. A capacidade de romper com a imobilidade e se projetar, saindo da lordose, alinhando-se portanto conforme uma linha mais vertical, numa continuidade mais consistente entre a coluna e a pelve, é uma contribuição à recuperação de suas costas.

Ao caminhar com cada nova passada, você conscientemente oferece à região lombar um breve momento de descanso da sua curvatura, uma breve folga da tensão. Quando a pelve pende das costas por força de seu próprio peso, arrasta consigo as vértebras lombares e puxa-as na direção do chão, ao lado do alinhamento vertical, que é seu lugar seguro.

Ao invés de uma coluna congelada, com uma curva exagerada e rígida para dentro, propensa a sofrer compressão sempre nos mesmos pontos de irritação, você educa uma coluna que reconhece a liberdade de manobrar e criar espaços de alívio entre as vértebras. Pela trajetória de um ciclo de marcha completo, você aprende a aproveitar um momento especial e erradicar a tensão de sua imobilidade. Esse momento de mobilização da coluna lombar para trás é suficiente para conferir às vértebras sua recuperação e renovação, antes que retomem a lordose, ainda na mesma onda de movimentação. A maneira solta de caminhar continuará envolvendo-as alternadamente na lordose e na sua neutralização, como uma onda orgânica de movimento deve funcionar.

O uso do espaço entre as mãos pode acompanhar qualquer função, lembrando uma bússola que indica o caminho mais seguro. Você pode checar não só sua maneira de ficar em pé e de andar, como também a dinâmica de subir e descer escadas, flexionar o tronco para pegar algum objeto do chão, sua trajetória até uma cadeira e saindo dela, assim como o próprio ato de se sentar. Esse guia é interno, um amigo para a vida toda.

O processo de aprendizagem pode não ser simples e talvez não se torne imediatamente claro. Como um músico que requer numerosos ensaios até treinar cada dedo a fazer o que ele quer, coordenando todos eles juntos, você pacientemente constrói o relacionamento entre cada vértebra e a sua consciência. Por meio da consciência, da sensibilidade aos movimentos e do reflexo destes nas sensações de suas mãos, você adquire uma nova chave para obter bem-estar.

Pode ser longo o processo de adaptação da nova organização, até alcançar um estágio em que ela se torne tão natural que nem pareça mais ter sido aprendida. Quanto mais você fornecer informações ao seu organismo, em sua própria linguagem de toque e sensibilidade, melhores as chances de seu corpo vir a organizar-se de uma maneira que garanta a sua segurança. Quanto mais você usa suas mãos para aperfeiçoar o domínio do movimento das costas, melhor você saberá como fazer isso depois, sem elas. Você vai chegar num estágio em que seu cérebro não precisa mais do que as mãos informarem.

A mobilização intencional da região lombar, além da seqüência de ajustamentos que a acompanha pelo corpo todo, irá tornar-se clara a você. A mobilização da região lombar assumirá o *status* de um movimento voluntário, no mapa funcional de sua auto-imagem. Você saberá como mudar a posição de uma vértebra em particular, com a mesma simplicidade como faz para abrir a mão, soltando o punho.

A diferença na mobilidade da região lombar, medida em centímetros, pode ser tão pequena que mal possa ser captada por um observador externo. Mas, quanto à sensação e ao vigor de sua presença na vida, a diferença será notável. Seu andar se transforma; a lombar deixa de ser uma área cega carregada de frustrações e problemas para se tornar um segmento vivo de sua auto-imagem, dotado de uma sensação de prazer e liberdade.

Eis alguns comentários feitos por pessoas que passaram pela experiência do Espaço Entre as Mãos:

"Eu estava em pé, falando ao telefone, e de repente senti que não me incomodava ficar de pé. Já fazia muitos anos desde a última vez em que senti tanta liberdade."

"Ontem senti que estava começando a aparecer uma dor nas costas. Lembrei do processo e andei por alguns momentos com as mãos no vão das costas. A dor sumiu e não voltou."

"Você me ensinou uma coisa para a vida toda. Sempre procurei uma maneira de ficar em pé que fosse confortável. Desde então, tenho uma pista para me guiar. Ando de uma maneira diferente. As roupas ficam diferentes em mim, agora."

"Subi uma escada e tive a sensação de que as minhas costas tinham sido engraxadas."

Como outorgar às costas cegas a inteligência de orientação de suas mãos

- Deite-se de costas e descanse um pouco. Comece a sentir como a coluna vertebral faz contato com o chão. Observe onde é maior o grau de afastamento.

- Dobre os joelhos, apoiando totalmente os pés no chão, afastados entre si com conforto. Coloque a mão direita no vão entre a cintura e o chão, pelo lado direito, de tal maneira que a palma esteja para o chão e o polegar toque a cintura. O dorso de sua mão sustenta a parte posterior da pelve.

- Sem pressa, com delicadeza, comece a pressionar a pelve contra a mão, na direção do chão. Aprenda, com o toque de sua mão, como direcionar a pelve para que ela cole o mais completamente possível no chão.

- Repita isso algumas vezes, cancelando o vão da lombar, sem levantar o final da coluna do chão, sem exercitar com esforço nos músculos das nádegas ou do estômago, sem parar de respirar.

- Retire a mão e com ainda maior delicadeza repita o mesmo movimento sem a ajuda das mãos.

- Descanse, estenda as pernas, preste atenção às mudanças em sua maneira de estar deitado.

- Novamente, dobre os joelhos como antes. Coloque a mão direita do lado direito das costas, abaixo da cintura, como antes, e coloque a esquerda do lado esquerdo da lombar, acima da cintura, de tal modo que o dedo mínimo da mão esquerda fique na cintura e o restante da mão apóie as costelas inferiores.

- Pressione com suavidade os pés no chão e encoste totalmente a pelve no chão, devagar, suavemente, respirando o tempo todo. Identifique saliências na cintura, atrás, que no contato com a mão fiquem nítidas. Permaneça assim e, sem mudar a posição da pelve, continue até colar também no chão a parte da curva acima da cintura. Sinta o vão desaparecendo pela sensação de pressão das costelas sobre sua mão esquerda. Continue respirando e deixe que a curvatura da lombar volte lentamente à forma habitual.

- Continue dessa maneira, a cada vez, anulando o vão entre a lombar e o chão em dois estágios: primeiro na cintura e abaixo, depois pressionando a área da cintura para cima. Os dois estágios permitem ao organismo aceitar com mais simplicidade a proposta.

- Troque as mãos de lugar e continue treinando anular o vão que se forma nas costas em dois estágios. Encontre uma maneira de ficar à vontade na altura dos ombros, estômago e rosto, respirando amplamente o tempo todo.

- Retire as mãos e veja se é possível continuar colando a lombar no chão, em dois estágios, sem a ajuda das informações dadas pelas mãos. Leve o tempo que precisar para localizar o movimento. Quando você se movimenta sem afobação, ou coerção, há uma chance de aumentar a precisão. Registre a clareza que você tem agora de seu modo de organizar as costas.

- Pare o movimento, estenda as pernas, descanse, e observe a maneira como suas costas agora fazem contato com o chão.

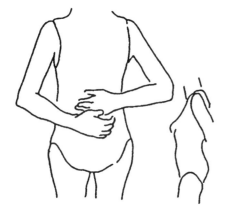 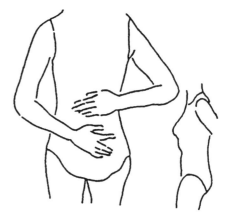

Espaço entre as mãos
Você proporciona às costas que estão fora do alcance da visão a sabedoria da orientação de suas mãos. De acordo com a sensação do toque e do não toque entre as mãos, você aprende como sentir a compressão que faz em sua lombar, cavando um vão, e também aprende como pode criar espaço entre as vértebras.

- Fique em pé, agora, e preste atenção na diferença que há em seus pés sobre o chão. O restante do processo será realizado no plano realista da postura ereta.

- Enquanto está em pé, coloque o dorso da mão direita sobre a pelve. O polegar está na linha da cintura e todos os outros dedos, mais ou menos próximos, ficam abaixo da cintura, na parte de cima da pelve.

- Flexione gradualmente os joelhos até que eles pareçam molas. Comece a empurrar a pelve para trás, muito de leve, na direção da mão, projetando principalmente a área da cintura para trás, deixando o fim da coluna posicionado no lugar. Respire tranqüilamente e deixe que o processo de esclarecimento desse movimento ocorra com espontaneidade. É importante que você não curve o tronco para diante, perdendo sua postura vertical, quando a área da cintura for levada para trás. Sinta a continuidade entre a pelve e a coluna, e sinta o quanto isso pode ser aceito naturalmente. Lembre-se de que os joelhos ficam ligeiramente flexionados, para tornar possível às costas manter seu nível de conforto.

- Agora ponha a mão esquerda acima da cintura, mais alta que a direita, de modo que o dedo mínimo esquerdo esteja paralelo ao polegar direito, totalmente encostado neste. Durante todo tempo, permaneça respirando devagar, deixando o abdome se expandir suavemente, garantindo seu conforto. Somente quando você respira é que seu sistema "se apropria" do novo movimento e o coloca em prática.

- Continue anulando a curvatura da região lombar, em dois estágios, e tome consciência de que cada alinhamento das vértebras faz com que as mãos se separem. Sentir que o contato entre as mãos está interrompido é o seu sinal de que suas costas realmente perderam o excesso da lordose e estão agora numa linha mais reta de continuidade.

- Toda vez que você recoloca suas costas no lugar, as mãos também tornam a se encostar. A sensação de seu contato renovado lhe confirma que, mais uma vez, quando está em pé, suas costas se afundaram numa lordose que deixam mais curto esse segmento de seu corpo.

- Continue dessa maneira algumas vezes, anulando o vão das costas e decifrando como ele se forma, ao prestar atenção à resposta das mãos quando elas se afastam uma da outra. Faça isso em movimentos mínimos e confortáveis.

- Fique em pé por uns momentos, com o espaço entre as mãos e a lombar alinhada, e lentamente retire as mãos sem mudar a organização de suas costas. Avalie sua maneira de ficar em pé, depois que suas mãos ajudaram a construir essa postura.

- Observe, nessa postura não convencional, a qualidade do conforto na região das vértebras que ligam a pelve à caixa torácica. Sinta como elas podem pender numa linha vertical, sem estresse nem pressão. Preste atenção se as outras partes do corpo resistem à nova situação ou a aceitam.

- Pare tudo, e fique em pé em sua postura normal, sem nenhuma interferência. Sinta se algum elemento do processo já está assimilado à sua maneira de ficar em pé, ou ainda não.

- Mais uma vez, coloque as mãos na curvatura da região lombar, uma abaixo da cintura, outra acima. O polegar da mão de baixo toca em toda a sua extensão o dedo mínimo da mão de cima. Delicadamente, sem interromper sua respiração profunda, que chega até o estômago, convide suas costas a recuar até desencostar as mãos. Ao mesmo tempo, eleve o calcanhar do pé direito um pouco no ar, com o joelho flexionado, como acontece quando você começa a dar um passo para a frente. Recoloque o pé no lugar e deixe que suas costas voltem ao alinhamento normal. Observe que suas mãos também se encostam outra vez.

- Continue com isso, esboçando o início de um passo algumas vezes. Toda vez que o pé direito sai do chão, arredonde a região lombar das costas, projetando-a para fora.

- Troque a posição das mãos. Eleve a perna esquerda algumas vezes. Preste atenção no modo como cada lado recebe esse movimento.

- Descanse um pouco. Agora, combine levantar o pé com arredondar as costas, chegando realmente a andar no lugar. A cada passo, quando um pé está no ar, faça com que as costas separem as mãos. Quando os dois pés estão no chão, deixe que as costas voltem ao seu normal, fechando o espaço entre as mãos.

- Preste atenção em como é possível remodelar a linha das costas para que se alcance uma maior continuidade, sem desistir do alinhamento vertical de toda a postura.

- Reconheça as partes do corpo que são acionadas a fazer algo diferente de sua ação usual, para que a posição mais ideal da lombar seja aceita com menos resistência, e sem perda da continuidade da passada. Sinta como flexionar suavemente os joelhos é necessário para que as costas possam se reposicionar. Quando você for capaz de adaptar suas costas de acordo com a sua vontade, com apoio completo de todas as outras partes do corpo, você terá recuperado a função das suas costas.

- É preciso muita paciência e uma atitude consistente de apoio para evitar a frustração de aprender uma coisa nova que talvez pareça obscura e complicada. Essa é uma oportunidade de recuperar não só as costas mas também sua capacidade de aprender. Permita-lhe não conseguir um sucesso imediato; desacelere seu ritmo até sentir com clareza seu ritmo de crescimento, por mais lento que possa ser. Repita um detalhe específico, tantas vezes quantas precisar, até que ele se torne claro; em particular, dê-se crédito por estar enfrentando uma coisa nova.

- Quanto mais o padrão de marcha desse processo se defronta com uma sensação de estranheza, mais seu organismo recebe uma aula importante com a qual aprender.

- Volte a ficar em pé com as mãos na lombar, uma da cintura para baixo, outra da cintura para cima. Deixe as mãos coladas e as costas formando a curvatura habitual; dessa maneira, erga o pé direito do chão. Devolva o pé direito ao chão e, agora, calma e lentamente, empurre as costas contra as mãos, eliminando a curvatura e fazendo com que elas se afastem e criem espaço entre si.

- Continue dessa mesma maneira, com o pé direito no ar, a curvatura das costas no lugar de sempre, e as mãos se tocando uma à outra. Quando o pé direito volta a pisar no chão, arredonde a cintura e abra espaço entre as mãos. O joelho esquerdo pode ficar flexionado em segurança, o tempo todo. Observe como o passo que o pé dá no chão ajuda a empurrar a cintura para trás, alinhando toda a coluna sem a lordose.

- Continue da mesma maneira, erguendo o pé esquerdo.

- Introduza esse padrão em seu ato de caminhar, deixando que as mãos se toquem toda vez que um pé está no ar. Perceba que você ainda está em pé com uma lordose acentuada na lombar. Toda vez que assentar o pé no chão, empurre ligeiramente a cintura para trás para conseguir um espaço entre as mãos.

- Continue dessa maneira, caminhando lentamente, dando cada passo como se você estivesse caminhando em câmera lenta.

- Pare tudo e descanse um pouco.

- Fique em pé e coloque as duas mãos juntas na curvatura da região lombar, anulando a lordose. Lentamente, sem prender o ar, empurre primeiro a borda superior da pelve para trás, e depois o vão acima da cintura. Identifique a sensação de perder o contato entre as mãos. Deixe esse espaço assim, e comece a andar de sua maneira habitual. Deixe que a região lombar faça ondulações suaves, como é necessário para andar normalmente, mas não deixe que a curva fique funda a ponto de fechar completamente o contato entre as mãos.

- Dessa maneira, mantendo intacta a distância entre as mãos, você garante que suas costas permaneçam nos limites de um alinhamento mais direto com a pelve. Sinta como os movimentos de andar atuam, dessa forma, para anular a lordose, enquanto habitualmente a ênfase na maneira normal de andar é justamente acentuá-la.

- Deixe que a sua maneira de andar determine em que fase coincidirá o cancelamento da curvatura da região lombar. Você pode descobrir que completa cada passo com uma concavidade na lombar e que, logo a seguir, a transforma numa curvatura para fora, no início do passo seguinte. Você tem um ciclo completo, a cada passo, de um movimento que vai para a frente e para trás. E começa a recuperar a qualidade orgânica da ondulação natural das passadas.

- De vez em quando, mude a posição das mãos um pouco mais para cima na coluna, dando a outras vértebras e costelas a chance de pôr em prática a sua articulação voluntária. É importante que a protrusão da lombar não seja feita com movimentos agudos e súbitos. Reduza-a a uma proporção confortável na qual ela possa ser aceita como uma parte natural de seu caminhar.

- Gradualmente, solte a pressão que suas mãos estão fazendo nas costas. Entre num estado em que suas mãos mal estejam tocando as costas e no qual você ainda saiba como organizar sua região lombar numa onda que ocorra independentemente das informações dadas pelas mãos. Quando estiver dominando esse movimento de acordo com a sua sensação cinestésica interna, retire as mãos. Continue andando como se as mãos ainda estivessem lá, deixando que suas costas se comportem como se suas mãos as tocassem, mantendo entre elas o espaço.

▸ Neste momento, você pode sentir claramente como é diferente e estranho o envolvimento de todas as outras partes de seu corpo nessa maneira de andar. Você começa a compreender o tipo de transformação que é necessária em suas outras partes, além do da região lombar, para obter alívio.

Você vai poder sentir onde precisam estar seus joelhos para que acompanhem o conforto das costas. Talvez perceba que estão menos esticados do que de hábito, e até duvidar da possibilidade de confiar neles nessa condição.

Você começa a sentir que tipo de tornozelos se relacionam com costas que têm espaço. Talvez perceba a diferença na maneira como seus pés pisam no chão; a distribuição da pressão na sola do pé é modificada. É como se estivesse firmando o pé, do calcanhar para os dedos, acompanhando a rolagem de uma roda, deslizando em cima dela, como se estivesse numa bicicleta. Então, você pode compreender que, para suas costas poderem manter o conforto encontrado com o auxílio das mãos, seus pés precisam pisar no chão com mais delicadeza.

Você pode descobrir ainda que seus ombros se comportam de uma maneira que é quase impossível para você reconhecê-los como seus. Em cada um dos tecidos e em cada uma das fibras de seu corpo você registra, inteiramente, a idéia de que o que mais impede suas costas de manterem-se confortáveis não é a região lombar comprometida, mas sim a indisponibilidade das outras partes de seu corpo para desistir de seus padrões habituais e aprender como acomodar as costas.

Reconheça todas as suas dúvidas relativas a assimilar essa maneira de andar em sua vida. A intenção do processo não é forçá-lo a seguir qualquer conselho bem-intencionado mas, antes, colocar à sua disposição um recurso eficiente para mobilizar uma outra opção. Você pode usá-lo quando sentir a necessidade de se lembrar das pistas que propiciam uma organização mais gratificante. A aplicação disso em sua vida ocorrerá de modo natural, segundo o ritmo natural do sistema nervoso, e de acordo com a sua própria lógica subconsciente.

Aprovação por realizações ou pelo processo

Como as pessoas que vivem próximo à natureza crescem com um alinhamento vertical ideal, sem passar pela necessidade de corrigir a sua postura? Como a natureza faz isso? Onde começa o estrago?

Uma das histórias famosas de Feldenkrais é sobre um homem que foi consultá-lo por causa de suas costas que o atormentavam. Moshe deu uma espiada nos raios X e perguntou:

"Você é o primogênito de sua família."

"Sou mesmo; como é que você sabia?"

"Isso é óbvio: olhe as suas costas."

Ocorre um fenômeno com pais escultantes que admiram tanto seu primogênito se desenvolvendo que terminam causando uma distorção permanente na postura da criança. Quando os pais, muito amorosos, têm uma expectativa de realização de metas, sua tendência é forçar a criança a passar depressa para a fase seguinte de seu funcionamento motor. Interpretam o impulso natural da criança para aprender como uma questão de seu próprio sucesso como pais, numa corrida para superar marcas. Quando lidam com seu filho com a mesma pressa e afobação com que vivem nesse mundo em que as idéias são absorvidas num piscar de olhos, nas manchetes dos jornais, talvez não se lembrem de quanta paciência é necessária na prática repetitiva da aprendizagem natural. Os pais sentem tanto orgulho com o progresso do filho que, tão logo este faz suas primeiras tentativas titubeantes de ficar em pé, eles o elogiam, expressando sua aprovação e satisfação, e incentivando-o a mais tentativas de ficar sobre as próprias pernas.

É difícil imaginar que elogios possam ser inconvenientes. Quando não cair é percebido como um feito importante, em vez de desenvolver uma maneira agradável de ficar em pé é a criança quem sacrifica a chance de chegar à sua postura ideal.

Talvez você possa se lembrar de como aprendeu a andar de bicicleta. Lembra-se de sua sensação de fazer correções acentuadas, exageradas, que, muito provavelmente, caracterizaram o início desse aprendizado? Da mesma maneira, o bebê distorce sua coluna para, de alguma maneira, ficar em pé. A curva de sua cintura talvez se afunde de repente, ele abana os braços e endurece o estômago, ou faz qualquer outro tipo de coisa que o ajude a não cair naquele momento. Se ele imediatamente receber admiração por isso, então tudo o que esteve associado a essa maneira de conseguir ficar em pé será registrado como algo que vale a pena ser feito. Não só um alinhamento defeituoso mas até mesmo sentimentos concomitantes de apreensão, desconforto, impaciência para lograr êxitos, e uma atitude agressiva, como se uma emergência estivesse em andamento, serão todos ingredientes que ficarão gravados como necessários.

Toda vez que a vida propuser à criança um problema de estabilidade para ficar em pé, o cérebro irá acionar a reação original de emergência e tentará restaurar a mesma atmosfera interior de luta, com todas as suas atitudes correspondentes. A distorção recorrente na coluna será identificável nos raios X, cinqüenta anos mais tarde.

O processo natural de aprendizagem dos primeiros anos de vida está destinado a ocorrer na presença de testemunhas, que observem e confirmem o progresso da criança em suas primeiras experimentações. O que alimenta a criança no início da vida é a atenção de uma testemunha. Os ouvidos da criança escutam muito bem as coisas que provocam aprovação e reforço. Ela aprende rapidamente a ganhar a vida como ser social, aprende a eficácia de um sorriso, de um choro, de conseguir ficar em pé sobre as duas pernas e, enfim, andar.

A recompensa social é muito mais importante do que o conforto corporal. Para quem não o é? Com uma energia inesgotável, a criança irá direcionar todos os seus esforços para satisfazer pais e outros benfeitores, conquistando ainda mais amor e elogios da parte destes, desejando ser o centro das atenções.

As atuações podem mudar, mas o que permanece é a sensação concomitante, a mensagem implícita de que é preciso forçar o corpo diante dos olhos de todos que são importantes, para que possam ver, reagir e dar notas altas. Em lugar do processo interior da pesquisa que permanece aberta a refinamentos e avanços, para a criança o que passa a importar é apresentar resultados e, com isso, entrar para o clube de corrida dos exibidos da cultura ocidental.

A aprendizagem primal do bebê: sua vantagem ao organizar-se para ficar em pé

No primeiro ano, antes mesmo da aquisição da linguagem, acontece uma incrível quantidade de aprendizados, mais revolucionários e variados que tudo o mais que a pessoa irá aprender pelo restante da vida. De um estado de impotência, de dependência em relação a uns poucos reflexos, a criança se torna uma pessoa com *status* social que negocia com os que estão à sua volta para obter a satisfação de seus desejos. Partindo de um limitado repertório de movimentos sobre os quais o bebê não tem controle, ele, ao final dos primeiros anos, chega a um direcionamento e a uma diferenciação sistemática dos músculos e padrões de ação que efetuam muitas das funções intencionais.

A qualidade desse extenso e complexo processo de aprendizagem determina não só o estilo operacional da criança e sua atitude perante a aprendizagem em geral, como também a sua postura corporal. Por exemplo, o modo como o bebê, deitado de bruços, ergue repetidamente a cabeça quando começa a tentar estabilizá-la acima dos ombros faz parte de seu treino preliminar para adquirir estabilidade em pé. O modo como o bebê adquire suas habilidades em cada estágio do desenvolvimento, como ao conseguir ficar de costas estando inicialmente de bruços, levantar-se quando estava sentado, nas repetidas ondulações da coluna quando está de joelhos e ao engatinhar, são todos movimentos que se desenvolvem até configurar um estilo pessoal de coordenação, um banco de dados para a solução de situações que lhe permitirão lidar com a gravidade e o equilíbrio. O nível de eficiência em todas essas habilidades lhe servirá de base quando, no devido tempo, a criança conseguir se organizar para ficar em pé.

Para a organização da postura é da máxima importância o nível de cooperação de todas as partes do corpo que o bebê mobiliza para ficar em pé, à medida que todas as partes do corpo sabem como se ajudar mutuamente para conseguir realizar uma tarefa. Por exemplo, a qualidade do engatinhar é determinada pela capacidade de cada parte do corpo de transmitir força dos pés à cabeça.

Mas, se o bebê não teve oportunidades de desenvolver a coordenação entre todas as partes do seu corpo, mediante uma variedade de tarefas diferentes, em múltiplas posições, se cresceu numa cama macia e lisa, com pouca estimulação, ou permanecia horas numa posição monótona, semi-sentada, amarrado num carrinho, ao invés de se mexendo pelo espaço ou sendo carregado nas costas da mãe numa bolsa-canguru, essa criança provavelmente vai ficar em pé antes que tenham amadurecido, dentro dela, todas as lições necessárias a uma interação eficiente com o ambiente. Ela será forçada a enfrentar a força da gravidade na postura vertical, que é menos segura, antes de ter desenvolvido sua sensibilidade para mais economia e precisão, com posições mais confortáveis, durante o estágio horizontal preparatório. Essa criança será tentada a resolver tal dificuldade investindo mais força e, com isso, ao ficar em pé, estará entrando no hábito cultural de usar excessivamente uma agressão deslocada, de perder a elegância para se mover, promovendo a crença de que ficar em cima dos próprios pés é uma luta. Joseph Chilton Pearce dedica um capítulo inteiro de seu admirável livro, *Magical Child,* à descrição dessa deficiência.

A postura ereta que amadurece ao seu próprio tempo: amor incondicional

Se os pais interferem e ajudam para abreviar a luta, por exemplo, se seguram as mãos da criança que está deitada de costas e puxam-na para a frente para que fique sentada, há o perigo de limitarem o bebê num padrão habitual limitado em que eles mesmos funcionam. Negam à criança a motivação para buscar por si aqueles meios que talvez a levassem a soluções melhores, como conseguir sentar-se rolando pelo lado.

Claro que o apoio dos pais, sua preocupação e a devoção com que protegem o caminho da criança são atitudes essenciais ao seu crescimento. Esse amor dos pais pelo bebê recém-nascido, quando eles ainda são todo o mundo da criança, é um amor incondicional que até mesmo a ecologia da era tecnológica não conseguiu diminuir: ele é a esperança da raça humana.

Sem o incentivo dos pais, os filhos talvez nunca fiquem em pé. É possível que até a própria idéia de ficar em pé e se endireitar até a postura ereta seja uma invenção humana que passa de geração em geração por imitação e instruções pessoais.

Num caso extraordinário, ocorrido na Índia, em que uma criança cresceu com os lobos, ela foi localizada, já adolescente, andando de quatro, com mãos e joelhos, mesmo tendo o potencial para a postura ereta. Talvez a postura ereta para a marcha seja fruto por excelência de um aprendizado humano, para o qual não há código no programa pré-natal. Como todo atributo adquirido, é mais suscetível a erros, contratempos e à variação.

É possível que a posição ereta tenha menos experiência evolutiva do que as outras funções que a precederam. A natureza matura o desenvolvimento motor de ações como rolar de lado, virar de bruços e engatinhar com um poderoso impulso independente. Essas funções são formadas na mesma ordem e na mesma configuração, em todas as partes do mundo. Quanto mais a criança se aproxima do estágio de ficar em pé, maiores se tornam as diferenças na formação dessa função, em cada uma. Já para engatinhar há estilos variados e inusitados, inclusive crianças que evitam totalmente esse estágio. Na ausência de condições apropriadas, muitos bebês estão prontos para pular esse estágio exaustivo, especialmente se lhes for proporcionado um posto elevado de observações a partir do qual possam participar da vida à sua volta.

Seria impossível exagerar a importância do ato de engatinhar, das lições indispensáveis por meio das quais o organismo o adquire, coordenando todas as suas partes numa cooperação eficiente. Todos os estágios subseqüentes do desenvolvimento – ficar em pé, falar e até mesmo ler – passarão por grandes dificuldades quando não tiverem os sólidos alicerces da habilidade de engatinhar.

Entre as condições adequadas para o desenvolvimento da função de engatinhar estão um chão sólido o suficiente para ser confiável, capaz de responder com uma contrapressão, e espaço que ofereça à imaginação mais alcance que o "chiqueirinho" de um metro quadrado pode dar, e ainda pais que não sejam impacientes e consigam esperar para ver seu filho finalmente chegar a ficar em pé sobre as próprias pernas.

A natureza imbuiu os pais da necessidade de ensinar seus filhos como evitar se machucar; e dotou as crianças da alegre curiosidade de testar-se quanto a esses machucados. Assim como ocorre com outros valores educacionais a serem transmitidos, os pais têm pela frente uma tarefa de delicada sensibilidade, na qual tentam saber quando estão ou não ajudando, quando devem deixar e quando devem impedir. Essa medida que lhes é exigida só pode ser encontrada em seu amor incondicional.

Quando os pais têm mais respeito pelo processo de aprendizagem dos pequenos seres, para os quais tudo é estranho e novo, e limitam suas mostras de aprovação aos primeiros sinais de sucesso – especialmente quanto a ficar em pé e andar, realizações propensas a distorções –, a criança pode amadurecer no seu próprio ritmo e chegar à habilidade da posição ereta quando estiver mais preparada e treinada, e é capaz também de dar continuidade ao refinamento desse processo. A criança constitui alicerces sólidos para toda a vida, não só no alinhamento de sua coluna e na facilidade e no conforto com que se relaciona com o ficar em pé e fazer as coisas em geral, mas também porque tem uma chance melhor de crescer e superar os obstáculos da vida, livre para sempre da obrigação de conquistar amor por meio de feitos que realize ou não. Essa criança felizarda acaba acreditando que ter nascido é razão suficiente para ser amada.

Movimento primal: processo da natureza para um funcionamento maduro

Um dos principais caminhos de aprendizagem no Método Feldenkrais é a reconstrução do modelo de desenvolvimento do bebê. O processo do Movimento Primal é uma fonte de informações precisas sobre a dinâmica que a evolução utilizou para poder desenvolver o sistema de julgamento do recém-nascido e prepará-lo para amadurecer o seu funcionamento independente.

Cada aula do Movimento Primal é dedicada a uma função básica diferente e pode, na verdade, incluir qualquer um dos movimentos que o bebê executa, como sugar, levantar a cabeça estando de bruços, levantar a pelve estando deitado de costas, virar de barriga para baixo, segurar os tornozelos e puxar as pernas, girar de um lado para outro e também para a frente e para trás, levar o dedão do pé até a boca, enfiar a cabeça no colchão, balançar-se de maneira rítmica, passar de ajoe-

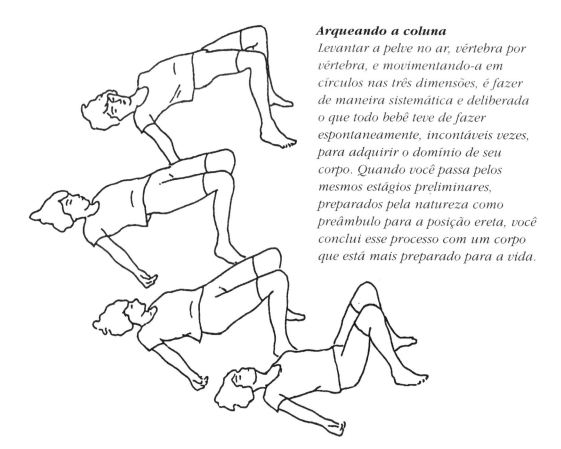

Arqueando a coluna
Levantar a pelve no ar, vértebra por vértebra, e movimentando-a em círculos nas três dimensões, é fazer de maneira sistemática e deliberada o que todo bebê teve de fazer espontaneamente, incontáveis vezes, para adquirir o domínio de seu corpo. Quando você passa pelos mesmos estágios preliminares, preparados pela natureza como preâmbulo para a posição ereta, você conclui esse processo com um corpo que está mais preparado para a vida.

Alívio que vem de movimentar a coluna como um só bloco

Fazer de conta que sua coluna é uma roda de madeira, pressionando-a de maneira uniforme contra o chão sólido, com muita suavidade, da direita para a esquerda, é sua tarefa avançada de coordenação. O peso de seu corpo trabalha para realinhar cada vértebra em seu local adequado. Você pode amarrar um pano grande que passe pela cabeça e em torno dos joelhos, para garantir uma distância constante entre eles, em lugar de levar os cotovelos até os joelhos.

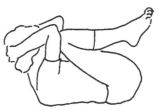

lhado a sentado, além de toda uma variedade de padrões de locomoção, desde ondulações semelhantes às dos peixes e pescoçadas parecidas com as de galinhas, até rastejar como os répteis, e caminhar como os macacos, os ursos e as panteras, pois todos esses são movimentos que têm eco no modo humano de andar.

Nesses processos, você é instruído a, novamente, passar pelos estágios que precederam a postura ereta na vertical, reconstruindo o caminho que a natureza preparou para o funcionamento maduro em pé. Na aula que é dada no chão, você retorna sistematicamente aos movimentos que uma dia soube como fazer e, desde então, estão esquecidos. Desta vez, você descobre neles possibilidades que, quando bebê, podem ter-lhe escapado. Você enfrenta cada desafio como no processo original, buscando estar em equilíbrio nas várias posições, navegando em busca do desenho ideal para a tarefa e sua estrutura, ajustando o ritmo segundo o seu bem-estar e integrando a respiração e coordenação dos olhos. Quando você leva em

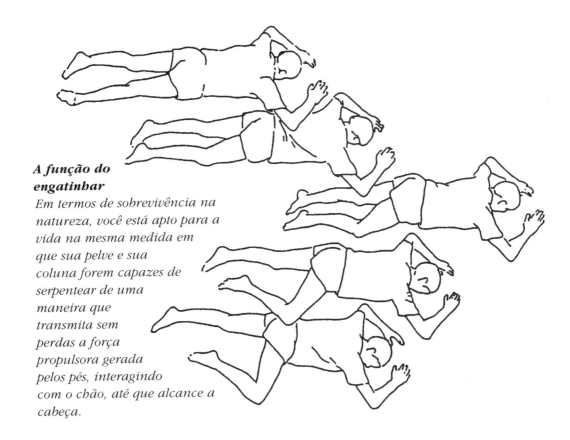

A função do engatinhar

Em termos de sobrevivência na natureza, você está apto para a vida na mesma medida em que sua pelve e sua coluna forem capazes de serpentear de uma maneira que transmita sem perdas a força propulsora gerada pelos pés, interagindo com o chão, até que alcance a cabeça.

conta todos esses dados da sensibilidade, é provável que alcance soluções sofisticadas para a realização dessas primeiras tarefas. Diferentemente de antes, você agora está passando pelo processo com consciência, observando e registrando tudo o que a sua percepção capta.

Você termina o processo com novas conclusões, novos vislumbres e uma maneira renovada de também ficar em pé. Sua postura atualizada é mais autêntica porque se assenta numa exploração funcional mais completa, na perspectiva da intenção da criação.

Os processos de reconstrução do Movimento Primal constituem um tema extenso e fascinante, que ocupariam um livro inteiro. Os exemplos incluídos aqui não são transcrições completas, só uma amostra, para dar uma idéia das possibilidades que esse tipo de trabalho contém.

Resgatando a ligação entre os joelhos e as costas pelo nado primal

Nesse processo, você é gradualmente direcionado a experimentar a dinâmica do nado primal, mobilizando os joelhos da maneira como foram destinados a se mover em sua função original. Deitado de costas, confortavelmente, você reconstrói o padrão de movimento que, antes, foi executado quando você estava deitado de bruços, "há milhares de anos", no mar. Você move os joelhos para os lados, flexionados, como um sapo. Mais uma vez está usando os joelhos do jeito que fazia quando bebê, antes de andar em pé e começar a dobrá-los só para a frente.

A diferença é que, na posição horizontal, o joelho dobrado para o lado não é ao mesmo tempo solicitado a levantar o peso da coxa, como acontece na postura ereta. Isso pode significar um alívio considerável, como seguramente concordaria qualquer pessoa com um joelho machucado.

No processo em questão, primeiro você traz uma perna só para o lado e para o alto, e percebe como o joelho que se movimenta assim elicia uma certa rotação da pelve e da coluna. Você incentiva essa interação e a repete até que ela se torne fácil e sua coordenação dê prazer.

Em seu íntimo, você encontra a suavidade que lhe permite criar a sensação de estar realizando o movimento dentro da água, de forma suave, como o remo que desliza e impele a água sem se cansar, num movimento que se refina mediante suas repetições.

Quando você continua movendo os joelhos pela lateral, um após o outro, sente como sua pelve oscila suavemente de lado a lado, coordenada com o joelho e a cabeça. Todas as partes de seu corpo se integram no fluxo rítmico.

Quando você movimenta os joelhos simultaneamente, dos dois lados, as costas têm um suporte numa dimensão diferente, da frente para trás, e você sente como sua pelve ganha em habilidade para descobrir opções, tornando-se mais inteligente.

Ao devolver aos seus joelhos o funcionamento no contexto do corpo como um todo, de acordo com a intenção original da natureza, você os aliviou das tensões produzidas pela marcha rígida à frente, em solo duro. E percebe como suas costas também se beneficiam desse relacionamento original fornecido por aqueles.

Ao voltar atrás pela hierarquia ancestral do desenvolvimento você sempre irá encontrar conforto e correção. O que distingue o supérfluo do fundamental nas atividades da existência e as torna eficientes – tanto na evolução como no processo

A interação do joelho com a coluna num padrão de nado primal
Você pode usar o joelho como apoio para ativar a pelve e a coluna. A rotação da pelve provoca o alongamento de um dos lados da coluna, com moderação e segurança.

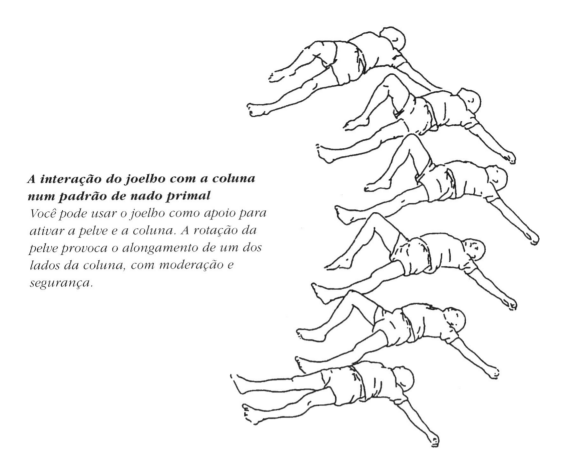

reconstituído – é a orientação para buscar o que é confortável, o talento para coordenar a participação de cada segmento em sua medida apropriada, no momento certo, sem desperdício: uma espécie de gravitação funcional.

Trata-se da mesma prontidão para se mobilizar por meio de um trabalho solidário de equipe, que alinha posteriormente, de forma vertical, o seu corpo todo na posição em pé e, além de vinculá-las quando o corpo está ereto, torna cada parte de seu organismo responsável por essa promissora postura.

A trajetória eficiente de se estender um braço: sensibilidade em vez de um mapa

Até mesmo um movimento simples como esticar um braço pode ser o tema de uma completa pesquisa nesse laboratório da consciência.

Deitado, e mais tarde em pé, você estende o braço como o bebê que avança a mão em busca de um objeto. Esse processo o direciona a experimentar diversas possibilidades. Você está atento a detalhes sutis e descobre o caminho da menor resistência.

Você percebe que a trajetória que o leva a um movimento uniforme e contínuo, com baixo nível de tensão, configura formas que fluem pelo espaço em linhas sinuosas, que se enrolam sobre si mesmas. Ninguém pode lhe dar o mapa desse caminho, com antecedência. Você só pode descobri-lo por meio de sua sensibilidade a variadas nuances de facilidade.

Você pode descobrir que a maneira mais confortável de coordenar escápula, ombro, braço, punho e mão numa função integrada é primeiro dirigir a mão até a

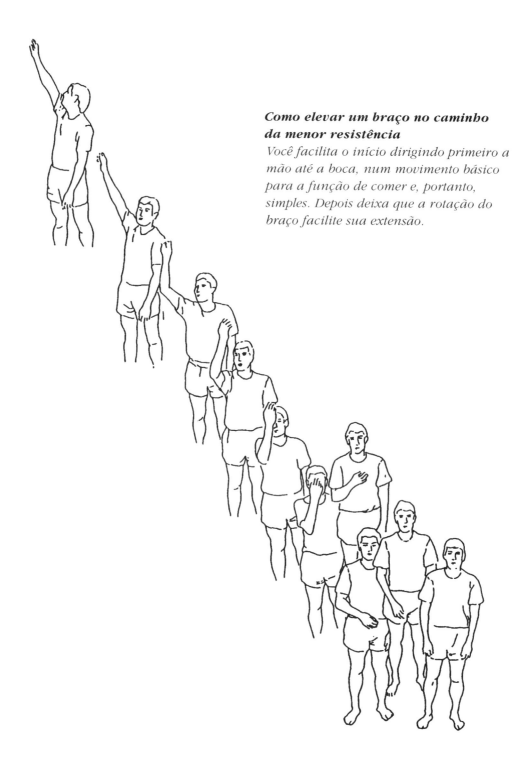

Como elevar um braço no caminho da menor resistência

Você facilita o início dirigindo primeiro a mão até a boca, num movimento básico para a função de comer e, portanto, simples. Depois deixa que a rotação do braço facilite sua extensão.

boca. Essa motivação existencial primal encaminha-o numa direção de movimentação que seu corpo aceita prontamente.

Da boca, você continua levantando o braço numa certa rotação e alcança sua extensão total acima da cabeça. O tempo todo a sensação do seu peso guia o cotovelo que fica pendurado, solto, em busca de seu ponto mais baixo. Se você se deixar tocar o corpo, pode passear descansadamente com a mão que toca de leve o peito, o pescoço e a cabeça. Até mesmo um ombro dolorido que lhe tornava impossível pentear o cabelo estará mais propenso a consentir com esse movimento agora.

Essa é a orientação para navegar pelo que é prático e fácil, e que posteriormente coloca-o sobre seus dois pés com maior eficiência e simplicidade.

Transitando de prono para supino: integrando todas as dimensões

Quando os pais colocam o bebê deitado de bruços e mais tarde encontram-no de costas, isso não precisa de uma festa; é só uma confirmação de que o desenvolvimento motor está seguindo seu rumo certo. A função de virar de prono para supino e de voltar ao primeiro integra o uso das três dimensões com um equilíbrio preciso entre peso, intenção, direção e o inter-relacionamento envolvendo todas as partes do corpo, com um desafio especial para a caixa torácica.

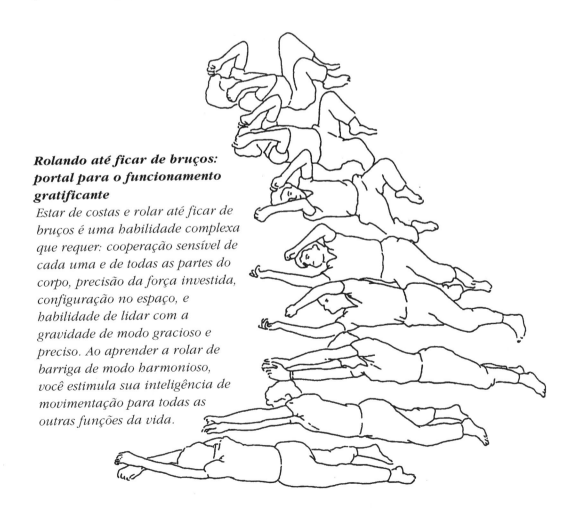

Rolando até ficar de bruços: portal para o funcionamento gratificante

Estar de costas e rolar até ficar de bruços é uma habilidade complexa que requer: cooperação sensível de cada uma e de todas as partes do corpo, precisão da força investida, configuração no espaço, e habilidade de lidar com a gravidade de modo gracioso e preciso. Ao aprender a rolar de barriga de modo harmonioso, você estimula sua inteligência de movimentação para todas as outras funções da vida.

Se você não está sofrendo de um problema sério certamente é capaz de virar até ficar de bruços. Porém pode fazê-lo num movimento contínuo e macio, fluido, de modo que nenhuma vértebra ou quinta costela deixe de se articular no momento certo, de acordo com seus olhos, sua respiração e sua interação com a gravidade?

Depois de explorar a transição de supino para prono, em muitos modos diferentes, você irá sentir que entrou em contato com uma importante indicação de movimento capaz de melhorar todas as suas demais postura e funções.

Movimentos cíclicos: investimento reduzido e precisão do *timing**

Há movimentos na primeira infância que se repetem várias vezes num ritmo cíclico. Exemplos famosos são balançar de um lado para outro e oscilar de trás para a frente, coisas que os bebês fazem um sem-número de vezes. O ciclo rítmico repetitivo refina a coordenação do movimento.

No processo reconstruído da Consciência Pelo Movimento, você decifra um a um os detalhes desse ciclo. Por exemplo, você deita de costas enrolado como uma bola, com os joelhos dobrados no peito, e começa a rolar de lado. Nessa posição, você distingue em que membro deve investir a intenção de ativar o movimento, e em que membro você consente que haja uma reação passiva, de tal modo que suas costas grudem completamente no chão, sem falhas nem riscos. Com base nesse rolamento, você aprende a eliminar a tensão parasítica de seu corpo.

Ou você explora o rolamento para trás e para a frente, quando o movimento em câmera lenta o amplifica como numa lente de aumento. Você aprende a preparar suas costas para que simulem uma roda que pode permitir ao movimento fluir de maneira contínua. Observa como usar suas pernas, quando é o momento certo de destacá-las do chão, quando usar o impulso. Você registra como a iniciativa de mobilização migra do centro de seu corpo para as extremidades, de acordo com a lentidão da fase preparatória e a velocidade do balanço. Você tenta modos diferentes de correlacionar sua cabeça e sente como cada um influencia a continuidade do movimento.

Finalmente, você entra no movimento de embalar, primeiro segurando um joelho, depois os dois, e para tanto aumenta a extensão dos balanços até que rolar para a frente o leva a sentar-se, e o rolar para trás o faz deitar-se com as pernas em cima da cabeça.

O impulso em si, que não lhe permite lentidão ou reversibilidade, é que lhe ensina todos os recursos da agilidade. Você dirige o fluxo da função de uma parte do corpo para a seguinte, sem perturbar o andamento do rolamento. Aprende a sentir quando é o momento certo para investir força no lugar certo, e quando é o momento de parar.

Todas essas são aulas de organização econômica no contexto dinâmico de uma determinada freqüência. Quando você desenvolver a sofisticação e a sensibilidade do tempo perfeito, durante movimentos rápidos, então seu sistema nervoso pode encontrar mais facilmente a coordenação adequada para ficar em pé, quando pode ter todo o tempo de que necessita.

---

* *Timing*: Refere-se à adequação entre o movimento e o instante em que é realizado, a divisão do movimento do tempo. (N. da R. T.)

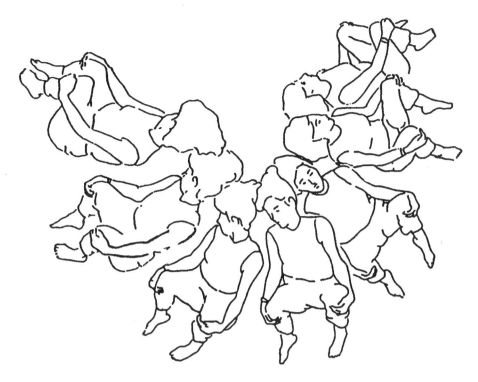

Rolando de um lado a outro: a simetria do equilíbrio
Estar sensível ao diálogo entre suas costas e o chão, no rolamento simétrico, é dar a cada seção de suas costas, mesmo que só por um breve instante, a oportunidade de uma experiência curativa de contato com aquele. Delicadamente, você conduz um rolamento lento, direcionando-o com os olhos ou com as pontas dos dedos dos pés ou das mãos. Ou você pode efetuar um rolamento rápido e dinâmico, dando-lhe início no eixo de sua coluna e pelve. Quanto mais você enriquecer seu vocabulário de movimento com alternativas, mais estável e livre será a sua posição em pé.

Ancorando a cabeça: como virar de cabeça para baixo contribui para a postura

Há um estágio especial no desenvolvimento dos bebês em que se pode encontrá-los rolando sobre a cabeça, estando ajoelhados, e repetindo isso muitas vezes, de diferentes maneiras e por prolongados intervalos. Quando você reconstrói esse movimento em aula, sua cabeça está fixa no chão e você sente como o pescoço precisa se reajustar segundo uma orientação totalmente nova. Depois dessa espécie de ajustamento, o pescoço irá se alinhar, na vertical, de uma maneira não habitual.

No decurso do processo, você pode descansar nessa posição ajoelhada, com a cabeça apoiada no chão. Depois do rolamento, talvez você perceba a suavidade para aceitar essa posição de recolhimento. Aliás, os bebês adoram dormir nessa posição. Os joelhos flexionados e recolhidos induzem uma sensação de intimidade consigo mesmo. Ao mesmo tempo, está protegido do mundo e distante dele. A pessoa se encontra num estado de serenidade não-verbal, neutralizado em relação a pensamentos e excitações. É inconcebível ficar irado nesse estado. Quando você estiver pronto para ficar novamente em pé, depois dessa meditação, sentirá realmente que está virando uma página e começando algo novo.

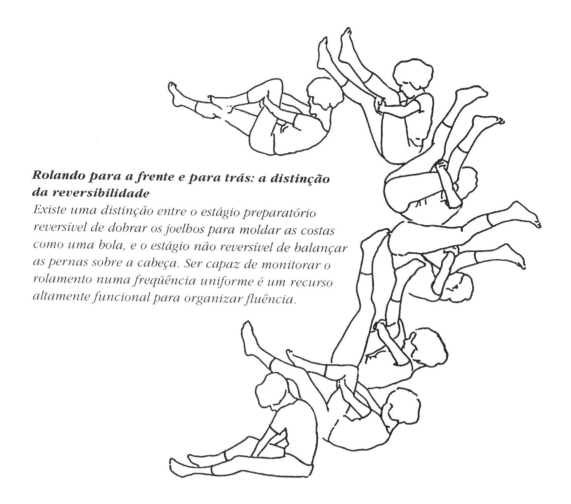

Rolando para a frente e para trás: a distinção da reversibilidade
Existe uma distinção entre o estágio preparatório reversível de dobrar os joelhos para moldar as costas como uma bola, e o estágio não reversível de balançar as pernas sobre a cabeça. Ser capaz de monitorar o rolamento numa freqüência uniforme é um recurso altamente funcional para organizar fluência.

A sensação de ancorar a cabeça no chão é uma experiência rara para o adulto. Podem se passar muitos anos antes que a cabeça tenha a oportunidade de fazer pressão contra um chão sólido, lembrando a alegria desse movimento primal. O pescoço que se tornou cansado de sempre ter de achar para a cabeça um local no espaço relativo do corpo é revigorado pela reversão do relacionamento e pode participar da postura ereta, daí em diante, de uma maneira inteiramente nova.

Engatinhar: uma escolha renovada no legado fundamental do organismo

Talvez a aula mais extensa da postura em pé estável seja a reconstrução do estágio de engatinhar. A bem-sucedida e coordenada locomoção rastejando desafia todas as propriedades de sua movimentação. No processo de explorar diferentes maneiras de engatinhar, você focaliza, a cada vez, um aspecto diferente. Esse poderia ser a exploração de como ancorar o pé no chão de uma maneira que o ajude a saltar para a frente com eficiência. Você usa o pé como alavanca, para mobilizar o corpo. Isso faz uma exigência especial à articulação do quadril. O ângulo formado entre a coxa e a pelve não costuma ocorrer na forma normal de andar.

Todas as outras partes do corpo também têm de se organizar de uma determinada maneira, de tal modo que o impulso dado com o pé possa ser transmitido por todos os segmentos, até chegar à cabeça. Você descobre em que área o fluxo está bloqueado, e toma consciência de suas articulações menos funcionais, às quais você então pode dar mais oportunidades de explorar outras possibilidades.

Na aula, você pode descobrir como os seus dois lados são diferentes entre si. Quando focaliza sua atenção no desempenho de cada lado em separado, acompanhando-o por algum tempo, pode discernir que, ao gerar o movimento numa perna, ele vem fácil e macio, ao passo que vindo da outra ele provoca uma sensação estranha, como se o elo entre a perna e a cabeça ficasse turvado e se perdesse no meio do caminho.

Há diferenças que são difíceis de distinguir no engatinhar alternado rítmico; sua dinâmica trabalha para compensar o que está faltando no lado menos desenvolvido, envolvendo exageradamente o lado competente. O processo sistemático esclarece para você essas distinções mais sutis, como se fosse uma lupa potente. O mero ingrediente da consciência diminui a diferença entre os lados e o impede de acumular distorções que são, todas elas, repletas de tensão e propensas a se tornar problemáticas.

Você aprende a ativar em você uma sabedoria biológica inata – a capacidade de criar as mudanças necessárias, a partir de seu interior, para produzir um movimento simétrico no espaço, apesar de uma estrutura não simétrica. Você aprende a criar um ritmo de simetria.

Esse trabalho afeta a correção de desvios na postura. Por exemplo, se um pé está acostumado a tocar o chão com a sola inteira, então, no processo de engatinhar, que o impele várias vezes a produzir o movimento primal de propulsão à frente, você se dá conta de que ele pode ser utilizado de modo distinto e que, depois, sustenta você de uma maneira diferente quando está em pé. A cadeia de compensações em todas as partes do corpo, que eram requisitadas pela maneira anterior de usar o pé, agora perde a base. O recondicionamento é tão extenso que você pode até senti-lo como uma confusão.

Você passa também por uma experiência adicional de recondicionamento na cintura escapular, que, ao engatinhar de quatro, serve como um tipo de pelve superior. No movimento de engatinhar, os ombros e escápulas são estimulados a assumir o papel original das pernas dianteiras. Você sente o diálogo entre a mão que avança numa "passada" e o chão. Aprende a distinguir a diferença entre firmar a mão com o cotovelo rígido ou flexionado. Sente o diálogo entre cada escápula e a coluna, conforme se cria uma compressão que não ocorre na posição ereta, quando os braços pendem soltos.

Às vezes, o mais complicado na reconstrução dos padrões de engatinhar é a capacidade de se concentrar durante o planejamento do movimento. Cada ativação, organizada de uma maneira não habitual, ou que tenta reconstruir o padrão habitual só que em menor velocidade e com total concentração da atenção, é uma intervenção significativa nas tradições fundamentais do organismo. Estender a mão direita e o pé esquerdo, quando a cabeça se vira para a esquerda ou a direita, são movimentos simples e fáceis de se fazer quando não se está prestando a menor atenção. Mas quando você tenta executá-los sob o comando de sua consciência, é provável que se sinta confuso.

Essa é uma oportunidade para você checar sua atitude diante do aprender. Em vez de ser aquele tipo de aluno que corre para se corrigir, vítima do pânico, antes mesmo de entender claramente o que é esperado que faça, você pode se permitir seguir no seu próprio ritmo e repetir cada coordenação tantas vezes quantas forem necessárias, para conseguir ter clareza e domínio de seu movimento. Você então encontra não só o padrão, mas também o clima em que o processo de autocorreção pode ocorrer.

A paciência leva-o à clareza e à simplicidade de um desempenho bem coordenado, que flui incessante, até não haver mais a necessidade desse próprio desempenho consciente.

Você recebe aprovação da própria natureza. Com a transição do movimento, de consciente para espontâneo, acontece uma alteração em toda a sua dimensão mental. Sem exceção nas sessões de engatinhar, num certo momento do processo, as pessoas começam a rir de uma maneira contagiante, sadia, num verdadeiro eco da alegria da criança interior, que libera aquela despreocupada capacidade de "aprontar", típica da infância. Uma rara revelação para os adultos.

Estar em pé sobre as próprias pernas, depois de engatinhar, traz uma sensação nítida de alívio. Cada parte de seu ser sente a alegria de ter autorização para não fazer nada. Ficar em pé é absolutamente claro, é agora a sua maneira ideal de fazê-lo. Você sente, de imediato, que todas as manobras de engatinhar com as quais teve de se debater no chão eram exatamente o que você precisava para mais tarde sentir-se tão bem ao ficar em pé.

No fundo, pode ser que a vida não lhe tenha dado, originalmente, condições suficientes de apoio para que você explorasse, experimentasse e praticasse, para chegar às melhores escolhas de suas múltiplas posturas. Nunca é tarde demais para melhorar, em maior ou menor grau. Você sempre pode ir para o chão e dar a si mesmo a oportunidade sistemática de enfrentar, de chegar a novas conclusões, de rejuvenescer o mecanismo que sabe como inventar soluções e completar com o que estiver faltando. Você tem um mecanismo que é sempre capaz de aprender, desaprender e aprender de novo. Esse envolvimento com o aprender é o entretenimento mais fascinante para a alma humana.

6
Mudança nas Proporções da Divisão do Trabalho

Neste capítulo, você encontrará numerosos processos úteis para aprender como deixar que a natureza o ajude. Assim como você faz com a sua antiga coleção de fitas de música, pode saber o que é mais desejável hoje repetindo o que for significativo, à medida que sentir estar aprendendo com aquela experiência. Aos poucos, em seu próprio ritmo, você vai avançando até repassar o seu repertório completo.

As vértebras lombares: entre o martelo e a bigorna

Flexionar os joelhos é um movimento crucial para a segurança das costas. Joelhos travados são a conseqüência das superfícies planas do mundo civilizado. Imagine que você teve de andar por um caminho cheio de armadilhas e perigos, ou cruzar um trecho de solo pedregoso e irregular. Em que parte desse trajeto seus joelhos foram capazes de ficar esticados?

A elasticidade dos joelhos induz a elasticidade de todas as outras articulações. Quando os joelhos variam o seu nível de altura, cada vértebra da coluna tem a chance de participar do jogo da expansão-compressão. Quando eles permanecem constantemente fixados num mesmo nível, é muito mais difícil para as costas continuarem no jogo animado da elasticidade, ajustando-se a superfícies em constante mudança. Em outras palavras: suas costas são ágeis e cheias de vida na mesma medida em que seus joelhos também o são.

Quando seus joelhos se esticam e entram numa posição totalmente travada, a pelve é empurrada para cima e se prende com força na coluna. Dessa maneira, é criada uma pressão sobre as vértebras lombares, vinda de baixo para cima, que se soma à pressão aplicada pelo peso do tronco, a qual também se acumula na região lombar das costas, comprimindo-a constantemente, de cima para baixo. Dessa maneira, a região lombar das costas fica presa numa rede de pressões entre a bigorna e o martelo, e não tem a saída de uma expansão que a alivie.

Você pode mudar o peso do corpo, que comprime a cintura de cima para baixo, contando com as opções disponíveis para modificar o ângulo em que a pelve se une às costas, diminuindo a curva entre esses dois segmentos, de modo que o alinhamento seja mais fluido, mantendo uma continuidade incessante que permite ao peso do tronco ser transmitido sem interrupções da coluna para a pelve, e desta para as pernas, e daí até o chão. O ângulo crítico na conjunção da lombar com a pelve, que pode se tornar um dique bloqueando o fluxo, pode ser mudado com sucesso quando você pára de manter a pelve na posição elevada pela força dos joelhos travados.

Somente quando seus joelhos estão flexionados e você os abaixa é que é aberto um canal de saída para que a pelve afunde, criando uma continuidade mais fluida com as costas, e menos protrusão para trás. A pelve então é liberada do jugo das costas e se comporta como um pêndulo, passivamente suspensa pelo próprio peso.

A pelve que desliza para baixo libera as vértebras lombares de sua pressão e elimina os bloqueios dolorosos. O peso do corpo pode ser então transmitido facilmente pela região da cintura e receber sustentação do chão – que é a condição de um corpo sadio.

Sinta com as mãos como suas costas dependem dos joelhos

Você pode descobrir por si mesmo, por uma experiência direta de contato de suas mãos, em que medida a flexão dos joelhos determina a condição de suas costas.

- Primeiro, examine o contorno de seu tronco, por alguns instantes. Um espelho o ajudará. Veja em que medida esse contorno flui numa linha contínua. Preste atenção especial às curvas que quebram essa continuidade. Observe e sinta a natureza da junção entre o crânio e o pescoço, entre o pescoço e as costas, e entre as costas e a pelve.

- Fique em pé da maneira como você sempre o faz, e coloque o dorso da mão nas costas, na linha da cintura. Use-a para saber como é a constituição da sua postura. Com o dorso da mão, sinta a área lombar e obtenha uma impressão do ângulo que a pelve forma com a coluna. Sinta a textura dos tecidos na cintura, no sacro, na lombar, e dos dois lados da coluna.

- Comece a soltar os joelhos e deixe que fiquem ligeiramente flexionados. Sinta o que acontece na lombar. Veja se pode sentir, pelo toque, como suas costas respondem às mudanças nos joelhos.

- Repita esse processo várias vezes. Veja, toda vez que os joelhos estão dobrados, se você está pronto para interpretar essa experiência como uma oportunidade para a pelve se pendurar e afundar.

- Agora estique totalmente os joelhos e deixe que fiquem rígidos, para trás. Observe o que isso causa em suas costas e na pelve. Deixe que o toque de suas mãos lhe diga como, todas as vezes que você trava os joelhos, a lombar afunda sua lordose e o fim da coluna se projeta para fora.

- Continue flexionando e esticando os joelhos para trás e para a frente, e esclareça para si mesmo a interdependência envolvendo os joelhos e as costas. Observe em que momento a região lombar das costas pode operar livremente uma mudança, e quando está limitada. Sinta como a tensão nesse segmento das costas desaparece toda vez que os joelhos se flexionam, e torna a aparecer toda vez que estes se esticam e ficam travados.

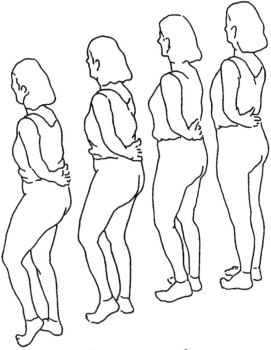

Sinta com as mãos a dependência das costas em relação aos joelhos
Sua mão lhe dirá como sua chance de ter conforto nas costas depende de sua capacidade de soltar os joelhos e, livrando-os de sua rigidez, flexioná-los como molas. O treino da báscula da lombar, ora projetando-a para fora, ora recolhendo-a para a frente, sempre de leve e devagar, revive a onda primal do movimento que impele as passadas de seu caminhar.

Se você tem o hábito de ficar em pé com joelhos absolutamente esticados, está destinando às suas costas uma tarefa exaustiva, que pode colocá-las em risco. Talvez essa seja a informação mais importante quando você tem como propósito sarar as costas. Se esquecer todo o restante e só lembrar que o pior inimigo de suas costas são joelhos retos e travados, obterá então um alívio notável tanto para aquelas quanto para sua energia como um todo.

No início, ficar em pé com joelhos ligeiramente flexionados pode lhe parecer estranho e pouco seguro. Você imagina que eles vão fraquejar e você está prestes a cair. Talvez não esteja pronto para aceitar o alívio de suas costas, se o preço for uma parte de sua auto-imagem.

Não obstante, permita-se observar que até mesmo assim o chão lhe dá fielmente seu apoio; sinta as vantagens que advêm dessa maneira de se posicionar na vertical. Por um momento, reconsidere se seu esforço habitual para travar os joelhos é realmente necessário.

Deixe que os tornozelos reconciliem as costas

Essa maneira de ficar em pé, confortável para as costas, com os joelhos nem dobrados nem travados, também pode ser conquistada com facilidade e aceitação quando você delega aos seus tornozelos a iniciativa de manobrar os joelhos.

- Para entender melhor, fique em pé. Imagine que está em cima de uma superfície instável, como o convés de um navio ao mar, pronto para cada choque e mudança, e perceba como seus tornozelos assimilam essa imagem.

- Sinta a mudança no tônus das articulações dos pés; observe não só a mudança do esforço feito mas também a de atitude. Não é só uma flexão concreta do tornozelo que se dobra; trata-se mais da prontidão para responder a mudanças inesperadas propostas pelo meio ambiente, de flexionar-se de maneira correspondente.

- Agora, lembre-se de que está em cima de um chão sólido, e observe como seus tornozelos reagem à qualidade do chão e se organizam de maneira condizente com esse fato, tornando-se mais rígidos.

- Alterne entre um estado e outro, várias vezes, e permaneça em cada tipo de arranjo algum tempo, para absorver seu significado.

- Observe que, toda vez que os tornozelos reagem à variação da superfície, utilizando seu talento para se dispor à manutenção do equilíbrio da pessoa inteira, os joelhos também se soltam e flexionam ligeiramente. Com a flexão dos tornozelos, os joelhos encontram a posição desejada, por si sós, posição em que não há exagero nem na flexão nem no estiramento. Além disso, essa maneira de destravar os joelhos não dá a sensação de uma posição artificial.

- Quando você não pensa em termos de impor uma correção mas, sim, de passar a colaborar com a função que sabe contornar as armadilhas da realidade, seu organismo está pronto para aceitar a flexão dos joelhos.

- Coloque o dorso das mãos na curvatura da cintura, nas costas, e deixe que ela lhe diga em que medida suas costas são condicionadas pelos tornozelos. Sinta como, assim que seus tornozelos se soltam, a pelve pára de se esforçar para carregar seu próprio peso e, em vez disso, se torna uma massa passiva inteiramente suspensa no ar. Observe como a pelve que afunda libera a região lombar de sua trava de compressão. Registre o fluxo sutil e delicado fluindo pela região lombar, espaçando suas vértebras, enquanto a pelve as traz consigo para o fundo, apenas pela ação da força da gravidade.

- Observe como, toda vez que seus tornozelos se enrijecem até o ponto da inflexibilidade, seus joelhos também não podem se dobrar, e tudo o que depende deles se torna igualmente travado; a pelve não pode afundar, a área lombar não tem saída para sua compressão, e você sente como suas costas se tensionam de alto a baixo. Se seus tornozelos se mantêm obstinadamente duros, suas costas têm muito pouca chance de ficar confortáveis.

- Repita delicadamente o movimento de flexionar e fixar os tornozelos, várias vezes seguidas. Descubra qual o grau de flexão realmente necessário nos tornozelos para que a pelve possa se soltar e liberar as costas. Busque os movimentos mínimos que fazem a grande diferença. Continue com essa pesquisa até você conseguir sentir claramente que suas costas começam, de fato, nos tornozelos.

- Retire a mão das costas e sinta como você fica em pé. Identifique as sensações que vêm dos músculos das pernas, as quais talvez estejam agora trabalhando mais que de costume. E não ignore também a sensação da região lombar, que nessa altura pode já ter conseguido se livrar de seu tensionamento crônico.

- Comece a andar pelo aposento e sinta como seus tornozelos estão prontos a se entregar à flexão, assim como seus joelhos estão abertos a assimilar a idéia da elasticidade. Imagine que você está andando por uma ponte feita de cordas, instável e imprevisível, e veja se é capaz de estabelecer um diálogo vivo entre si mesmo e tudo o que há na Terra.

- Enquanto está praticando essa maneira de andar, por mais estranha que possa parecer, dirija sua atenção para o modo como suas costas estão respondendo. Você consegue sentir que sua resposta à marcha mais flexível foi enriquecida em sua dimensão, vitalidade e saúde?

- Imagine como, com os joelhos destravados dessa maneira, suas pernas são capazes de subir, escalar e se agarrar, pendurar-se ou deslizar livremente, entre obstáculos. Em condições inerentes a um ambiente natural, os joelhos, a maior parte do tempo, situam-se em transições de variados graus de flexão. Chegar a esticá-los até que fiquem travados é uma opção reservada apenas a momentos específicos e breves.

- Para aumentar ainda mais a clareza dessa percepção, você pode investigar o oposto: ande de maneira que, a cada passo, o joelho que está atrás seja empurrado até se travar por completo, e que o calcanhar fique pressionado com força contra o chão. Você consegue imaginar, então, como seria realizar as tarefas anteriores com pernas que funcionam como muletas de madeira? Reconheça o alto preço que as suas costas têm de pagar por causa dos solos de cimento que desencorajam as pernas a funcionar como molas.

- Alterar um hábito profundamente enraizado, como sua maneira característica de ficar em pé ou andar, é um empreendimento que requer consciência e prática repetida. Você talvez precise de um prolongado período de tempo até se acostumar com o modo não habitual de se organizar, até passar a preferir a distribuição corporal induzida por joelhos e tornozelos destravados, percebendo como essa é uma postura mais eficiente para uso na vida diária.

Quando vier a executar uma forma macia e deslizante de andar, com as pernas elásticas e as costas relaxadas, irá descobrir o poder intrínseco ao bambu que repetidamente se endireita depois de cada flexão, sem jamais se entregar a cada vez que se curva. Provavelmente não será tão simples convencer também a sua personalidade a adotar a mensagem inerente a essa maneira de andar, imaginando que atravessa com suavidade todos os desafios impostos pela vida, com capacidade cada vez maior de se ajustar e menos conflitos.

Em suma, se suas costas doem, a maneira mais fácil de cuidar disso é trabalhando os tornozelos. Deixe a área irritada quieta e primeiro cuide desse parceiro tão remoto e despreocupado. Quando os tornozelos assumem toda a flexibilidade de que são capazes, a intensa rigidez das costas também estará mais propensa a se dissolver. Os tornozelos é que podem reconciliar as costas, simplesmente ao lembrar de seu talento para a elasticidade e de sua prontidão para se entregar e flexionar. No Capítulo 5 você encontrará mais elementos a esse respeito, no tópico "O tornozelo dá o tom da postura".

Quando as pernas não ajudam as costas

A maneira como você se endireita, estando com o corpo flexionado, tem um significado especial para a segurança de suas costas. Realizar esse movimento sem que os joelhos façam sua parte pode ter um preço crítico para suas costas, especialmente se você se curva para pegar alguma coisa que está no chão e, com isso, aumenta a carga de suas costas com o peso do objeto que está levantando.

Quando as pernas não ajudam as costas?

Se você está em pé com os joelhos estirados, estes perdem sua capacidade de manobra e a possibilidade de exercer uma pressão sensível na direção do chão, o que, por sua vez, os impossibilita de transmitir até em cima a contrapressão, que deveria passar pelo restante do corpo sem perda de sua intensidade.

Se a memória funcional perdeu a opção de dobrar os joelhos em vários graus, enquanto a pessoa está em pé, então as forças elásticas que sobem do chão e fazem-na ficar ereta não podem ser utilizadas; com isso, as costas passam a estar obrigadas a usar toda a sua extensão e se manter eretas pela força de sua própria musculatura. Essa exigência muscular sobre elas, mais o peso do objeto que está sendo erguido do chão, a partir de uma posição que originalmente se estende adiante pela própria flexão, corre o risco de ativar um alongamento tão exagerado que o organismo inteiro ative uma resposta defensiva. Com a mesma força que faz a musculatura das costas se alongar, esses músculos reagem com a necessidade de se contrair e fechar. Durante muito tempo, eles se furtarão a se alongar de novo, mesmo que num grau muito reduzido, permanecendo contraídos.

Você pode se poupar disso quando tiver em mente que seus tornozelos e joelhos podem funcionar como molas cordatas.

Interação joelhos-costas

Há culturas em que grandes contingentes de pessoas andam a vida toda – todos os dias – sem jamais esticar o joelho completamente. Se você lembrar de como é o andar tradicional da mulher japonesa, que flui para a frente com passinhos miúdos, saberá que essa também é uma opção para os humanos. A sola dos pés dessas mulheres lembra uma roda que imprime a sua metade de trás no chão a uma curta distância do outro pé, que então dará seu passo, continuando a função da mesma maneira. Nessa maneira de andar existe uma consistência rítmica e uma consistência coreográfica. A cabeça se mantém, quase que o tempo todo, no mesmo nível em relação ao chão; as diferenças de altura, inerentes aos movimentos de balanço do caminhar, são absorvidas pelas dóceis articulações da coluna, dos joelhos, quadris e tornozelos.

Depois de uma sessão de Consciência Pelo Movimento, as pessoas passam espontaneamente a organizar sua maneira de andar para usar os joelhos ligeiramente flexionados. O único objetivo dessa maneira de andar é levar o tronco um pouco para a frente, o que por sua vez obriga a sola do pé a pisar direcionada para a frente, como um suporte que previne quedas. Você pode deslizar com mais fluência e rapidez andando dessa maneira do que na marcha comum, atrapalhada a cada transferência de peso de pé para pé. Esse estilo de andar pode talvez parecer desleixado, com os pés dando a impressão de que só vêm para a frente no último instante, em conjunto com joelhos bambos e tornozelos elásticos. No entanto, a vantagem dessa forma de andar é que ao mesmo tempo as costas podem relaxar completamente. A pelve está suspensa no ar pelo seu próprio peso, dando continuidade à coluna, sem mais exigências de esforço no ponto em que as duas se articulam.

As pessoas que sofrem com dores nas costas levam uma vantagem quando se trata de testar os diversos métodos. Dado o seu limiar de sensibilidade muito baixo, elas são capazes de registrar fielmente as informações que seu organismo transmite sobre a eficácia de cada método, ou parte dele. O que as pessoas com dor nas costas disseram ao tentar andar com os joelhos soltos foi que, dessa forma, suas costas realmente pararam de ser um foco de problema. É interessante que, quando voltaram ao modo habitual de andar, o benefício anteriormente obtido se manteve ainda por algum tempo. Essa é uma mensagem significativa e encorajadora. Descobrir uma nova maneira de se mover que evita danos funciona, também em outros contextos, como um corretivo. Isso em razão de os seres humanos serem aprendizes natos. Só precisamos da chance de experimentar uma outra maneira de nos organizar que nos faça sentido, e nosso cérebro deixa de ser forçado a funcionar daquela maneira anteriormente prejudicial. A pequena mudança que aprendemos a aplicar aos nossos joelhos e tornozelos leva-nos ao nível das opções, o que prontamente se reflete em todas as nossas demais atividades.

Uma maneira simples de lembrar aos joelhos a sua elasticidade

- Agora, fique em pé perto de uma parede, pronto para dar um passo. Se você sabe que um joelho é menos elástico do que outro, é esse que deve pôr na frente. Coloque as mãos e a testa na parede, deixando que a parede receba o peso de sua cabeça. Aproxime as pernas para que a de trás fique cruzada na frente da outra. O joelho que ficou atrás está encaixado no vão do joelho da frente.

- Dobre o joelho que ficou atrás de modo que ele pressione suavemente o joelho da frente, para que esta também se dobre. O joelho de trás é ativo e o da frente é totalmente passivo. Convide o joelho melhor a servir ao que tem alguma limitação.

- Toda vez, a cada flexão, gire os ombros e quadris para que um lado fique mais perto da parede. Depois de alguns momentos vire também para o outro lado. Faça uma pequena pausa e depois continue com as flexões da mesma maneira. Agora, toda vez que o joelho de trás dobrar o da frente, abaixe a cabeça como se quisesse olhar para o chão. Mantendo a cabeça nessa posição, deslize-a pela parede num contato suave, indo em direção ao chão, e volte. Repita várias vezes esse movimento para que, a cada vez que os joelhos dobrarem, suas costas arredondem e se salientem para trás.

- Você pode também desenhar círculos com a cabeça ao longo da parede, traçando uma espécie de forma elíptica. Não é preciso exagerar o diâmetro do círculo. Movimente-se na sua margem de conforto e sinta como os diferentes lugares de suas costas se ajustam aos diferentes níveis de flexão dos joelhos. Inverta a direção do círculo. Explore a flexão dos joelhos, com a cabeça para cima, de modo que toda vez que eles dobram o movimento coincide com um arqueamento da coluna, afundando ainda mais o vão das costas.

- Volte a abaixar a cabeça quando os joelhos dobrarem.

- Quando você sentir que seu corpo aprendeu tudo o que pode para uma sessão, descruze as pernas e afaste-se da parede.

- Sinta a natureza de sua postura.

- Observe como sua postura agora aceita o estado de suave elasticidade nos joelhos. Teste suavemente a flexão dos joelhos que antes era mais limitada.

- Por um momento reconheça a lógica orgânica do aperfeiçoamento. Parece que para resgatar o funcionamento do joelho foi necessário que ele fosse mobilizado passivamente, enquanto o corpo inteiro se integrava para acomodar a flexão dentro do limite objetivo da parede, o qual alterou sua relação com a gravidade, ainda que mantendo a realidade do plano vertical.

Rolo sob os pés: aula de elasticidade

- Uma forma simples de lembrar o tornozelo do espectro total de mobilidade à sua disposição consiste em se sentar numa cadeira, colocando a sola do pé num rolo de papelão ou madeira, com 8-10 centímetros de diâmetro, e movê-lo para trás e para a frente, por toda a extensão da sola do pé, e depois de lado a lado. Você pode praticar isso toda vez que estiver sentado, lendo ou vendo televisão.

- Inicialmente, coloque um pé sobre o rolo e mova-o para a frente e para trás durante algum tempo. Não é preciso girar o rolo todas as vezes desde o calcanhar até os dedos. Você pode deixá-lo em qualquer área específica da sola, sentindo como aquela área se rende ao formato do rolo em movimentos curtos.

- Depois, fique em pé e avalie os efeitos. Sinta se um pé está no chão de uma maneira diferente da do outro.

- Agora trabalhe o outro pé, e observe em que medida este tende a se desviar, da sua frente, de que maneira ele é diferente do outro.

- Você pode colocar os dois pés paralelos sobre o rolo e ativar simultaneamente os dois tornozelos. Talvez lhe seja mais fácil colocar um pé ligeiramente à frente e outro ligeiramente atrás.

- Fique em pé e dê alguns passos. Veja se sente alguma diferença em sua maneira de andar, se seus passos se tornaram um pouco mais elásticos, arejados, revigorados.

- Usar o rolo estando de pé pode acentuar ainda mais a interação envolvendo o tornozelo e a coluna. Toda mudança criada então contribui diretamente para a melhora da postura na vertical.

- Agora, coloque-se perto da parede ou de um móvel capaz de dar apoio a suas mãos.

- Faça o rolo girar com um dos pés. Se você se sentir seguro, coloque-se em cima do rolo com os dois pés, mas sem rolar.

- Sinta como o organismo inteiro reorganiza sua postura quando a flexão dos tornozelos, enfatizada pelo rolo, ocorrer no campo da realidade da posição vertical.

- Suba e desça do rolo várias vezes, devagar, sentindo o que está acontecendo com você. Procure o caminho fluente que pode estar oculto em configurações mais arredondadas e espiraladas. Enquanto sobe e desce, deixe o tronco virar. Use a rotação para facilitar sua maneira de lidar com a gravidade.

- Verifique a possibilidade de deixar os joelhos soltos enquanto está sobre o rolo, com os dois pés. Você pode perceber que uma postura elástica realmente o ajuda a entrar em equilíbrio para se manter em pé.

- Fique com os dois pés sobre o rolo. Movimente um pé ligeiramente para a frente, de modo que o calcanhar em especial esteja sobre o rolo. Mude o outro pé para trás, para que a almofadinha dos dedos (metatarsos) e estes sustentem o peso de seu corpo sobre o rolo. Os pés estão paralelos. Dessa forma, você pode girar o rolo cuidadosamente, fazendo movimentos pequenos e devagar, para a frente e para trás, desafiando seus tornozelos em outra variação do movimento. Você acrescenta à questão de ter sustentação para o peso de seu corpo o aspecto de um movimento fluido, o que enriquece toda a configuração.

- Ao rolar para a frente e para trás, todas as partes do seu corpo são acionadas para reajustar seu alinhamento. Todas as vezes que você vier para a frente, abaixe a cabeça e olhe para baixo, enquanto sua coluna se estende para cima; cada vez que rolar para trás, erga os olhos e arqueie as costas para trás, diminuindo sua altura.

- Na transição de uma posição a outra, é importante lembrar que, se você esticar os joelhos até ficarem travados, como talvez esteja acostumado a fazer, será muito difícil para seus tornozelos se servirem do movimento. Quando você lida com esse desafio mantendo seus joelhos esticados, não só não aprende nada de novo, como ainda reforça os velhos hábitos.

- Pode não ser fácil ficar com os dois pés em cima do rolo. Faça apenas alguns movimentos e descanse periodicamente. Entre os movimentos do rolo, caminhe um pouco e reconheça as várias mudanças ocorridas na dinâmica interna de sua maneira de andar.

- Em algum outro momento, coloque o rolo no assento de uma cadeira, atravessado de um lado a outro. Sente-se na cadeira, na posição inversa à de seu uso habitual, de frente para o encosto, com as mãos apoiadas nele. Sentado no rolo, movimente-o suavemente para a frente e para trás, com a ajuda dos pés.

> Dessa maneira, você pode criar uma transmissão suave da onda do movimento, especialmente na região lombar. Ajustando o ritmo do movimento com os pés no chão, sua região lombar reaprende como mudar de uma lordose para uma continuidade sem vãos.

Inibição seletiva pelo toque da mão

A inibição seletiva pelo toque da mão ou, mais simplesmente, "pinçar um músculo", é um dos estratagemas mais imediatos e eficientes que você pode acionar sozinho, para seu próprio uso, quando estiver em pé no jardim e suas costas estiverem doendo demais, ou quando você estiver visitando um museu e suas costas não o deixarem usufruir do passeio, ou se estiver sentado, no trabalho, e não conseguir ficar na cadeira, ou se estiver deitado em sua cama tomando um cuidado especial com determinados movimentos, e assim por diante.

Por meio da inibição seletiva pelo toque da mão, você pode chegar a uma redução da dor mediante uma manobra de neutralização do músculo problemático, pinçando-o enquanto o restante do corpo prossegue com seu funcionamento. Esse pinçamento intencional permite-lhe realizar, sem dor, a própria atividade que geralmente lhe causa incômodo quando você a executa sem a intervenção do pensamento.

Mudança nas proporções da divisão do trabalho

Não é fácil, simplesmente por um esforço consciente, alterar as proporções da divisão do trabalho pelos vários músculos envolvidos numa atividade. Por exemplo, quando um músculo no pescoço se tornou cronicamente tenso e cada tentativa de girar a cabeça para o lado desencadeia dor, será muito difícil para você descobrir uma outra maneira de realizar esse giro da cabeça sem recorrer aos mesmos músculos tensos, e sem usá-los da mesma velha maneira que desperta a lesão.

Muitas vezes, quando as pessoas sentem a necessidade de soltar o pescoço e aliviar o peso da carga que ele suporta, tendem a mexer a cabeça num movimento circular, dando várias voltas seguidas, e provavelmente fazem isso também com uma pressa e força impulsivas, apesar dos sons audíveis de protesto. Aquele mesmo músculo dolorido está então participando plenamente dessa atividade, ao mesmo tempo que se vê submetido a exigências ainda maiores que as usuais. Aliás, muito raramente um movimento circular forçado do pescoço traz o alívio desejado. As pessoas repetem esse movimento muitas vezes, por força do hábito, sem levar em conta seu pobre resultado.

É aceitável pensar que sacudir o corpo com movimentos possa proporcionar-lhe alívio. No entanto, a abordagem que obriga o pescoço a completar o giro ao mesmo tempo que luta contra a resistência não explora mudanças significativas no seu modo de funcionar, nem lhe oferece nenhuma mudança proporcional entre uma parte e outra. O movimento circular da cabeça, se mecânico, não convida as vértebras torácicas superiores a participar, movimentando-se. As costas continuam rígidas, como sempre estão, e o esforço inteiro de articular a coluna recai novamente sobre a já dolorida curva da nuca. Quando se usa força para realizar um movimento doloroso, este apenas intensifica o padrão de organização que causou originalmente a dor.

No Método Feldenkrais, o caminho sem dor fica claro à medida que se vai conscientemente rastreando e explorando uma zona não habitual de movimentação. Quando a pessoa sozinha, ou com a ajuda de um instrutor, pinça o músculo lesionado e o impede de participar da movimentação que continua envolvendo todo o restante do organismo, uma reação em cadeia de transferência de papéis é posta em ação e o organismo, espontaneamente, acaba encontrando novos caminhos para se reorganizar e esquivar-se da dor. A direção desse processo de aprendizagem é o do movimento que encontra seu padrão no espaço até chegar ao cérebro.

Nadar e andar: mudando o padrão ou estabelecendo-o

Apenas balançar o organismo inteiro não necessariamente produz uma mudança específica que traz alívio. Enquanto não houver um isolamento intencional específico do músculo dolorido, ele pode participar do movimento estando, ao mesmo tempo, sujeito ao programa ditado pelo cérebro que, nesse caso, o sentenciou às dificuldades.

Até mesmo nadar, que é uma função natural e abrangente, capaz de levar a humanidade mais perto de suas raízes, oferece pouca possibilidade de mudar assimetrias na forma ou nas diferenças de discriminação funcional, em que um lado está acostumado a fazer praticamente todo o trabalho, enquanto o outro é como um parasita. Mesmo que o nadador seja muito ágil, mudando e moldando seu corpo de acordo com escolhas entre opções avaliadas por intenções conscientes, ainda assim o seu sistema nervoso tenderá a retornar consistentemente aos mesmos canais individuais de funcionamento que são característicos da pessoa que nada. O nado metódico e mecânico, para o qual distâncias e tempos são o objetivo, chegará inclusive a reforçar o estabelecimento do mesmo padrão distorcido de divisão do trabalho, recriando continuamente a mesma estrutura individual assimétrica.

Caminhar também não garante melhorias de movimentação. A vida inteira nós andamos, mas sem prestar atenção ao que fazemos, e mesmo que a mobilização de todos os membros apresente novas oportunidades de mudança e acione a pessoa de maneira diferente, ela continua ligada à forma característica, mesmo que esse arranjo não seja o melhor. Depositar repetidamente o peso sobre os mesmos pontos focais dos pés – e que talvez sejam diferentes de um para outro – faz com que a pessoa continue posicionando cada joelho nos ângulos costumeiros, avançando com eles dentro dos mesmos graus de sempre, tanto na flexão quanto na extensão.

Durante a respiração, a mesma região do peito é basicamente a mais usada. A cabeça pode permanecer inclinada numa certa direção, e essa preferência é repetida a cada passo dado. Fiel ao mesmo ritmo, às mesmas ênfases, às mesmas fricções, à mesma sincronização das várias partes, a coluna vertebral irá repetidamente alinhar as costas da mesma maneira, preservando os mesmos desvios, curvas e níveis de compressão entre as vértebras, nas várias seções da coluna. A pelve, todas as vezes, desenhará a mesma configuração no espaço, mantendo a mesma relação com as pernas e as costas. Até de longe os amigos podem identificar quem se aproxima, por causa do estilo individual e característico de andar daquela pessoa.

Os parceiros invisíveis do hábito

Faz parte da natureza dos hábitos levá-lo a agir consistentemente conforme um acordo interno predominante, que engloba todas as suas atividades. É como se o cérebro estivesse comprometido com um contrato de múltiplas cláusulas que, por experiência própria, ele mesmo redigiu. Como então alcançar um acordo mais benéfico que possa servir a vida com margem de êxito maior, acordo capaz de substituir os hábitos e ser continuamente endossado como método de operação?

Essa é a própria armadilha do hábito. Embora os hábitos poupem energia, que então pode ser utilizada para a tomada de decisões, e tempo, quando surgem emergências colocando a vida em risco, ou seja, no instante em que o organismo precisa ser salvo, ele carece dos recursos e da inventividade eventualmente diferentes do seu padrão habitual. Mas o próprio sistema de defesas, necessitando de uma segurança imediata, atém-se, em pânico, ao que é conhecido e está disponível, e que inclusive já pareceu tê-lo salvo antes, não se permitindo portanto correr o risco de ir em busca de novas idéias vindas de outra direção.

O apoio que o instrutor competente pode dar ao aluno, consiste em acompanhá-lo ao longo de uma situação ameaçadora, e ajudar a criar uma atmosfera mais segura, na qual a abertura a novas descobertas torna-se viável. Sem esse apoio, uma pessoa abalada e sofrendo, passando por um momento difícil, apenas incrementará suas defesas recorrendo a suas formas familiares de reação, o que enfim apenas agrava o problema.

Para desenraizar um hábito que esteja afetando negativamente uma área específica, a pessoa tem de levar em consideração que as raízes desse hábito estão entrelaçadas e entremeadas com todas as outras partes do corpo. Por exemplo, se a pessoa sofre com uma dor numa certa vértebra da região lombar, então todo o seu organismo deve se organizar para proteger-se contra a ativação da parte machucada. Se essa lesão ocupasse uma parte do corpo com uma localização menos central, o mais provável é que a pessoa conseguisse reduzir a dor ao preço de desistir daquela função, quer por curto ou longo tempo. Contudo, a articulação da região lombar está envolvida em todos os atos do organismo. Até mesmo durante os momentos de repouso, a região lombar das costas mantém sua tensão. Pode-se considerar que tenha havido um progresso em termos de honestidade orgânica quando, na posição supina, a região lombar é capaz de cessar seu trabalho e se espalhar inteiramente no chão, sem deixar vão.

Quando a pessoa anda com dor nas costas, além de os músculos se contraírem numa tentativa de prevenir movimentos na área dolorida, o pé também tocará o chão com uma certa dose de cuidado e o tornozelo bloqueará uma parte de sua elasticidade. O tempo durante o qual o corpo pende mais para um dos lados irá mudar, e a oscilação alternante entre os dois lados apresentará alguma acentuação, dado o esforço adicional. O joelho acumulará mais enrijecimentos em sua tentativa de impedir que o movimento exagerado alcance as costas. A pelve vai bloquear seu movimento no espaço e o tronco se tornará imobilizado ao segurar o fôlego, no momento crítico, antecipando uma dor. Um ombro, ou ambos, ficará tenso e erguido, como se estivesse em guarda. O olhar estará mais endurecido. A cabeça não vai ousar se movimentar livremente para o lado que está segurando o peso, com medo de agravar a área dolorida. Esses ajustamentos são intermináveis e, por meio deles, o organismo tentará evitar a dor. Essa é uma onda tão abrangente e complexa que nenhuma única parte do corpo fica a salvo de seus efeitos. Sua mensagem é que o medo da dor dá o tom para todas as outras manifestações da vida.

Essa distorção, que envolve a totalidade do organismo, e emerge de uma necessidade existencial profunda, é reforçada a cada passo e se torna um padrão compulsório para lidar com a dor. Esse padrão pode permanecer intacto muito tempo depois de a lesão original ter sido curada. O problema para muitas pessoas é como se livrar desses efeitos secundários que protegem uma lesão que não existe mais.

Lidando com a lesão: interação entre lesão e funcionamento periférico

O pinçamento direto do músculo cuida da interação envolvendo a lesão localizada e a resposta de todo o restante do organismo. Esse isolamento satisfaz a necessidade do organismo de proteger o local machucado, e a sua vantagem é que consegue esse efeito sem que o restante do corpo se submeta a qualquer outra distorção. Pinçar tecidos para que fiquem próximos uns dos outros faz pressão sobre os músculos e força-os a um recuo sobre si mesmos. Na realidade, a mão está executando o ato da contração que o próprio músculo tende a executar como defesa contra as exigências da dor.

Quando o sistema nervoso recebe a mensagem de que sua tarefa já está cumprida, fica pronto para deixar de investir mais esforços na sua realização. O músculo que anteriormente antecipava a dor e estava pronto para se contrair não precisa, e aliás nem consegue, mais responder do modo costumeiro. Acha-se neutralizado, de certa maneira, em repouso. O restante do sistema experimenta um sabor esquecido: o de como poderia funcionar se não existissem problemas num determinado local.

Como continua o movimento do restante do corpo, outros músculos são despertados para participar da realização da função. Provavelmente, eles não contêm os preconceitos da dor inevitável nem o medo da frustração. Dessa maneira, o organismo pode organizar sua movimentação a partir de uma posição mais inocente. Ele pode perceber como uma ação, que habitualmente causa dor, pode agora ocorrer dentro de margens de segurança. O beliscão neutralizador inicia o organismo numa experiência de diferenciação alterada, com precisão e simplicidade. Ao invés de fazer o músculo irritado e superestimulado se mover em relação a um corpo estático, tracionando-o até uma postura distorcida, inverte-se o vetor. O músculo descansa e o corpo inteiro revolve livremente em torno dele. Em vez de o músculo ameaçado necessitar alongar-se contra uma resistência, a mão o protege e o elimina da ação.

O alongamento, em alguma medida necessário ao movimento, será garantido pelos outros músculos que circundam o foco da lesão. Todos aqueles membros do corpo que não foram lesionados, mas que limitavam a movimentação local segundo os ditames da dor focal, começam a se desvencilhar da rígida proteção da defensividade, a desistir das distorções, a funcionar de maneira mais plena e livre. À medida que um maior número de partes funcione de uma forma relevante à realidade, menos submetidas estão a traumas localizados, e uma transformação verdadeira – que oportuniza a cura – começa a acontecer.

É esse o momento em que as pessoas começam a usar alternativas e a fazer escolhas que antes não ousavam encarar. O fato de a Inibição Seletiva ocorrer no contexto de um funcionamento em vigor cria a convicção interior de que as coisas podem efetivamente ser diferentes. Dessa maneira, o pinçamento serve como um mentor que instila confiança nos momentos de angústia. Em silêncio, direciona o organismo para que navegue por novos caminhos, os quais podem levar não só à eliminação da dor, como também a um rejuvenescimento geral do funcionamento da pessoa.

Parábola do chefe ansioso

O estratagema do beliscão pode ser explicado como um sistema para ensinar o chefe cansado a conter a ansiedade, pois essa enfraquece sua capacidade e também a produtividade de seus funcionários.

Se ele é alguém que se acredita insubstituível e está sempre preocupado, sempre fazendo o esforço de realizar tudo pessoalmente, convencido de que a tarefa que tem diante de si é difícil e deve sacrificar os prazeres da vida em nome do dever, torna-se uma criatura cronicamente estressada chegando ao ponto de não poder mais relaxar, mesmo quando não está trabalhando. Ele deixa de aplicar idéias bem-sucedidas e todos seus funcionários também se sentem pressionados; com isso, não conseguem mais trabalhar com sua produtividade máxima. Mandá-lo tirar férias aliviará a pressão que lhe incide, até certo ponto, mas não há garantias de que, ao voltar, vá mudar de atitude quanto ao trabalho, e não volte novamente a se deixar arrastar pela maré alta da tensão inútil. Apenas o relaxamento não é ainda uma transformação no padrão da organização do trabalho. Como então ajudá-lo?

Imagine por um momento que esse executivo pode se sentar no centro de sua fábrica, depois de concordar que não irá interferir. Ele pode constatar por si mesmo como o trabalho é realizado sem ele, como todos os empregados conseguem lidar com as tarefas imediatas, apresentando as suas próprias idéias. Talvez, então, exista a chance de que ele comece a ver sua tensão destrutiva com uma luz verdadeira. Talvez agora se convença a reduzir sua ansiedade, seu excessivo envolvimento, e domine sua parte neurótica desnecessária, que não sabe quando parar e, além disso, abala a eficiência de toda a fábrica.

Beliscar com a mão o músculo que causa o problema, enquanto o restante do corpo continua em movimento, é como obrigar o diretor-executivo a sentar e ficar inativo, proibido de interferir, deixando apenas que veja que a atividade pode ocorrer sem ele, e até de maneira mais fácil e prazerosa que antes. O sistema nervoso pode discernir o que lhe traz sucesso, e é capaz de absorver a sugestão mais vantajosa. Prova: quando você solta o músculo pinçado pelos dedos, nas costas ou no pescoço, pode ficar surpreso ao sentir como o ponto pinçado parece mais aliviado. Aquele lado inteiro do corpo dá a sensação de estar mais alongado, mais vibrante e arejado. O ombro está confortavelmente mais baixo; o pé sustenta o peso de um jeito diferente. Depois de um processo de 15 minutos, as pessoas experimentam sensações tão profundamente diferentes num lado em relação ao outro que sua autopercepção parece esquizofrenia. O lado que não recebeu o toque reflete como a pessoa está se agarrando à vida – com uma defensividade crônica, com a atitude de estar sempre em guarda. O lado que recebeu a beliscada inibidora oferece-lhe um vislumbre do que é a liberdade e a inocência que estão ao seu alcance.

Neutralização local dentro do funcionamento

Você pode pinçar um músculo onde quer que a sua mão consiga alcançar. Você pode neutralizar tecidos na área vulnerável da lombar, na pelve, de ambos os lados do cóccix, na nuca e nas laterais do pescoço, entre os ombros, nos joelhos e na articulação da mandíbula. Atividades diárias como caminhar, subir degraus e sentar-se em cadeiras podem ser usadas como contexto para uma diferenciação renovada, o que estimula o organismo a descobrir maneiras de se coordenar novas e mais benéficas ao viver.

A combinação de inibição com atividade atinge uma eficiência extraordinária quando aplicada ao rosto. Beliscar os cantos da boca, as bases das sobrancelhas, ou o alto das bochechas, desafiando esses músculos durante sua execução diária de funções como falar, sorrir, comer ou sugar, é capaz de desmanchar as rugas de expressão, devolvendo ao rosto um aspecto mais inocente. No rosto, tanto o beliscar como a movimentação têm de ser feitos com a máxima delicadeza e lentidão.

Pinçamento muscular: autotratamento da região lombar

- Pinçar um músculo das costas pode ser feito facilmente com a pessoa em pé e andando. Agora, fique em pé. Feche os olhos e sinta a maneira como está.

- Sinta as costas e ouça as queixas que vêm daí. Qual é o ponto crítico, aquele em que há sempre uma fraqueza? Em que altura suas costas perdem a força?

- Fique em pé confortavelmente, com os joelhos suavemente flexionados, e coloque o dorso da mão na área mais sensível de sua região lombar.

- Ofereça sua mão às costas, como se ela fosse uma parede, e convide suas costas a se reclinarem contra essa parede.

- Depois de um tempo, deixe que suas costas voltem à posição original, e chegue até a exagerar o arco.

- Repita várias vezes esse procedimento e depois direcione essa parte sensível de suas costas, para que se estenda para trás fazendo um movimento que anule a sua curva. Todas as vezes, projete a lombar dessa maneira, contra a mão, com a sensação de que ela oferece apoio nessa altura. Não se esqueça de respirar pela barriga, flexionar os joelhos e deixar que os ombros encontrem uma posição confortável. Continue realizando esses movimentos leves, lentos e suaves de uma forma que envolva mais intenção que ação. Visualize as vértebras e veja-as esforçando-se para se expandir para trás.

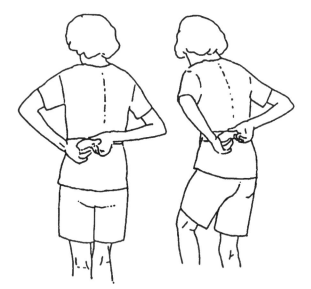

Pinçamento de um músculo: inibição seletiva
Você pode proteger o músculo dolorido pinçando-o e, com isso, inibindo seu funcionamento, enquanto o restante do corpo continua funcionando e os pés dão seus passos alternadamente. Essa é uma maneira de registrar no cérebro uma distribuição de trabalho que não causa dor.

- O leve movimento para a frente e para trás é a essência da correção do funcionamento das costas. Durante esse processo, você irá repetir o mesmo movimento dezenas de vezes. É importante que você descubra um modo de fazê-lo com moderação, sem acumular fadiga na lombar, para que ainda se sinta bem no dia seguinte.

- Retire a mão e, por um momento, observe se existe ou não uma diferença marcante em sua aptidão para ficar em pé. Sinta como esse contato afetou a região lombar das suas costas. Veja se está pronto a prometer para si mesmo que vai oferecer esse contato com a mão, de vez em quando.

Pinçando ao andar

- Com as duas mãos, comece sentindo os tecidos do lado da cintura, nas costas, ou do lado que está dolorido, perto da coluna, entre as costelas e a pelve – naquele lugar que para você é mais importante. Pegue a carne nesse ponto e use seus dedos para pinçá-la. Uma porção pode ficar segura pelo polegar e indicador de cada mão, com os dedos das duas mãos de frente entre si. Os polegares podem estar acima, do lado das costelas, e os indicadores abaixo, sobre a pelve. Mantenha firme a pinça dos dedos.

- Comece gradualmente a levantar um calcanhar do chão, mal desencostando o pé, e deixando o joelho se flexionar. Recoloque o pé no chão, vire-se para um lado. Sinta como levantar o pé força os tecidos a escapar de sua mão. Dessa maneira você os direciona para que se alonguem em toda a sua extensão.

- Levante o outro pé e observe se existe uma sensação diferente em sua mão. Depois de algumas vezes, solte os dedos. Observe a sensação em suas costas. Talvez esteja em andamento agora um processo de relaxamento na área que foi liberada do pinçamento.

- Torne a pinçar novamente o mesmo músculo, num dos lados da lombar, com as duas mãos alcançando-o por trás.

- Desloque seu peso de um pé para o outro e desenvolva uma forma lenta de andar sem sair do lugar, virando-se de um lado para outro. Suave e gradualmente, vá levantando cada vez um pé do chão. Deixe que seu corpo todo participe dessa "marcha", movendo os ombros e a pelve em alternância de lados. Vire o tronco de um lado para outro. Observe como as pisadas interagem com o pinçamento, como se cada passo estivesse tentando soltar os tecidos presos entre os dedos. Continue assim por mais um pouco, e depois pare tudo.

- Observe a sensação que vem das costas. Você pode sentir uma espécie de arejamento se espalhando em torno do ponto que foi pinçado e depois solto. Veja se lhe é possível interpretar essa sensação como algo que começa a derreter.

Mobilizando a região lombar dentro do apoio

- Feche as mãos em punho e encoste a face dos dedos dobrados na parede das costas sobre a pelve, dos dois lados do sacro. Use os polegares ou os nós dos indicadores para empurrar os tecidos de baixo para cima e mantê-los ligeiramente levantados. Dê apoio a esses tecidos para que fiquem naquela área só um pouco abaixo do foco de sensibilidade.

- Ao juntar e mover os tecidos para mais perto da área sensível, você neutraliza a tensão e garante uma sensação de alívio. Esse tipo de apoio fornece à área sensível mais comprimento muscular e, com isso, permite-lhe manobrar os movimentos por tecidos que não estão mais tão tensos ou limitados como de costume.

- Permaneça em pé, com as mãos em punho apoiando a lombar. Deixe os tornozelos flexionados e os joelhos levemente projetados à frente. Lembre sua pelve de que ela tem permissão para se elevar pelo próprio peso. Veja até que ponto os ombros podem abdicar de sua tensão.

- Convide a área que você está apoiando para que se lance para trás ao encontro de suas mãos. Concentre-se em projetar e arredondar para trás a área que está sendo apoiada, como se essa parte da lombar estivesse tentando empurrar as mãos para longe. Faça o movimento devagar e delicadamente, não de uma vez, e lembre-se de respirar. Os movimentos podem ser tão mínimos que podem até não ser percebidos. Registre interiormente sua significação, em vez de torná-los visíveis de fora. Em sua imaginação, acompanhe os movimentos e veja como as vértebras vão lentamente se movimentando até anular a concavidade da lombar, começando a se alinhar de maneira mais direta e contínua, entre a coluna e a pelve. Sinta como, ao invés de dois segmentos em colisão num ângulo limitado pela tensão, uma calma e uma continuidade integrada foram instauradas. Evite movimentos agudos e forçados. Só a ondulação arredondada, sutil e suave terá chance de ser identificada no organismo como a onda esquecida da movimentação natural. A qualidade é, aqui, da máxima importância. Deixe sua respiração livre enquanto transita de um tipo de organização para outro, encaminhando-se para ajustamentos mais harmoniosos.

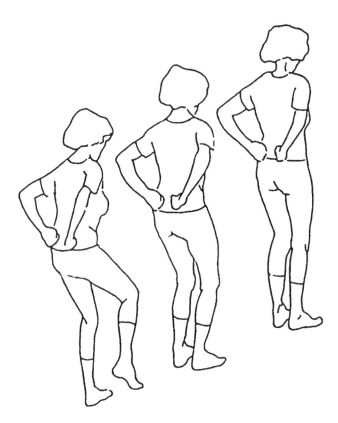

Punhos atrás da pelve: aumentando a proteção das costas

Um ligeiro movimento de tração dos tecidos, de baixo para cima, reforça a tendência da dor de contrair as costas. Quando o sistema nervoso observa que uma outra coisa está fazendo em seu lugar o papel de proteção, ele deixa de se dedicar à contração, e o comprimento das costas pode ser retomado.

▶ Tente também a opção oposta. Todas as vezes em que suas costas voltarem à posição original continue aumentando a concavidade, como se a coluna estivesse tentando escapar ao toque das mãos para fugir para dentro, rumo à parte anterior do corpo. Repare em suas sensações enquanto estiver respirando.

▶ Continue guiando suavemente as costas, da lordose para uma curva côncava, cada vez ligeiramente mais acentuada. Toda vez que lançar as costas para trás, arredondando a linha da cintura, levante um pé do chão, alternando entre ambos. Levante um calcanhar e deixe o joelho se flexionar de leve e, nessa posição, arredonde as costas como se tivesse a intenção de começar a se sentar numa cadeira.

▶ Depois de algum tempo faça-o com o outro pé.

▶ Depois alterne como se estivesse andando. Continue andando no mesmo lugar, dessa maneira delicada, que suavemente afunda no princípio do movimento de se sentar, toda vez que um pé sobe do chão. Não há necessidade de exagerar a mobilização da coluna. Faça os menores movimentos capazes de criar uma mudança na sensação dos tecidos que estão pinçados entre seus dedos.

▶ Bem devagar, vá soltando as mãos até afastá-las totalmente das costas; continue empurrando para trás a mesma região das costas, embora essa parte do corpo não esteja mais recebendo o toque direto das mãos. Sinta se começa ou não a despontar um novo tipo de orientação e se o movimento agora sabe sozinho qual a direção a seguir. Pergunte a si mesmo se está claro como ativar determinadas vértebras que antes estavam fora de seu controle.

▶ Se a tarefa de cancelar a concavidade das costas mediante escolhas voluntárias ainda não lhe está clara na consciência, use novamente as mãos e pince os tecidos dessa área. Permita-se usar as mãos enquanto precisar da sua ajuda. Torne-as uma estufa em que é promovido o crescimento de uma competência cada vez mais independente. Chegará o momento em que você não irá mais precisar delas para isso. Depois de ter dado ao sistema nervoso as condições para que este possa apreender essa idéia, você saberá como mobilizar uma vértebra específica, de modo a que entre num alinhamento mais sensível, apenas pensando a esse respeito. Você será capaz de oferecer descanso às suas costas, quando estiverem cansadas, depois de andar, ficar em pé ou sentar-se, por meio de movimentos tão intimamente sutis que nem darão a impressão de serem exercícios.

Faça com que caminhar seduza as costas até que liberem todo o seu comprimento

▶ Pince com as duas mãos o lado da lombar que o está incomodando, ou apóie com os punhos os dois lados da parede da pelve e ande assim pelo aposento com o tipo de passadas que normalmente dá.

▶ Quanto mais delicados e menores forem os movimentos, maior será a sua influência. Sinta como os movimentos do caminhar desafiam o pinçamento e revigoram toda a formação da lombar.

▶ Você tem menos necessidade de trancar os joelhos quando está em pé. Tome consciência de como a área de sua lombar tornou-se mais viva em sua consciência. Será que uma sensação de alívio começa a despontar?

▶ Observe se já está presente uma maior liberdade de movimentação na área que estava pinçada. Congratule-se por ter aprendido a diferenciar um só elemento significativo e a melhorar o desempenho de suas costas.

▶ Você pode aplicar essa aula, no todo, a qualquer setor da lombar, ou aos dois lados da coluna, em qualquer nível no qual sinta a necessidade de alívio. Pode ser nas costelas, atrás da parede pélvica, perto do fim do cóccix, no ponto mais fundo da lordose lombar.

Libertar a lombar dessa compressão constante treina o organismo a manobrar sua estrutura para ir em busca de bem-estar. É uma mudança significativa na promoção de sua ecologia pessoal, especialmente desde que seja feita no contexto integral de uma função básica como a do caminhar. Pode levar uma ou duas horas, no princípio, para chegar a isso, e talvez um bom número de pacientes repetições. Mais tarde, você será capaz de simular essa mudança em poucos minutos, durante suas atividades diárias, acrescentando o pinçamento a qualquer função que você queira melhorar, como caminhar pela rua ou por um museu, entrar num carro, subir escadas.

Círculos com uma perna: movimento com o peso sustentado

- Uma outra variação para se obter liberdade na lombar pode ser feita usando-se movimentos circulares feitos com a perna. Em pé, pince a área dolorida, do lado direito por exemplo, com as duas mãos.

- Desloque o peso para o outro pé, para o lado esquerdo que está forte, deixando o joelho esquerdo ligeiramente flexionado.

- Libere o pé direito e comece a desenhar com ele círculos no chão, sem desencostá-lo. Faça também giros no outro sentido.

- Pare um pouco para descansar, endireite-se em pé, e registre as sensações que se evidenciam nas suas costas.

- Agora pince novamente a área do lado dolorido e desloque o seu peso para o mesmo lado, para o pé direito. Dobre um pouco o joelho e convide-se a inclinar-se sobre ele até estar no ponto de poder soltar o pé esquerdo do chão. Quando puder, comece lentamente a movimentar o pé esquerdo em círculos paralelos com o chão, mal encostando nele os dedos, até o ponto em que seu lado dolorido seja capaz de sustentar sozinho o peso de seu corpo. Se você tiver problema com seu equilíbrio, apóie a coxa ou o quadril direito numa peça de mobília, ou a cabeça na parede.

- Sinta mudanças ocorrendo nos tecidos pinçados entre os dedos, em resultado do movimento circular de sua perna. Para as suas costas, esse é um treino de realização da tarefa de estabilizar sua postura no contexto de movimentos variados da pelve, mantendo uma postura elástica.

- Pare tudo, e preste atenção na sua maneira de andar depois do processo.

Inibindo um músculo estando deitado na cama

- Quando você está deitado na cama e não encontra nenhuma maneira de se mover que seja confortável, ainda pode se proporcionar alívio recorrendo ao pinçamento.

- Deite-se sobre o lado menos vulnerável, por exemplo o esquerdo; pode ser útil descansar o joelho de cima, o direito, num travesseiro, para reduzir a contração nas costas.

- Tenha certeza de qual é o movimento que causa dor. Procure com delicadeza, e tente projetar as costas arredondando a lombar ou aumentando a lordose, aproximando o joelho ou afastando-o, até localizar o ponto exato em que a dor está localizada.

- Estenda a mão de cima, a direita, por trás das costas, e com os dedos pegue os tecidos em torno da área dolorida do lado direito.

- Devagar, repita os mesmos movimentos que anteriormente causavam dor. Se continuar doendo, vá mudando o setor pinçado de lugar, até achar o ponto cuja dor é neutralizada quando for beliscado, enquanto você prossegue com os mesmos movimentos. Encontre a paciência necessária para ir em busca desse ponto sensível, rastreando-o na cintura, nas nádegas, na saliência do sacro, dos lados do cóccix. Enquanto mantém o movimento de pinça, lenta e delicadamente busque a exata localização do pinçamento que poderá libertar o movimento de sua função de resistência.

- Se você tiver dificuldades em fazer o pinçamento dos tecidos com os dedos, use os punhos para empurrar os tecidos da pelve na direção da cintura, de baixo para cima. Faça esse movimento de pinça a partir de apenas uma direção, enquanto afunda e arredonda as costas alternadamente.

- Após várias repetições, retire as mãos e tente de novo começar a se mover sem a pinça dos dedos, observando se houve alguma melhora.

- Quando estiver pronto, continue buscando sistematicamente o foco da resistência, neutralizando áreas diferentes. O próprio processo da exploração é curativo. Você pode explorar movendo o joelho para a frente e para trás, enquanto afunda e arredonda delicadamente as costas. Quando o pinçamento estiver ajudando os tecidos a passar a salvo pela experiência dessa movimentação, você saberá que localizou o foco do sofrimento.

- Enquanto protege a área vulnerável central com a mão de apoio, a cada vez que curvar as costas deixe a boca abrir. Quando a boca está ligeiramente aberta, ela não apenas abre mais espaço para movimentos na nuca como também a ajuda a quebrar seu padrão de recuo diante de uma possível dor. Verifique se contraiu o estômago, as nádegas ou o reto e solte essas áreas.

- Permaneça assim, confortavelmente, até conseguir respirar nessa posição, sentindo a resposta do corpo à liberação do movimento da lombar.

- Quando você sentir que já experimentou o suficiente, pare tudo e descanse. Retire as mãos e perceba as sensações ao, mais uma vez, retomar o movimento original, desta vez porém sem pinçar tecidos. Se realmente alguma coisa mudou, e o movimento ficou livre, não exagere enquanto faz esse teste.

- Além disso, quando você volta a suas atividades diárias, faça por algum tempo só o mínimo necessário. Essa ainda é uma mudança recente e frágil. Qualquer ameaça provocará o retorno do padrão anterior, com toda a sua força. Sua meta é descobrir para si mesmo um progresso equilibrado rumo ao que é possível, sem exageros dramáticos, nem contratempos.

- Pinçar um músculo estando deitado tornou-se, para muitas pessoas, a revolucionária mudança entre ter costas inseguras e frágeis e voltar a tê-las confiantes e capaz de entrar vigorosamente em ação.

Autotratamento do pescoço

Dificilmente alguém negaria o desejo de ter mais suavidade e conforto no pescoço. O pescoço é o gargalo de sua honestidade funcional. Relativamente delicado e frágil, situado na junção entre dois maciços segmentos corporais – o tronco e o crânio – tem de compensar muitas omissões e deficiências de movimentação de outros componentes do alinhamento corporal. O pescoço e condicionado pelo comportamento funcional do restante de seu corpo.

Você pode utilizar esse condicionamento a partir de uma direção oposta e manobrar o tronco por meio do pescoço. Embora possa ser difícil alterar os movimentos da massa principal do corpo, mobilizando a seção mais delicada da cadeia vertebral, ainda assim, a menos que o pescoço mude, será difícil para as outras vértebras, para a pelve e os membros converterem seus hábitos perniciosos em hábitos mais sadios.

O que pode ser feito é lembrar o pescoço de como ele pode se manter solto, na sua localização, criando assim espaço suficiente para que as demais partes do corpo se reorganizem de maneira mais sensível.

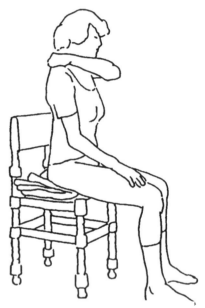

- Você pode administrar um autotratamento ao pescoço estando sentado. Numa cadeira, recoste-se confortavelmente, mas com as costas alinhadas. Dedique alguns instantes a acomodar apoios e almofadas, para que possa ficar sentado por um tempo longo, sem ficar cansado.

- Se preferir, sente-se no chão. Você pode facilitar as coisas para as suas costas sentando-se numa almofada, pois assim o assento fica um pouco mais alto e os joelhos podem deslizar em diagonal até o chão. Elevar a pelve poupa sua região lombar da necessidade daquele alongamento que é exigido dela quando a pelve entra em contato com o chão.

- Por um momento, volte a sentir com toda a sua atenção qual a sensação no pescoço quando ele não está se movimentando. Depois, comece a girar a cabeça para um lado e, em seguida para o outro, observando como é que vai para cada um dos lados. Abstenha-se de fazer o que for difícil, repetindo muitas vezes só aquela parte do movimento que ocorre com total facilidade e sem qualquer ameaça. Registre os limites da zona de conforto em cada lado.

- Se sentir um sinal de "pare" no lado direito, coloque a palma da mão esquerda no ombro direito, na articulação do ombro com o pescoço, mantendo o cotovelo esquerdo dobrado na frente do peito.

Alívio para o pescoço
Pinçar o músculo altamente tensionado exclui a possibilidade de ativá-lo. Quando, além de pinçá-lo, você realiza uma função – como levar um ombro até a cabeça, suave e lentamente –, várias vezes seguidas, o sistema nervoso se convence de que ativar esse músculo específico não é essencial para o movimento e, assim, libera a tensão. O contraste entre os ombros demonstra, num dos lados, como você poderia ficar e, no outro, como realmente está diante da vida.

- Palpe e explore delicadamente, com os dedos, a área tensionada, por alguns minutos. Suavemente, sem qualquer pressão, fique em cada ponto tempo bastante para descobrir como você é feito. Acompanhe a crista do ombro, explore a saliência da escápula e sinta a textura dos tecidos entre a escápula e a coluna. Toque a coluna vertebral, acompanhe o contorno das vértebras do pescoço, percorra a borda do crânio, identificando todas as estruturas longas e finas que unem a cabeça aos ombros.

- Seus dedos lhe dirão onde estão localizados os centros de tensão. Toque-os delicadamente e com paciência, sem ameaçar-lhes a rigidez, sem tentar soltá-los à base da força. Se encontrar algum nó bem duro ofereça-lhe um toque que não seja uma crítica nem uma correção, só o sentir, estando ao mesmo tempo preparado para esperar até que essa sensação fique mais nítida.

- Pare tudo. Deixe a mão escorregar pelo peito, até que finalmente descanse em seu colo. Permita um suspiro de alívio subir do fundo do seu ser, e aproveite esse tempo para se reorganizar.

- Acompanhe profundamente as suas sensações no pescoço, no lado que acabou de receber os toques de exploração. Compare-as com as do outro lado. É possível que você sinta que o lado direito está mais arejado, mais revigorado. Contemple a chance de mudar sua percepção de si mesmo, apenas com alguns poucos minutos de toque.

- Novamente, enganche a mão esquerda além do ombro direito. Muito delicadamente, comece a reunir os tecidos e, aos poucos, segure-os entre os dedos e a palma da mão. Sustente essa "pinça" por um certo tempo. Segure os músculos com determinação e suavidade, sem causar-lhes dor.

- Verifique se é possível desistir da tensão desnecessária num dos ombros, e depois no outro, permitindo-lhes que afundem numa posição de mais conforto.

- Deixe o braço direito solto para baixo, estendido, com o cotovelo reto.

- Enquanto ainda está pinçando firmemente os músculos, comece a subir levemente o ombro direito, aproximando-o de leve da orelha. Aos poucos, solte-o e deixe que afunde de volta ao seu lugar. Repita esse movimento com o ombro, várias vezes. O pinçamento com os dedos é firme, e o ombro se movimenta dentro dele em deslocamentos mínimos.

- Preste atenção para não deixar o ombro cair de repente. Acompanhe o movimento do ombro enquanto ele vai afundando. Siga-o e veja onde ele prefere ficar, a cada vez, levado pelo próprio peso.

- Ao erguer o ombro, gire o braço inteiro em torno do seu eixo para que você possa virar o dorso da mão para o corpo. Quando o ombro descer, permita-lhe desvirar.

- Depois de repetir o movimento por algum tempo, tente delicadamente o giro oposto: toda vez que o ombro direito subir para dentro do movimento de pinça dos dedos, vire a palma da mão para fora, e, conforme o ombro descer, vire a palma da mão para dentro. A cada vez faça um pouco menos que antes. Você pode chegar até o movimento quase simulado, usando apenas uma pequena parte de sua capacidade, e feito de um modo tão lento que tampouco lembra um exercício.

- Deixe o movimento acabar. Aos poucos, solte os dedos que estavam pinçando o músculo. Abra os dedos e deixe sua mão deslizar até o colo mantendo contato com o corpo o tempo todo. Dessa maneira, você está usando um movimento de escovação do corpo com a mão, para aliviar os dedos de sua crispação.

- Enquanto descansa, deixe que a respiração ocupe todo o seu peito. De olhos fechados, fique em sintonia com o seu ombro direito. Sinta se este aprendeu ou não a reagir com mais sensibilidade à força da gravidade, e se agora está mais preparado para permanecer num nível mais baixo que o esquerdo. Não é pouca coisa a pessoa conseguir, em alguns minutos, convencer seu ombro a abdicar do hábito de desperdiçar uma força desnecessária para se sustentar em oposição à força da gravidade.

- Mais uma vez, pince com a mão esquerda os músculos do lado direito do pescoço, onde ele interage com o ombro, e onde você sente que está situado o maior nó da tensão.

- Toda vez que suspender o ombro numa determinada rotação, aproxime um pouco mais a cabeça do ombro. Cabeça e ombro não precisam se tocar, apenas se cumprimentar. Deixe que alternem entre aproximar-se e afastar-se, de muitas maneiras diferentes e em muitas direções.

- A cada vez, vire uma parte do rosto na direção do ombro; ora o nariz, ora a orelha, e sempre em movimentos mínimos, absolutamente livres de tensão. Convide cabeça e ombro para que dancem um com o outro, em torno da mão em pinça, em movimentos lentos e imprevisíveis, como a dança das algas no mar.

- Depois de algum tempo, deixe o ombro levantado e cole a parte de trás de sua orelha na mão que está segurando o músculo do ombro. Segure a cabeça e o ombro nessa posição, juntos.

- Comece a movimentar todo o tronco no espaço, sem cortar a relação entre a cabeça e o ombro, como se esses dois fossem uma unidade sólida. Movimente delicadamente o corpo em oscilações como as de um pêndulo, circulares, curvando-se tanto para a frente como para trás, sem força, e sem deixar que a cabeça se descole do ombro.

- Pare tudo, e descanse por completo. Feche os olhos e espere até que a imagem dos seus ombros se torne clara em sua imaginação.

- Observe como está agora o equilíbrio entre seus ombros. Qual é a direção do ombro direito? Qual é o seu comprimento? Se você fosse fazer um desenho dos seus ombros, que espécie de imagem criaria? Qual é a sensação desse desequilíbrio? Possivelmente, você está sentindo o ombro esquerdo pedindo para ser tratado, para também chegar a conhecer a mesma liberdade.

- A transformação no alinhamento do ombro não é só a mudança de comprimento do pescoço desse lado, que aumentou, mas também uma mudança de atitude perante a vida. Você consegue discernir uma diferença de estado de espírito, entre um lado e outro?

- Fique sintonizado no estado de ânimo do lado direito: qual é a sua mensagem? Qual é a diferença em relação ao lado esquerdo? Você pode sentir como agora o lado direito sabe que a vida é para ser desfrutada, que tem autorização para ser despreocupada e confortável, enquanto o lado esquerdo parece acreditar que a vida é dura, que a pessoa tem de estar sempre na defensiva, e que não há como escapar às tensões.

- Esse é um momento raro, no qual você pode se ver dividido entre duas escolhas: um lado reflete o modo como se comporta nas labutas da vida diária, enquanto simultaneamente o outro lado lhe dá uma noção do que você poderia ser.

- Antes de partir para a aplicação desse processo ao outro lado, sinta, por um momento, como o seu pescoço está se movendo agora.

- Comece delicadamente a movimentar sua cabeça para a direita e a esquerda. O ângulo de mobilidade aumentou, desde o início do processo? O sinal de aviso aparece agora mais adiante que antes? Será que também mudou a qualidade do movimento: estaria agora fluindo com mais facilidade, simplicidade, de uma maneira menos imposta? E como está a harmonia do pescoço com os ombros, a coluna e os olhos: melhor? Teria o pescoço deixado de ser um segmento cheio de problemas, isolado do restante do corpo, para se tornar mais integrado ao todo?

- Se reconhecer que mudou em si mesmo algo para melhor, na direção desejada, durante alguns instantes programe de que maneiras você pode aplicar o que aprendeu para uso futuro. Se deixar a questão ao acaso, sua lógica poderá interpretar a conquista de mais conforto para o pescoço como se não houvesse mais necessidade de fazer qualquer outra coisa a esse respeito. Lembre-se de que seu pescoço chegou ao alívio como resultado de um processo, e especialmente em virtude da consciência que você investiu nesse desenrolar. Você pode confiar tanto no processo como em sua consciência para levá-lo a novas conquistas, sempre que quiser.

Crie seu próprio modelo de movimento despreocupado

- Você pode elaborar seu próprio modelo de recuperação de qualquer um de seus diversos movimentos, não precisando se limitar às recomendações que aqui são apresentadas especificamente. Para poder instaurar uma atmosfera modelo que seu sistema nervoso seja capaz de imitar, escolha um movimento que dói, e você sabe por experiência própria que lhe é difícil. Pode ser trazer o joelho até o estômago, torcer as costas na direção da pelve, virar para o lado estando deitado de costas, ou qualquer outra função.

- Repita delicadamente o movimento, várias vezes, até poder seguir detalhadamente o seu percurso, em todos os seus componentes. Às vezes, você se surpreenderá ao não lhe ser tão fácil disparar a dor de modo intencional. Mas isso é bom para você.

- Quando encontrar aquele movimento que lhe causa dor, pare de fazê-lo. Lembre-se de todas as ocasiões em que tentou vencer a dor, ou atravessá-la à força, suprimindo-a pelo uso de ainda mais força. Entre em contato com a sensação que havia quando fingia estar mantendo-a sob controle, enquanto chorava por dentro.

- Diga a si mesmo a verdade: ter usado a força alguma vez o ajudou a curar esse movimento? Veja se está disponível para tentar algo diferente, se está disposto a investir sua boa intenção na aplicação da sensibilidade, não da força. O fato de que existe um movimento que lhe diz haver dor serve-lhe de marco preciso de orientação. A dor pode ser seu guia para sair do labirinto.

A ação ideal: usando 20% de sua capacidade

- Durante alguns instantes, reveja o procedimento do movimento em sua imaginação, e depois comece, delicadamente, a realizar no espaço aquela parte que lhe parece despertar a dor. Faça cada vez menos, mesmo que tenha de reduzir o movimento a 20% ou realizar apenas o seu início. Assim como ao cozinhar com sensibilidade você ajusta a chama do fogo para que seu prato tenha sucesso, também nesse movimento você busca aquele nível de envolvimento que mantém o seu bem-estar.

- Movimente-se bem devagar, não com lentidão forçada e impaciente, mas com a lentidão caracterizada pelos intervalos feitos para sentir, e durante os quais o seu organismo tem tempo para reconhecer onde pode se soltar e responder com reconciliação. Seu organismo lhe dirá quando você tiver chegado ao ponto do consolo, emitindo um profundo suspiro de alívio que sobe sozinho de suas entranhas. Repita o movimento nesse nível, várias vezes, parando de vez em quando para respirar e integrar todo o corpo, dizendo a si mesmo que, na realidade, não era essa função específica que causava a dor, mas o seu volume como um todo. Você estaria disposto a rever ainda uma vez a relevância de sua necessidade de sempre realizar tudo com o máximo de força?

Os movimentos que curam são finos e delicados, e às vezes nem são percebidos de fora. Precisam de muitas repetições para regular o sistema nervoso de acordo com sua mensagem, da mesma forma que para imantar um magneto são necessárias várias cargas.

Depois de repetir dez ou vinte vezes uma confortável versão em miniatura de seu movimento específico, volte ao movimento inicial fazendo-o por completo, e observe como isso acontece agora. Tome cuidado para não exagerar em sua inspeção e não abandone a delicadeza quando sair da segurança e de sua zona de conforto.

Se for sensível a sutilezas, poderá registrar uma mudança. Talvez agora você possa realizar o movimento levando-o um pouco mais adiante, antes que ele lhe diga para parar. Talvez a própria dor pareça menos intensa. Você pode dizer a si mesmo que recuou talvez de uma dor nota 7 para uma nota 4.

As pessoas não sensíveis a sutilezas podem ficar desapontadas quando descobrirem que ainda restam indícios da dor. Treinar-se na cura da comunicação entre você e seu organismo ensina-o não só a se movimentar sem se machucar, como também a respeitar a velocidade de aprendizagem em que esse organismo pode funcionar, permitindo que a mudança seja um processo gradual capaz de durar tanto quanto seja necessário.

Pegue carona no impulso dos padrões primais

Os movimentos que implicam caminhar, rastejar, nadar – mesmo que em dose mínima e lentos – podem servir como o melhor dos contextos para criar um clima favorável à recuperação. Por exemplo, se está deitado de lado em sua cama, e tem dificuldade para movimentar as costas, lembre-se de que você não tem qualquer dificuldade para movimentar os tornozelos. Comece flexionando um tornozelo, sem fazer força, para cima e para baixo. Isso já é uma sugestão de caminhar. Você pode continuar, sinalizando cada flexão do tornozelo com um sutil movimento de resposta do ombro, erguendo-o delicadamente na direção da cabeça e depois abaixando-o, afastando-o da cabeça. Depois de um curto tempo, você pode fazer com que o movimento do ombro se torne uma ligeira rotação que pulsa junto com o movimento do pé e o queixo.

Quando esse movimento sincronizado chegar a um ritmo confortável, ele sinalizará para o seu cérebro o programa conhecido da marcha completa, o que convida à elasticidade em todas as suas vértebras, da pelve ao crânio. Pouco a pouco, suas costas encontrar-se-ão participando da onda alternada do movimento arredondado que cede e recua, projetando a lombar para trás e depois recolhendo-a e endireitando-a para colaborar com toda a sua altura. Certamente, se você acha que o objetivo é chegar a uma grande rotação com um poderoso movimento do seu ombro, ou virar o pé com esforço exagerado, estará apenas se encaminhando para mais uma situação estressante. O dano causado pelo estresse é mais

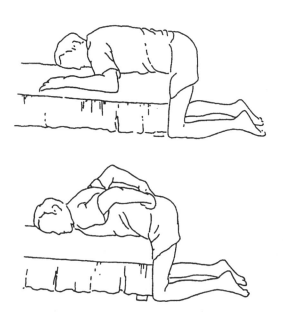

Conforto estando de quatro
Ajoelhado perto da cama, crie um ângulo entre as coxas e o corpo que simule a pelve em sua postura original na evolução, que é onde as costas obtêm o máximo possível de conforto. Enquanto o peso todo do tronco é sustentado com segurança pela cama, a região lombar começa a interromper todo o esforço a que está habituada para manter a coluna. Você puxa suavemente os tecidos de trás da pelve, arrastando-os para a linha da cintura, e com isso oferece aos músculos da lombar uma condição de menor tensão. Quanto mais delicado for o seu movimento, maiores as chances de você convencer seu sistema a abdicar de sua postura defensiva.

do que só desagradável aos seus músculos. Também em sua mente, o padrão da marcha, estando associado à suavidade de um fluir que ocorre sem esforço, não será capaz de identificar-se com a ação agressiva que você criou. Em vez de se forçar a algum movimento a partir do tornozelo, do ombro ou das costas, ou de qualquer outra parte, confie que elas sabem por si sós como participar da função total da marcha.

No corpo orgânico, a partitura da orquestra para um funcionamento harmônico está escrita em cada uma de suas células. Sua tarefa consiste em afinar seus movimentos segundo a freqüência autêntica na qual flui a vitalidade, que é, assim, capaz de alcançar até o cerne da área problemática na qual esteve bloqueada. Isso não acontece de uma hora para outra. Não ocorre só por causa de fórmulas rígidas de movimentação. A cura acontece por intermédio de sua sensibilidade para ir em busca daquilo que é fácil e parece apropriado, mediante sua capacidade de discernir o que é artificial do que é natural.

Atenda à sua necessidade: torne a luta desnecessária

Se estiver em pé, e algo em você reluta a se endireitar, mantendo-o curvado de maneira estranha, tente parar de lutar contra essa tendência e, em vez disso, comece a obedecê-la. Uma boa maneira de cessar a luta é encontrar o apoio que livrará seu corpo do esforço de se manter em pé ereto, a qualquer custo. Um apoio confiável é ajoelhar-se perto de uma cama, com os joelhos no chão e o tronco todo apoiado no colchão.

- Fique em pé em frente de uma cama e bem devagar vá se abaixando até ficar de quatro. No começo você talvez precise do apoio de uma cadeira.

- Dobre-se mais pelos joelhos que pelas costas. Primeiro dobre um joelho, depois o outro. Assim, ao se abaixar, você se movimenta lateralmente.

- Essa não é uma espécie de descida que você se determina a fazer, forçando-se a um movimento entrecortado e doloroso, mas sim uma descida que vem mais de uma entrega ao próprio peso, afundando para onde for mais confortável, onde e quando for possível. Enquanto improvisa movimentos mínimos de girar para a direita e a esquerda, com os joelhos funcionando como molas, você pode sentir onde o caminho está aberto para acentuar a flexão. Cada expiração é uma oportunidade para sentir onde mais você pode se entregar e permitir-se ser levado para baixo, para o fundo.

- Esse tipo de descida não afunda de maneira simétrica nem direta. É como se você não estivesse interferindo nela; você se deixa ficar em qualquer posição que lhe seja pertinente, enquanto se sentir confortável dentro dela. Você espera por um sinal do seu corpo, que irá informá-lo de quando ele está pronto para ir em frente. Fique em sintonia consigo mesmo, numa atitude gentil e tolerante, isenta de críticas, aceitando por alguns instantes esse colapso. Suspenda, por um certo tempo, todas as considerações e pretensões. Deixe que cada momento seja uma descoberta, sem tentar controlá-la. Torne essa descida um projeto para alguns longos momentos.

▶ Enfim, você acabará se percebendo de joelhos no chão, perto de um banco ou de uma cama, sobre a qual descansar o tronco todo.

▶ Nessa organização, o relacionamento entre suas costas e pernas assume a postura fundamental do engatinhar, enquanto seu peito e estômago estão sustentados com toda segurança por baixo, deixando assim que suas costas parem de trabalhar e comecem a descansar. Dê-se autorização para receber conforto e apoio, simulando esse estágio primitivo do desenvolvimento, estágio no qual você talvez não tenha tido muita prática.

▶ Sinta de que maneira o seu corpo aceita esse tipo de apoio. Você pode se surpreender ao descobrir uma postura que havia esquecido, em que se sentia relativamente confortável e livre de ameaças. Você até mesmo se permite uma respiração ampla e profunda, talvez a primeira em muito tempo.

▶ Sua respiração é um *feedback* fiel da resposta de seu organismo ao modo como você o emprega. Pode ser que o suspiro de alívio esteja lhe dizendo que seu organismo agora está pronto a aceitar seu estado atual, essa posição que almejava há tanto tempo, e entra então no caminho de um melhor equilíbrio e de cura. Se essa respiração aconteceu espontaneamente, é uma confirmação de que você está no caminho certo.

De quatro: conforto na base fundamental

▶ Coloque as mãos na área sensível da região lombar e toque essa área para acalmá-la. Com suas mãos, você pode mover a pelve delicadamente, na direção da cabeça, e, com isso, reduzir um pouco mais a tensão na lombar. Use o dorso das mãos ou os polegares e os nós dos indicadores. Continue arrastando os tecidos da pelve, e a cada vez fique nessa posição por algum tempo, ajustando-se a ela. É assim que você poupa suas costas da necessidade de se contrair pelo próprio esforço para proteger sua dor.

▶ Ajoelhar-se pode ser uma boa posição para simplesmente descansar. Fique assim enquanto se sentir confortável. Num determinado ponto, você vai sentir a necessidade de começar a se movimentar e mudar de posição. Lembre-se de que os movimentos feitos numa condição vulnerável são benéficos quando executados com intenção passiva. Se você se movimentar do modo como está acostumado, corre o risco de ativar todos os preconceitos que perpetuam a dor. Movimentar-se sem ativar a programação prejudicial requer sutileza e sensibilidade. Você tem uma chance melhor de chegar a isso quando se movimenta devagar e com delicadeza, com um mínimo de investimento e de maneira passiva.

▶ Possivelmente, um de seus joelhos terá a tendência de se erguer do chão. Você pode aumentar a pressão desse pé no chão e sentir como suas costas como um todo são delicadamente mobilizadas na direção da cabeça. Dessa maneira, você dá à sua região lombar a oportunidade de ficar menos tensa. O pé que aperta o chão faz o trabalho no lugar das costas, e assim proporciona alívio. Se esse movimento for feito harmoniosa e suavemente, será confirmado por um "amém" de alívio.

- Você talvez venha a sentir que o mesmo movimento com um dos joelhos lhe oferece alívio, ao passo que com o outro desperta uma sensação de ameaça. Certamente, fique nessa posição repetindo o movimento só do lado que lhe oferece conforto. O propósito dessa exploração é encorajar a fazer o que é possível, não forçar o que é impossível. Experimente várias direções com o joelho. Mover uns poucos graus à direita ou à esquerda surtirá um efeito diferente nas costas. Descubra sozinho o que mais lhe convém.

- Você também pode elevar o pé no ar, mantendo o joelho fincado no chão. Quando mover a perna com movimentos suaves e arredondados, você poderá sentir que nas vértebras está ocorrendo um movimento correspondente. Talvez nessa posição de apoio, entre a cama e as mãos, suas costas se disponham a se movimentar sem despertar dor, e essa mobilidade pode assinalar o início de sua recuperação.

- Num determinado estágio, sua cabeça poderá começar a buscar uma outra posição, para o pescoço. Vire-o delicadamente, no seu ritmo, para o outro lado. Você pode chegar nisso efetuando mínimos movimentos repetidos. Talvez você ache que consegue girar a cabeça ao mesmo tempo que ergue o joelho e seu pé impulsiona a coxa, a qual empurra a pelve que, por sua vez, aciona a coluna e, com esta, a cabeça, para a frente, num movimento fluido que religa todos os segmentos de seu corpo.

- O importante não é fazer muitos movimentos. Faça aquele pouco que elicia em seu interior a sensação de aceitação. Não é importante ter em mira alguma configuração específica do movimento. Você se move para seguir um sinal que vem do interior de seu organismo para lembrá-lo de como buscar conforto. Deixe-se conduzir pelo movimento, como se você estivesse sendo levado por correntes ocultas, suave e lentamente, tanto quanto possível. Sem planejar nada, espere até que brote em você um movimento que o guie.

- Dessa maneira, você se comunica com uma profunda sabedoria interior que dirigia a sua vida antes que você soubesse como falar ou entender. Você a está convidando para expressar o que sabe, depois de anos assistindo a suas mensagens sutis serem abafadas pelo vozerio dos hábitos. Quando você respeita a pausa necessária para ouvir o que se passa em seu íntimo, começa a sentir do que precisa. Desistir da iniciativa intelectual e tornar-se passivo, por alguns momentos, parece ser uma das atitudes mais difíceis de se tomar numa cultura marcada pela hiperatividade e manipulação. No entanto, é mediante essa qualidade da propriocepção passiva que você pode realizar os movimentos em segurança.

- Quando estiver pronto, volte a ficar em pé, bem devagar, estágio por estágio; continue aberto a se virar para um lado ou outro, de maneira que, em qualquer ponto, você pode parar e se reajustar, voltar e continuar se movimentando. Depois, em pé, sinta se suas costas aprenderam ou não algo sobre estar um pouco mais confortáveis.

De quatro, de barriga para cima

A mesma posição "de quatro" pode ser alcançada deitado de barriga para cima. Deitado no chão, apóie as pernas, do calcanhar até o joelho, no assento de uma cadeira ou na cama. Assim, você forma o mesmo ângulo reto entre o tronco e as coxas, posição inicial de ficar de quatro para engatinhar. As vítimas de dores nas costas, que há muito tempo não são mais capazes de ficar numa só posição que seja capaz de lhes dar alívio, ficam agradavelmente surpresas quando percebem que, colocando as pernas na cadeira, podem desemaranhar as costas dos nós de sua temerosa defesa, deixando que se entreguem ao descanso, esparramando-se no chão.

De fato, nesse arranjo, o peso todo do corpo está distribuído entre as pernas e as costas, e a área super-sensível reflete de imediato a diminuição da pressão, e reage relaxando. Elevar as pernas também sugere que a região lombar está "pendurada", enquanto a pessoa está de costas no chão, de tal modo que a gravidade trabalha por si só para reduzir a compressão entre as vértebras que obtêm apoio do chão sólido. É até mesmo possível dormir nessa posição, se for esse o único meio de encontrar alívio.

Deitando-se de lado: seu refúgio seguro

- Deitar-se de lado, com o corpo levemente dobrado, é seu refúgio seguro. Um travesseiro colocado entre os joelhos flexionados irá reduzir a tração que o peso das pernas realiza contra suas costas.

- Você também pode encontrar conforto cruzando os joelhos. Por exemplo, se estiver deitado dobrado sobre o lado direito, leve o joelho direito para trás e traga o esquerdo, que está por cima, até que fique na frente do outro. Se sentir necessidade, sustente o joelho esquerdo com um travesseiro.

- Quando estiver deitado de lado, você também pode usar um travesseiro ou cobertor enrolado atrás das costas. O toque de apoio do cobertor, mesmo que o peso do seu corpo não fique em cima deste, dá às suas costas uma espécie de licença para se livrar da tensão interior que costuma estar presente quando elas ficam expostas e isoladas no espaço.

- Reclinando-se dessa maneira sobre um dos seus lados, você pode realizar vários movimentos proveitosos, mesmo com dor nas costas. Coloque um rolo de papelão do tamanho de uma garrafa entre os joelhos, de maneira a que se apóie na panturrilha e na coxa da perna de baixo, que está dobrada.

- Comece lentamente a rolar o joelho de cima, que está sobre o rolo, para a frente e para trás.

- Sinta como esse movimento delicado do joelho balança de leve a sua pelve e suas costas e para a frente. Dessa maneira, você faz com que o quadril que está em cima sinta sua liberdade de movimentos em relação ao restante do corpo, de uma maneira confortável e segura. O rolo sustenta o peso do quadril e oferece-lhe um caminho consistente e fácil que talvez este não conseguisse realizar sozinho em sua vida diária, especialmente quando as costas doem.

▶ Para intensificar ainda mais a atmosfera de conforto, você pode usar a mão de cima para ajudar o rolo a ir para a frente e para trás, de modo que suas costas fiquem totalmente passivas enquanto vivenciam esse movimento.

Mudando as posições

Às vezes, o problema está em virar-se de lado, com as costas machucadas, sem disparar o sinal de alerta da dor aguda. Geralmente a pessoa pode andar, ficar em pé, deitar-se de lado ou de costas, sem disparar a dor. As dificuldades começam quando muda de uma posição para outra.

Da mesma maneira como você deve identificar o alimento inadequado que ingeriu e fez o seu estômago protestar de dor, também deve considerar com cuidado os sinais de aviso de que determinados movimentos podem causar-lhe dor, e procurar meios de evitá-los. Toda dor é uma regressão, e você tem o direito de pretender um avanço consistente, livre de obstáculos. Passar de deitado para sentado, ou de sentado para em pé, virar-se de um lado para outro são todas funções que deveriam receber sua atenção total, temperada pela sensibilidade e pela paciência.

Até mesmo uma tarefa simples como fazer com que as pernas estendidas se dobrem, enquanto você está deitado de costas, pode ser realizada tanto de uma forma confortável quanto de um modo que o machuca. Os joelhos precisam se dobrar antes que você possa suspendê-los ou deitá-los no assento da cadeira, ou antes de rolar de lado para se levantar. Se suas costas estão presas num espasmo, como conseguir flexionar as pernas em segurança, quando o menor movimento dos joelhos causa dor na outra ponta do fêmur, na área problemática da articulação coxo-femural com a coluna? Como mover as pernas deixando as costas a salvo, ao mesmo tempo?

A flexão do joelho como nado primal

Imagine que você está deitado de costas com as pernas estendidas e afastadas, e quer mudar de posição, flexionando os joelhos até que as solas dos pés fiquem na cama. Você sabe conscientemente como costuma fazer isso? Por exemplo: você dobra os dois joelhos e os traz para cima ao mesmo tempo? As solas dos pés passam da posição estendida para a flexionada, abandonando o apoio da cama e atravessando o ar, afastadas da superfície sobre a qual estiveram apoiadas? Certamente, se essa é a sua trajetória, então uma dor aguda em suas costas irá notificá-lo de que esse movimento é proibido. Antes de chegar à conclusão de que dobrar os joelhos e suspendê-los tem de doer, fique disponível para explorar uma outra maneira de se movimentar que possa levá-lo ao mesmo lugar, mas sem causar dor.

As pessoas com costas sensíveis, que sabem como ficar sintonizadas nas suas sensações interiores, fazendo só o que é confortável e seguro, podem descobrir sozinhas esse caminho.

▶ Primeiro, elas se viram para um lado, o direito por exemplo, e assim os dois pés ficam virados para a direita. O joelho direito se dobra cada vez mais, ainda voltado

MUDANÇAS NAS PROPORÇÕES DA DIVISÃO DO TRABALHO   **251**

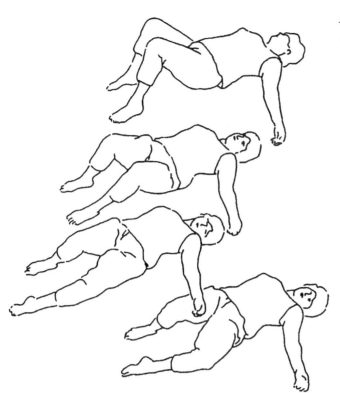

Antes de sair da cama
A transição de pernas estendidas para joelhos dobrados pode ser feita sem nenhuma ameaça à região lombar das costas. Você descobre qual é a trajetória segura por meio de sua propriocepção, enquanto arrasta os pés pela superfície da cama, inclinados sobre a sua borda externa. Primeiro de um lado, e depois do outro, enquanto seu tronco todo ajuda a rotação de um lado para o outro. Você pode repetir a ondulação alternada algumas vezes, para dar um início confortável ao seu dia.

para a direita; a sola do pé vem vindo pela borda externa, tocando a cama o tempo todo, de modo que as costas não precisam carregar esse peso.

▶ Quando o ângulo de flexão do joelho é suficiente e a sola do pé sobre a cama chegou na altura do joelho esquerdo, é mais fácil levantar o joelho pelo lado e depois dirigi-lo para o teto. Nesse estágio, a superfície inteira da sola do pé direito fica sobre a cama, na mesma posição que ocupa quando a pessoa está em pé.

▶ Depois, levando o tronco e as duas pernas para a esquerda, o joelho direito flexionado é inclinado por cima do corpo, ajudando no movimento de virar para a esquerda.

▶ A perna esquerda, ainda esticada, aponta para a esquerda tanto com o pé como com o joelho. Quando está virada de lado dessa maneira, é a hora de trazê-la para o lado esquerdo, acentuando a flexão do joelho, mantendo-o ainda rente à cama, dentro do maior conforto possível.

▶ Usar travesseiros para apoiar os joelhos estendidos facilitará o movimento de trazê-los flexionados de lado.

▶ Quando os dois joelhos estiverem suficientemente dobrados para a esquerda e as costas, reagindo a isso, se arredondarem, você levanta os dois joelhos um depois do outro até que fiquem na vertical, e as costas voltam ao equilíbrio do meio.

▶ Resumindo: traga o joelho direito pelo lado direito e, depois, coloque-o na vertical.

- Vire-o, dobrado, para a esquerda.

- Traga o joelho esquerdo pelo lado esquerdo.

- Levante os joelhos, já dobrados, para o meio. Os pés estão o tempo todo em contato com a cama.

- Dessa maneira, os joelhos são trazidos um depois do outro, cada um vindo do próprio lado, numa espécie de padrão alternado que lembra o nado de peito. As costas vão sendo ninadas delicadamente de um lado ao outro, sem que se faça nenhum movimento ameaçador. O peso das pernas é sustentado pela cama durante todo o movimento, e as costas estão livres de toda responsabilidade.

- Durante o processo de aprendizagem, quando as pessoas fazem o movimento repetido de trazer os joelhos cada um do seu lado, o movimento criado faz o tronco todo dançar, como se fosse um lenço de seda, numa imagem que lembra as nadadeiras dos anfíbios na água. A generosa harmonia desse movimento ondulatório encanta as pessoas num nível muito profundo, que está muito além de quaisquer explicações, e elas se deliciam em repeti-lo muitas vezes.

Inércia insensível

Como as pessoas não vulneráveis nas costas levantam os joelhos? Qual a conduta dessa função para os que não recebem um sinal agudo da lesão, para obrigá-los a achar uma trajetória segura?

Parece que para a maioria das pessoas o mais comum é retirar os pés da cama com as pernas ainda estendidas, e com os pés no ar dobrar os dois joelhos ao mesmo tempo. Somente depois que a flexão dos joelhos está completa é que elas voltam a encostar os pés na cama.

Se quiser experimentar essa possibilidade, só por um instante, você irá perceber imediatamente como suas costas são acionadas intensamente para sustentar o peso das pernas no ar. Muitas pessoas simplesmente se esquecem de que existe uma outra opção. Elas realizam o movimento do modo mais difícil, sem consciência do que estão fazendo, e sem jamais submetê-lo ao teste da eficiência. Esse é um hábito mecânico; assenta-se na premissa de que movimentos são projetos de superação, e a pessoa tem de aprender a pagar esse preço, da mesma forma como encara sua vida toda como uma batalha.

Essa abordagem não dá espaço para ir em busca de conforto e da redução da tensão. Mesmo sentindo dor nas costas, algumas pessoas não considerarão a idéia de mover as pernas até em cima passando pelo lado, deixando que o planeta se encarregue do seu peso, em vez de impô-lo às costas já doloridas. É o que acontece quando o hábito controla a movimentação. Em sua prontidão para obedecer à intenção, o cérebro a interpreta ativando a programação habitual, destinada a tais casos, e repetirá incansavelmente o padrão, vezes e vezes seguidas, até que você o direcione em outro sentido.

Paradoxalmente, as poucas pessoas que abdicaram do hábito e encontraram o meio-termo que lhes permite mover-se em segurança, dobrando as pernas que estavam estendidas, não se congratulam pelo fato de terem encontrado o caminho mais fácil. Tendem mais a se considerar mimadas, impotentes e sem escolha para fazer as coisas de outra maneira. O movimento que evita as dificuldades apenas serve para reforçar sua sensação de dano. Elas não percebem que o meio mais fácil é também o jeito certo, e que outras pessoas deveriam também aprender com elas essa forma graciosa e eficiente de se movimentar.

Cautela criativa: entre a obsessão e a abstenção

Quando alguma coisa começa a machucar, a natureza está chamando pela linguagem da dor, avisando que a pessoa deve se afastar do caminho de se machucar a si mesma. Essa mesma prontidão para sintonizar as mais finas discriminações da dor é também a bússola que indica o caminho da cura. Essa atenção criativa deveria ser incentivada. A sensibilidade precavida pode parecer um recuo perante a vida, porque tudo é feito devagar, sentindo mais do que fazendo, com toda a paciência necessária, pelo tempo que for preciso, até que a pessoa se sinta mais segura e possa ser menos cautelosa e mais ativa.

A armadilha, contudo, é que as pessoas sofredoras podem transformar a sua sensibilidade num medo habitual, instituindo a cautela como estilo de vida, tornando-se portanto rigidamente defensivas. Nesse momento, a capacidade de prestar atenção deixou de ser uma busca criativa, e se tornou apenas um meio de cercar todas as ações com uma atitude que grita um único e indiferenciado "não". Em vez de um diálogo sensível com os movimentos, estes se tornaram um inimigo a evitar. Essa evitação é degenerativa e não promove um clima favorável à recuperação. O dano pode inclusive aumentar. Outras partes do organismo, sem motivo para se retrair, começam também a restringir a sua movimentação para proteger a área lesionada. Saber até que ponto um movimento gratificante pode ir e onde deve parar é uma sabedoria que só advém da auto-exploração, por intermédio de movimentos igualmente avessos à compulsão e à evitação.

Esse equilíbrio construtivo é um dos valores adquiridos por meio de um trabalho prolongado com os processos da Consciência Pelo Movimento. Mediante processos como esse, você treina sua engenhosidade para descobrir cada vez mais o que, para você, é viável neste momento.

Virando-se na cama sem disparar o alarme de emergência

Às vezes, os danos maiores são causados enquanto você está na cama. Você descansou a noite inteira, sente-se relaxado, e quer se levantar. Iniciar a movimentação custa-lhe uma dor aguda que anula todas as suas esperanças de neste dia avançar mais um pouco na sua recuperação. Isso também acontece com pessoas que não pretendem sair da cama, porém só querem se mexer para mudar de posição. Vejamos o ponto inicial do movimento. Há um movimento típico realizado facilmente pelas pessoas milhares de vezes, quando estão saudáveis, e que não se dispõem a abandonar, mesmo quando suas costas sofrem. Trata-se de uma torção da coluna que dá início à transição da posição deitada de costas para a de lado, ou da de lado para a de costas, ou qualquer outro movimento de rotação que elas façam em torno do seu eixo longitudinal.

Por exemplo, você está deitado de costas e pretende se virar de lado. Em vez de tirar as cobertas e deixar-se rolar sobre si mesmo, entrando na parte adjacente da cama, você se torna cativo da idéia de que deve permanecer no mesmo local aquecido em que esteve deitado; para tanto, você levanta a pelve e torce o corpo em torno dele mesmo. Seus ombros se mantêm na cama e você exige apenas de sua pelve e da sua região lombar, já sensível, um movimento repentino de torção, enquanto levanta seu peso no ar. Você está executando a tarefa mais difícil que há para seu sistema, e exigindo da região de seu corpo que tem a maior dificuldade de realizá-la: a região lombar de suas costas. E mais, o movimento está sendo executado sem a cooperação dos outros segmentos corporais.

Quando você estiver pronto para investigar uma alternativa para o seu hábito de se levantar, a primeira coisa a se lembrar é remover as cobertas para que elas não atrapalhem seu movimento de rolar pela cama. Isso em virtude não tanto de as cobertas serem um obstáculo físico propriamente dito, mas sim à idéia de que as cobertas sobre você bloqueiam a sua imaginação e impedem-no de considerar a possibilidade de rolar sobre si mesmo.

Você pode ajudar sua pelve a trazer as costas na seqüência do seu movimento, com toda segurança, se as costas permanecerem passivas, enquanto todo o seu corpo continua em contato com a cama. Deixe que suas mãos e pernas façam o trabalho. Flexione os joelhos, um por vez, arrastando-os pela cama, pela borda externa dos pés.

Vire os dois joelhos para um lado, e coloque as mãos na virilha ou na lateral da pelve. Deixe que as mãos dirijam a pelve e ajudem no rolamento.

Vire a cabeça de lado, antes que a pelve o faça, e assim deixe que seus olhos guiem a coluna inteira.

O processo de encontrar uma trajetória segura

O melhor caminho para você pode surgir, não de conselhos sobre como executar um ou outro desenho de movimento, mas sim de processos envolvendo movimentos mínimos que você mesmo inicia, e são repetidos diversas vezes, em variadas condições, dentro do mesmo segmento funcional, até que se tornem claros. Conseguir mover-se de uma posição estática para outra, e poder fazê-lo na primeira tentativa, sem desperdiçar força e sem provocar a área lesionada, é uma habilidade sofisticada.

De que forma então você pode realizar o movimento de torção como um processo gradual? Se você tentou se virar de uma só vez, e se, como temia, uma dor aguda atravessou-o como um raio, tente de novo mas, desta vez, faça uma mínima parte do início do movimento.

Comece mexendo só um joelho, lentamente, e descubra até aonde você pode se virar, antes de receber sinais das costas. Tome consciência do ângulo da virada, da distância que o joelho atravessa. Localize os limites precisos da sua zona de segurança.

Novamente, movimente o mesmo joelho para o lado e leve-o de volta até o meio, indo e vindo várias vezes, sem se deixar levar pela tentação de ir além da zona de segurança. Você está movendo seu joelho para ganhar a confiança do seu corpo, para tornar o medo desnecessário, para dar ao restante do organismo tempo para participar do movimento de torção com a melhor coordenação possível.

Se seu movimento criar virtualmente um clima de apoio e segurança, a sua respiração confirmará isso para você. Depois de algumas repetições, sua respiração se tornará totalmente aberta, aliviada. Se você não receber a confirmação da respiração de alívio, isso significa que você tem de reduzir a extensão do movimento e diminuir o ritmo.

Às vezes, você precisará continuar reduzindo o movimento inicial até que ele mal passe de um indício quase imaginário. Ao diminuir a intensidade e a ambição de obter o resultado final, você aumenta suas chances de manter desligada a programação de emergência de sua memória funcional.

Envolvimento graduado: o primeiro grau da aprendizagem

Você talvez fique preocupado pensando que o que dissemos antes sugere que é dessa maneira que você deve agir sua vida inteira; na realidade, porém, as instruções para esse estilo de atividade cuidadosa só se aplica ao primeiro estágio, que é o da dissolução do trauma. Depois que você tiver estabelecido uma qualidade de movimentação confortável, acompanhada pelo suspiro de alívio, pode testar seus movimentos verificando se você está pronto para ampliar-lhe o escopo. Ficará surpreso ao descobrir quão mais longe conseguirá ir e, dessa vez, sem frustração. Proceda, da mesma maneira, com o segmento seguinte da função.

É importante lembrar-se de que, no primeiro estágio, você só lida com o que é possível. Seu objetivo é instalar aí uma medida de facilidade e ausência de cuidados. Depois de ter conseguido fazer com que o movimento saia com facilidade, você pode se dedicar à zona problemática e explorá-la detidamente, sentindo onde o impossível começa a ceder e tornar-se viável. Quanto mais crédito você acumular com movimentos que lhe trazem satisfação e prazer, mais estará apto a conseguir transformar o impossível em possível.

A facilidade você cria com a facilidade, e a segurança com a segurança. Seu movimento é recompensado quando você se compromete com a qualidade, com sentir conforto, com o que custa menos esforço, com um ritmo que não o obrigue a se ignorar.

Talvez essas não sejam suas regras para o jogo da vida. Talvez você esteja ansioso para se dar por inteiro, sem reservas. Esse auto-exame que não o autoriza a exagerar pode parecer-lhe uma abordagem incômoda. Talvez lhe seja preferível qualquer outra coisa a esse envolvimento contido. Poderia perguntar-se honestamente qual o preço que paga por isso?

Quando você se sente tentado a dar um arranco súbito com o corpo, fazendo repentinamente força com todos os músculos, algo para o qual o corpo não está preparado, você coloca em risco seu sistema e o intimida. Ele, então, deve se defender e ficar ainda mais entrincheirado no padrão traumático, mais desconfiado ainda de quaisquer mudanças. E o que você ganhou com isso?

Usar seu corpo com falta de consideração é como um atalho que lembra a brincadeira infantil de escadas e rampas com o intuito de se chegar ao topo: o único resultado do atalho é ser obrigado a voltar imediatamente ao ponto de partida. Ali você é obrigado a esperar até que chegue a sua vez de entrar novamente na brincadeira.

    O verdadeiro problema talvez seja até que ponto você está preparado para se mobilizar sem pressão e sem coerção. Até que ponto você confia na sabedoria inata de seu organismo, que sabe quando abdicar de sua rigidez crítica, ao ser convencido de que não há mais necessidade disso? Trata-se, essencialmente, de uma questão de autotolerância.

Preliminares que amadurecem o movimento

    Você encontrará, no Capítulo 1, "Honestidade funcional", instruções sobre como permanecer rolando para o lado até ficar sentado. Movimentar-se até se sentar é mais gratificante quando o movimento é feito num processo de repetições, como um jogo preliminar de ir e vir, que permite ao movimento ocorrer ao seu próprio modo.

- Estando de costas, o corpo feito uma bola com os joelhos dobrados, na intenção de se sentar, o melhor será você mover primeiro somente a cabeça. Vire-a para o lado pelo qual pensa em se sentar, e volte ao centro. Repita o movimento várias vezes.

- Vá aos poucos convidando o restante do corpo a se familiarizar com a idéia de rolar. É preciso tempo para se organizar.

- Se você respeitar suas necessidades, seu tronco começa a reagir devagar, até que também passa a virar junto com a cabeça, em movimentos pequenos, quase imperceptíveis, ocorrendo mais na imaginação que na realidade.

- Entre mentalmente no padrão da alternância entre rolar para um lado e voltar para o meio, sem a menor pressão para alcançar resultados. Pense em rotação e em mover o nariz na direção do chão. Depois de dez ou vinte movimentos, você estará pronto, por si mesmo, a ir bem mais longe.

- Num determinado momento, você sentirá que é capaz de confiar no impulso do rolar para ir até a posição sentada; mas não se obrigue a conseguir isso.

- Deixe que o levantar-se aconteça por si só; que essa posição aproveite a carona da inércia do rolamento. Quanto menor for o seu envolvimento intencional, menores serão as contrações de defesa em suas costas.

- Role até seu rosto estar virado para o chão, com sua cabeça ainda na trajetória circular, desenhando o movimento pelo espaço.

- Continue rolando, sem segurar a respiração, confiando na cama que continua recebendo o seu peso em cada segmento da rota desse movimento.

- Use suas mãos para se apoiar e provavelmente você vai se perceber sentado sem que em suas costas tenha surgido qualquer dor.

De sentado a em pé: de carona na espiral

- Se você pretende, estando sentado na cama ou numa cadeira, ficar em pé, e se preocupa em como suas costas reagirão e sustentarão a compressão do peso de seu corpo, autorize-se a acionar pequenos começos. Dedique alguns instantes a praticar o início do processo de ficar em pé, várias vezes seguidas. Ficar em pé de imediato, em segurança e de maneira harmoniosa, especialmente com um movimento frontal, exige que a pessoa tenha uma habilidade extraordinária, perfeita. No estágio atual, pode ser mais fácil você colocar um pé na frente do outro e indicar ao seu organismo que está agindo segundo o programa da marcha. Essa posição dos pés situa imediatamente o processo de ficar em pé no contexto conhecido do andar, função na qual o seu organismo tem muita experiência.

- Quando você se senta na beirada da cadeira com um pé à frente e oscila seu tronco para a frente, pode perceber que o tronco exibe a tendência de girar para um lado. O ombro do mesmo lado que o pé colocado na dianteira se projeta mais à frente que o outro e todo o seu corpo, na realidade, está mais inclinado a girar para um lado.

- Essa diagonal orgânica contém o início de uma espiral, estando aí a sua vantagem. Qualquer diagonal na região pélvica irá acionar um espaçamento numa das faces das vértebras, e aproximação na outra. A expansão que se forma de um lado da coluna é muito maior que aquela possível de ocorrer quando os dois lados trabalham ao mesmo tempo, em razão de uma trajetória frontal para se pôr em pé.

- Enquanto a pessoa anda, essa expansão alternada ocorre espontaneamente e, com isso, permite que cada lado por vez se contraia e se expanda num movimento que flui entre as duas funções. Experimentar uma expansão e compressão totais, por todo o elástico espectro entre ambas, significa, para o organismo, estar mais cheio de vida e ser mais eficiente.

- Após várias repetições, mude a posição das pernas e continue com o movimento de balanço. Descubra com qual dos pés colocado à frente é mais confortável a todo o seu corpo entrar no giro espiral que o levará até ficar em pé. Preste atenção às diferenças e continue mantendo o arranjo confortável.

- Volte antes de sentir a barreira, sempre que fizer um movimento de rotação. Poupe-se frustrações.

- Quando o movimento conquistar a confiança de seu organismo, você se perceberá indo na direção do ponto em que seu peso será deslocado para os pés.

- Esse é o momento em que os seus pés devem assumir sua tarefa e firmar-se por inteiro no chão. É uma espécie de arremesso no chão, feito apenas pelo peso incidente sobre um ponto, e para tanto não há nada que você precise fazer além de tomar consciência desse movimento.

- Talvez seja útil imaginar que você tem a intenção de deslizar da cadeira para se sentar no chão; isso pode estimular ainda mais, nas pernas, o seu reflexo de se endireitar.

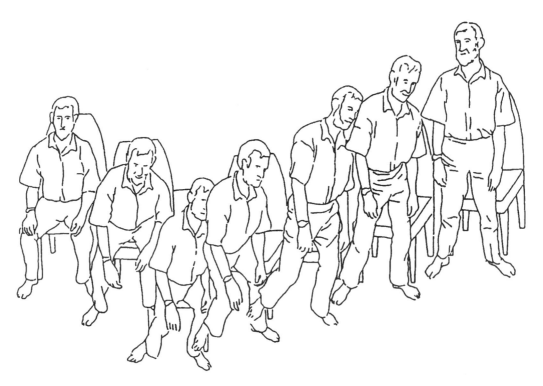

Aula de como ficar em pé estando sentado
Ao subir, você deixa que seu peso deslize para a frente e se lance inteiramente no planeta, imaginando sua profundidade, convocando assim a contrapressão que sobe da terra para ajudá-lo a ficar em pé. Ao descer, você esvazia o peso dos seus pés e imagina que a altura do céu se entrega ao afundar, sem interferir nisso. Ao permitir que a espiral conduza o movimento, para cima ou para baixo, é possível fazer mais fácil, gradual e suavemente o que é difícil fazer em um movimento frontal e unidimensional.

- Você pode também apoiar as mãos nas coxas e, com isso, seu peso será finalmente transferido para o chão. É como se você tivesse convocado, em seu benefício, o uso de quatro pilares bem ancorados no chão para dar conta da repentina ação de contrapor seu peso à gravidade. Nessa posição, você fixa a coluna no suporte dos membros, e isso garante que o corpo todo se movimente com uniformidade e precisão, e de uma maneira que poupa suas costas da ameaça de uma hiperatividade articular.

- Se você também tiver a necessidade de proteger os joelhos pode, com as mãos, segurar as pernas abaixo dos joelhos.

- Quanto mais você fizer suas mãos e seus pés participantes desse projeto, e mais sua cabeça e visão se ajustarem à função de conduzir o seu esqueleto inteiro segundo o desenho de uma espiral ascendente, mais suas costas poderão permanecer passivas sem sinalizar dores, o que é, agora, a única coisa que podem fazer quando chamadas à ação. Se, além disso, você se lembrar de respirar, tem boas chances de se pôr em pé sobre as duas pernas sem que suas costas tenham precisado realizar o menor esforço.

- Talvez você se preocupe com a idéia de parecer esquisito fazer uma espiral para ficar em pé segundo um trajeto que mudou de rumo 90°. Certamente você pode escolher: levar em conta o que dirão as pessoas à sua volta, ou ouvir o que dizem sua carne e seus órgãos.

A tendência à espiral nas escadas

▶ O princípio da diagonal pode ser útil em grande variedade de situações. Enquanto está em pé, você pode obter a rotação da pelve em relação à coluna flexionando um joelho. Pode ser mais fácil ficar em pé muito tempo apoiando um pé numa banqueta. Ao se deitar de barriga para baixo, você pode oferecer alívio às costas trazendo um joelho pelo lado, até perto da pelve, como se fosse engatinhar. Trabalhar no jardim pode ser menos exaustivo para as costas se você apoiar um dos joelhos no chão. É possível fazer todas as espécies de tarefas ajoelhado no chão, inclusive passar o aspirador de pó.

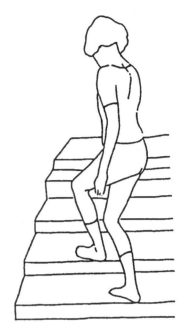

Subir e descer degraus numa rotação
Quando você respeita todas as nuances do bem-estar, permite que o conforto de sua coluna, e não a estrutura do ambiente, determine o trajeto do seu movimento.

▶ A diagonal faz uma diferença significativa quando se sobe uma escada. Experimente subir os degraus virando-se num ângulo de 45° em relação à escada. Esse ângulo, aproximadamente, serve para superar a dificuldade inerente aos movimentos frontais. Suas vértebras, quando você está em diagonal, podem participar de um jogo agradável e variado de torções ao invés de serem sempre acionadas nos mesmos pontos.

▶ Um momento crítico para a área lombar dos quadris, ao subir uma escada, ocorre quando você ergue o pé para carregar o peso da perna no ar, em preparação para o passo seguinte.

▶ Um outro momento crítico para a lombar ocorre quando o pé de trás precisa se tornar um eixo confiável de apoio e elevação. Cada uma das articulações desse lado do corpo é então acionada para sustentar a pressão aguda e aumentada, o que revela imediatamente os pontos de fraqueza.

▶ Quando você se dispõe a usar os quatro quadrantes do espaço aberto para suas movimentações, e não mais se circunscreve a uma exclusiva órbita frontal, pode tanto virar todo o corpo como os joelhos para um dos lados, fazendo eco à ondulação do nado primal. Dessa maneira, um joelho se ergue para fora em relação ao corpo e o outro, no seu momento, passa pelo movimento de se levantar voltado para dentro.

▶ Você vai poder sentir como virar o joelho para dentro em relação ao eixo do seu corpo lhe permite alongar as costas numa espiral, que sempre é mais fácil do que um alongamento frontal, atuando nos dois lados da coluna simultaneamente.

▶ Também é mais fácil para a perna que serve de eixo realizar essa tarefa de erguer o corpo, quando o movimento se desenvolve gradualmente e o momento de incidência da pressão se difunde mais.

- Depois de adquirir a habilidade de subir facilmente uma escada, recorrendo à espiral, você também será capaz de subir sem se virar, e o cérebro dará ao seu movimento a leveza que aprendeu a produzir de maneira tão econômica.

- A outra perna, que está virada para fora, assume também a suave posição diagonal, e serve para auxiliar o giro inicial que vem do outro lado.

- Virar os joelhos para o lado e girar o tronco não precisa ser feito com exagero. Só o consentimento para visualizar essas direções possíveis já faz diferença. Subir degraus como Charlie Chaplin faria, ou com os dois joelhos voltados para o mesmo lado, enquanto o restante do corpo está paralelo à inclinação dos degraus, pode ser uma mudança revigorante e divertida para pessoas sadias, equilibradas. Para as mais sensíveis, uma questão de sobrevivência.

- Uma outra sugestão que fará imensa diferença ao se subir uma escada é lembrar que você não precisa esticar a perna de eixo até o extremo, mesmo quando completar sua subida até o degrau seguinte. Se prestar atenção, você pode perceber que é possível parar de esticá-la antes de travar o joelho, deixando-o, portanto, ligeiramente flexionado.

- É dessa flexão que você obtém o impulso elástico para arremeter e partir para o passo seguinte, até que a outra perna assuma o papel de eixo. Quando os joelhos desistirem dessa trava final, tudo o que você precisa é se inclinar para a frente, com a sensação de que vai despencar do alto de um morro.

- Pode ser útil, ao subir uma escada, passar de um giro de 45° para um giro de 180°. Alguma vez você já tentou subir degraus de costas? Ou descer de costas? Os montanhistas sabem que uma das maneiras de recuperar as forças depois de uma escalada exaustiva é inverter a frente do corpo por alguns minutos, e continuar subindo, só que com as costas voltadas para o paredão que estão escalando.

- Nas fases traumáticas, as pessoas com espasmos nas costas ficam espantadas de, ao subir uma escada de costas, não registrarem a dor que tinham antecipado. Esse é o poder das opções incomuns. Quando você sobe degraus de costas, não está ativando o mesmo conjunto de programas e nem o mesmo conjunto de músculos que, geralmente, são responsáveis pelo sofrimento nessa função. Você executa a função com um outro grupo de músculos, que talvez não tenham um histórico defensivo. A mensagem recorrentemente transmitida é: não é nas costas que está a dor, mas na maneira como você coloca suas costas em ação. Não é tanto o computador que está avariado, é o programa.

- Um dos momentos gratificantes na recuperação de uma lesão nas costas é descer uma escada de costas. Fique com os dois pés num degrau, de costas para a descida, e a mão segurando no corrimão. Estenda para trás a perna que corresponde ao lado não machucado.

- Alcance o degrau de baixo com o pé apenas se o movimento for feito com facilidade. O valor principal desse movimento está na própria extensão em si, e no alongamento que ela proporciona. Se puder alcançar a superfície do degrau com os dedos do pé, volte e repita esse movimento algumas vezes. A cada vez, apóie o calcanhar em outro ângulo e em outra direção. Altere também a localização da aterrissagem do pé e deixe que seu tronco todo gire para acomodar o movimento da perna.

- Se isso também lhe parecer difícil, você pode realizar o processo numa condição facilitadora. Fique em pé em cima de uma lista telefônica, e controle a altura apoiando a cabeça e as mãos numa parede, estendendo a perna do lado que não dói, até o chão, atrás da lista, e depois repetindo esse procedimento algumas vezes. Vire sempre o joelho e o calcanhar em direções diferentes, e apóie o pé cada vez num ponto do chão.

- Dessa maneira, o lado defensivo não é solicitado a se alongar. Ao contrário: fica protegido pela compressão extra que lhe permite passar pelos vários movimentos produzidos pelo outro lado, com segurança e facilidade.

- Há chances de que um dos alongamentos com o lado livre corresponda à direção da limitação específica nas costas, e solte o setor contraído.

A espiral de cura ao se deitar

- O percurso diagonal da auto-organização é elementar ao movimento humano no padrão cruzado de engatinhar. É por isso que a diagonal tem força e competência: ela vem vindo ao longo da evolução, acumulando experiências. Funcionar num padrão em espiral é a garantia, para o organismo inteiro, de um rejuvenescimento neurológico, muito além do que a flexibilidade local nessas articulações seria capaz de produzir.

- Praticar a espiral estando deitado pode ser o seu caminho para se libertar da dor. Por exemplo, se você está deitado na cama e não consegue mover as costas sem sentir dor, não pode se virar para o outro lado e, com certeza, não pode elevar a pelve.

- Você ainda pode se deitar de uma maneira tal que o joelho cujo lado dói menos fique flexionado e perpendicular; por exemplo, o joelho esquerdo. Depois, a perna direita, do lado mais dolorido, está estendida sobre um travesseiro que dá suporte ao joelho.

- Aos poucos e suavemente, comece a aumentar a pressão de seu pé esquerdo sobre a cama, e mova o joelho com a intenção de afastá-lo da cabeça, que está ligeiramente voltada para a direita. Repita esse movimento várias vezes.

- Agora, dobre o pé direito em ângulo reto e traga a perna inteira estendida na direção da pelve, com uma pequena rotação do calcanhar para fora.

- Imagine, por um instante, se você consegue movimentar o joelho esquerdo, flexionado, afastando-o mais da cabeça, ao mesmo tempo que está trazendo a perna direita estendida para perto de você, num movimento que lembra uma tenaz. Realize lentamente o movimento combinado, mas em mínima proporção, e todas as vezes permaneça um certo tempo na posição, para se ajustar à posição.

- Sinta o que se passa na parte posterior da pelve do lado direito, a área comprometida, e sinta como ela restabelece o contato com o colchão.

- Você pode acrescentar a esse trabalho uma formação diagonal envolvendo também o tronco. Para tanto, acrescente seu braço esquerdo estendido acima da cabeça, na cama, numa linha contínua em relação ao tronco. Deixe o braço direito em repouso, ao longo do corpo.

- Cada vez que a perna direita for trazida na direção do corpo, continue o processo de encurtamento desse mesmo lado, obtido com sua mão direita indo na direção do seu pé.

- Em contrapartida, o seu braço esquerdo é delicadamente empurrado para cima, numa rotação mínima, que termina virando a palma da mão para o chão.

- A essa torção completa, adicione um mínimo giro de sua cabeça para a direita. Dessa maneira, as suas duas cinturas, a pélvica e a escapular, estão igualmente envolvidas numa manobra diagonal. O lado direito todo se contrai enquanto o esquerdo se expande, em relação à coluna. Em decorrência disso, várias vértebras ganham mais espaço entre elas.

- Descanse, e sinta a diferença em sua maneira de se reclinar. Sinta a diferença no modo como você está funcionando. Ficou mais fácil agora você se virar de lado? Ou será que se tornou possível começar a elevar a pelve com menos dor?

- É importante lembrar-se de que você não está aplicando o alongamento diagonal para se esticar o mais longe que puder, com toda a sua força. Você está aplicando um alongamento diagonal para obter um efeito específico sobre o lado direito, que está machucado. Ao encurtar o lado direito, você satisfaz a necessidade que ele tem de se proteger e contrair, e o faz oferecendo segurança, pois o movimento deixa-o bem encostado na cama. Depois dessa garantia tranqüilizadora, suas costas ficam mais facilmente propensas a se mover de novo, sem se defender.

Cultivando a espiral por meio do rolo

- Quando a dor for muito forte, você poderá fazer um progresso significativo contando com a ajuda de um pequeno rolo. Uma toalha enrolada serve, se tiver 10 centímetros de diâmetro e 30 a 40 centímetros de comprimento. Quando colocar o rolo sob um dos lados do quadril, ele servirá como extensão da superfície da cama, amoldando-se eficientemente ao formato único dessa região de sua lombar. Ficar deitado com um dos lados da pelve mais alto desperta, em toda a coluna, uma reação em diagonal, que lembra o andar.

- Deite-se de costas, com os joelhos flexionados na vertical. Para colocar o rolo sob o lado mais vulnerável, vire-se para rolar um pouco sobre o tronco, na direção oposta, até ter espaço suficiente para colocá-lo onde estava a nádega agora levantada. Coloque o rolo na diagonal, de maneira que a ponta mais próxima da cabeça apóie o centro da pelve, na altura da cintura, e a ponta próxima dos pés apóie o lado da pelve, na altura da virilha.

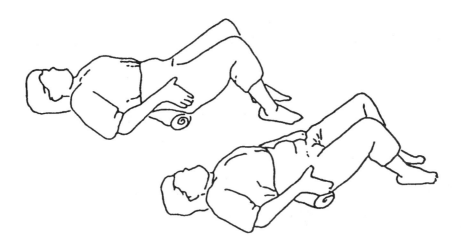

Dê suporte ao quadril vulnerável

Uma toalha pequena e enrolada, colocada em diagonal sob o quadril dolorido, oferece-lhe um apoio sobre o qual descansar. O movimento é feito pelo lado livre do quadril, quando você o levanta do chão, vagarosa e calmamente, várias vezes, respirando o tempo todo e mantendo-se atento à resposta que o corpo dá. Ao tirar a toalha, sentirá um alívio surpreendente.

▶ Volte a se deitar sobre o rolo para que metade da pelve e da região lombar, até as costelas inferiores, fiquem apoiadas sobre ele. Os joelhos estão flexionados e na perpendicular. O outro lado está em contato com a superfície da cama. Durante alguns momentos, acomode o corpo sobre o rolo, em todos os pontos não acostumados a receber esse contato.

▶ Coloque as mãos nas virilhas, com os polegares voltados um para o outro e os outros dedos em volta do quadril. Com a ajuda das mãos, levante ligeiramente o lado esquerdo, e comece a balançar a pelve sobre o rolo. Repita gradualmente esse processo, com movimentos pequenos, algumas vezes.

▶ Toda vez que levantar o lado esquerdo, faça uma pausa para respirar expandindo a barriga suavemente. Essa respiração irá garantir que a pelve não será erguida com a ajuda das costas, a região que você quer neutralizar. Sempre que levantar um pouco a borda esquerda do quadril, sinta a altura que lhe permite se entregar ao movimento e fazer todo o seu organismo aceitá-lo.

▶ Sinta a linha diagonal de pressão entre o rolo e a zona problemática da lombar no lado direito. Você pode experimentar colocar o rolo, em direções ligeiramente variadas.

▶ Depois de repetir esse processo algumas vezes, retire o rolo. Primeiro, retire a ponta que fica sob a cintura, e depois o restante, sob a nádega.

▶ Continue deitado mais alguns instantes, sentindo a diferença entre os dois lados. Você pode descobrir que o lado direito aprendeu a se organizar de maneira confortável e é capaz de se encostar inteiramente na cama, com uma sensação de segurança não existente antes.

◗ Delicadamente, avalie como está agora a sua capacidade de se movimentar, talvez elevando a pelve um pouco no ar. Sinta qual a sensação ao virar-se de lado, após esse processo.

A espiral no contexto completo da caminhada

◗ A confirmação fundamental do arranjo diagonal é alcançada quando você o aplica ao andar.

◗ Enrole um tapete, formando um rolo comprido. Caminhe ao longo de toda a sua extensão com um pé sobre ele e o outro no cão, mancando de propósito. Deixe todo o seu corpo entrar num movimento de rotação quando você sobe no rolo, e deixe que essa rotação continue agindo ao descer. Durante alguns passos, experimente a rotação na direção inversa. Quantos mais desafios você oferecer ao seu organismo, mais inteligente ele se torna.

◗ Caminhe com passos miúdos, quase sem sair do lugar.

◗ Faça com um lado e depois com o outro, e provavelmente você vai descobrir que é mais fácil com um do que com o outro.

◗ Continue andando dessa forma, só do lado mais confortável. Vá para a frente e depois para trás, com o mesmo pé sobre o tapete o tempo todo.

◗ Depois de repetir essa caminhada algumas vezes, coloque os dois pés no chão, e sinta como é ficar em pé agora.

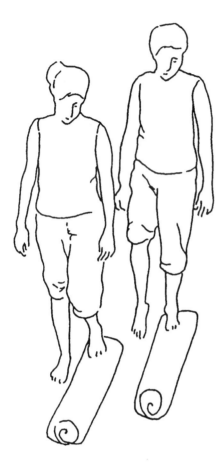

Mancando propositalmente: comunicação com as costas pelos pés
Pisar com um dos pés no tapete enrolado e com o outro no chão altera toda a organização da postura. Quando você aprende a assumir outra postura, tanto com os pés em posição favorável quanto o inverso, aumenta a sua capacidade de ajustar-se e a sua liberdade de movimentação.

◗ Então, experimente o outro pé sobre o tapete. Se agora você achar mais fácil, continue andando com ele no tapete. Se, no entanto, ele lhe parecer tão difícil quanto antes, abandone esse lado. Continue praticando do outro mais alguns dias, até que aquele esteja pronto para o trabalho.

Nessa altura, você certamente não se surpreende mais ao constatar como, na Integração Funcional, a pessoa evita se debater com dificuldades. Esse conceito, no princípio, pode ter-lhe parecido paradoxal. Você transforma um movimento fácil numa coisa agradável e fluida, sempre que possível, e, com o tempo, o movimento difícil se torna igualmente fácil. É como se estivesse procurando – onde lhe é mais conveniente, à luz de uma lanterna – algo que perdeu no meio do mato. Por mais curioso que pareça, isso funciona para o organismo.

Mancar propositalmente, com um pé mais alto que o outro, é um recurso eficiente para rejuvenescer a interação total envolvendo o tronco, as pernas e o chão. Uma praticante de Feldenkrais, Linda Tallington Jones, aplica essa idéia quando precisa curar cavalos.

Funcionamento simétrico

Em momentos de muita dor, quando você fica "travado", você tenta ficar em pé e sente como se alguma deformação tivesse sido moldada em seu corpo. Há algo fora de lugar, e você está preso dentro disso, com uma grande tensão. Você fica especialmente preocupado em não ficar corcunda. Acredita que, se ao menos conseguisse se endireitar, o problema estaria resolvido. Você tenta andar e o ritmo entrecortado de sua marcha reforça a sensação do quanto está torto.

Costas tortas geralmente decorrem de uma perda de simetria na postura do corpo entre os lados direito e esquerdo, de uma perda de simetria no âmbito das funções possíveis de cada lado, e na perda de simetria em termos do tempo necessário a executar funções com cada um dos lados do corpo.

O corpo num equilíbrio perturbado não só reflete a lesão como, ao ser usado nessas condições, piora ainda mais o problema. Por sua própria natureza, os músculos são rapidamente forçados a se contrair; soltá-los é mais demorado e gradual. Quanto mais repentina e estressada é a contração, mais lento será o processo de sua descontração. Em casos de extrema contração, eles parecem totalmente incapazes de achar um caminho de saída para se soltar. Numa situação ameaçadora, como um súbito puxão, especialmente se há algum peso sendo levantado, o organismo é imediatamente convocado a se organizar numa defesa de emergência, e se contrai inteiro. Essa defesa decorre de uma necessidade vital de sobrevivência, muito além de todas as considerações conscientes. Os músculos envolvidos nessa defesa permanecem contraídos muito tempo depois de a causa original para essa contração ter deixado de agir.

Essa é uma característica do trauma: o complexo orgânico não é facilmente convencido a sair de sua organização para enfrentar emergências, depois que a causa não está mais em atividade. O problema é que, enquanto a estrutura corporal estiver predominantemente envolvida em manifestar as suas defesas, estará alimentando aquele mesmo medo inicial criador dessa defesa. Quando você está com medo e toda a sua musculatura encontra-se organizada num estado paralisado de temor, você fica incapaz de considerar outros modos de se organizar, mesmo que estes eventualmente lhe tragam mais benefícios. Esse é um círculo vicioso.

Quer a postura distorcida da pessoa seja relevante ou anacrônica, seu sofrimento é igualmente real. Ela precisa de ajuda para deixar de reagir à vida com medo, para abandonar essa expressão comprometida e preconceituosa que não tem mais qualquer fundamento na realidade.

Como, então, dissolve-se o medo e se recupera uma simetria que justamente expressa essa reconciliação?

Reconciliando a simetria pela abordagem de Feldenkrais

Também a esse respeito, as idéias de Feldenkrais são caracteristicamente originais. A abordagem de Feldenkrais nasce de seu profundo respeito pelas necessidades interiores do organismo, reveladas em sua configuração externa, visível no espaço. Se uma pessoa estiver nitidamente pensa para um lado, de forma distinta de muitas outras terapias Feldenkrais não irá tentar eliminar esse desvio à força, para endireitar a estrutura da pessoa. Ele irá ajudá-la a aumentar ainda mais a distorção, acentuando o desvio para esse mesmo lado, e, delicada e gradualmente, essa pessoa será orientada a se movimentar de acordo com o desvio do seu corpo. As mãos do profissional irão dar mais ênfase à organização do corpo inteiro, seguidamente, para ajudá-la a se sentir mais confortável em sua distorção.

O que acontece após alguns minutos é que ela dá um profundo suspiro de alívio e, espontaneamente, começa a entrar num alinhamento muito maior do que aquele ao qual estava acostumada há tempos.

Como funciona esse paradoxo?

Feldenkrais acredita na inteligência inata do sistema nervoso. Este tem um acervo de experiências sendo filtradas há milhares de gerações, e também está equipado com tudo de que precisa para enfrentar com êxito os desafios da realidade. Se parece que sua necessidade é se curvar, para proteger alguma parte, o instrutor não vai presumir que sabe mais que o próprio sistema quais são as suas necessidades. Em vez disso, ele o ajudará a satisfazer essa necessidade.

Quando o sistema compreende que uma outra pessoa está trabalhando para fazer o seu serviço, então seus esforços se tornam redundantes. Esse é o momento em que ele cessa de investir na defesa e no desvio; a pessoa pode então respirar profundamente, tornando-se capaz de se endireitar. Se realmente essas defesas não forem mais relevantes, ela passará a adotar um novo alinhamento, sem precisar mais retomar o padrão do trauma.

Em vez de exigir correção, ou seja, um confronto direto para provocar o organismo a se entrincheirar ainda mais em sua estratégia de defesa, Feldenkrais cria uma situação em que a tendência a proteger já é explícita. O sistema nervoso está pronto para cessar de ativar sua estratégia, por meio do cérebro até os músculos, quando estiver sendo programado dos músculos para o cérebro.

A mensagem é: se você estiver disposto a sintonizar com o seu desvio, seguindo-o e satisfazendo essa necessidade, você será capaz de encontrar o caminho da liberdade. As diferenças assimétricas são uma rica fonte de intensificação da capacidade que as pessoas têm de sentirem-se por dentro, para decifrar as orientações do organismo. Todos os processos da Consciência Pelo Movimento passam pelo teste da simetria. Cada movimento é realizado em separado, em cada lado, e você aprende a discernir como um lado é diferente do outro. Você se torna sensível às nuances de preferência, evitação, desvio e ao sentimento interior que acompanha aquele fazer. Pelo exame de um dos seus lados em comparação com o outro, você aprende a ler o que seu organismo está lhe informando.

Você só pode solucionar aquilo que se manifesta no exterior mediante o seu registro interno.

Simetria funcional apesar da assimetria estrutural

A simetria é o estado ideal característico do organismo, mas em nenhum de nós é ideal. Não temos todos o direito a um pleno bem-estar, seja qual for a estrutura que presentemente tenhamos?

Esse direito à satisfação e ao prazer num corpo que é menos que perfeito é assegurado pelo Método Feldenkrais, uma vez que este não se ocupa da forma e, sim, do processo de criar uma qualidade funcional. Não se trata de julgar a estrutura, mas de lidar com a dinâmica de ativar cada lado com consciência das sensações que esta atividade desperta.

Quando você cria uma similaridade maior entre as sensações que acompanham seus movimentos dos dois lados de seu corpo, experimenta uma sensação de harmonia, e a estrutura do seu corpo começará a se aproximar da simetria. De outra forma, se estiver decidido a produzir num lado os movimentos que, medidos pela amplitude e outros critérios externos, se mostrem idênticos aos realizados pelo outro, você talvez alcance a simetria mas, certamente, não se sentirá em harmonia; sua sensação será de coerção. A simetria objetiva é uma meta frustradora.

Você tem os recursos sensoriais para desenvolver a simetria subjetiva – a que equaliza as sensações. Os seres humanos são dotados da capacidade de executar movimentos simétricos em sua qualidade perceptível, apesar de uma estrutura assimétrica.

Se você tem um lado problemático e outro perfeitamente saudável, qual você deseja que se iguale ao outro? O lógico seria ter a meta de melhorar o lado problemático para que ele seja capaz de se desempenhar como o sadio; isso, no entanto, é justamente o que o lado problemático é incapaz de fazer; para ele, trata-se de uma exigência voluntariosa, impossível. Se insistir em lutar por ela, você estará intensificando a defesa do lado limitado – em nível de sua auto-imagem – e a distância entre os seus dois lados apenas aumentará.

Você obtém simetria entre os seus dois lados quando equaliza a configuração de seus movimentos no espaço, o curso do fluxo da movimentação, a idéia do desenho do movimento. No entanto, não tenta tornar as suas dimensões quantitativas estritamente iguais. Você pode revelar uma simetria de sensações quando equaliza o nível de conforto de cada lado ao estar envolvido num movimento, caso esteja disposto a abdicar da tentativa de produzir um âmbito igual dos dois lados. Você pode levar os dois lados ao nível da igualdade, pelo denominador comum da honestidade funcional. Cada lado faz o que pode, mesmo que o volume de movimentação se dê de forma diferente. Trata-se da mesma espécie de igualdade inerente à justiça social, na qual, por exemplo, cada pessoa paga impostos segundo sua renda, e não segundo uma cota preestabelecida.

Simetria de ritmo

Na prática, como se chega à simetria funcional? Por exemplo, se você está em pé e o lado direito de suas costas está mais dolorido, vulnerável, provavelmente você também irá perceber que é difícil apoiar-se totalmente no pé direito. Não será tão simples para você afastar o pé esquerdo do chão e manobrá-lo no espaço, como é necessário que aconteça quando você anda, sobe escada, dança ou chuta.

Ao andar, cada passo dado com o pé direito provavelmente desencadeará alguma distorção que percorrerá o corpo todo. Muito depressa, você vai deslocar seu peso de novo para o pé esquerdo, mais confiável. Nesse lado mais seguro, você permanece mais tempo. Se prestar atenção, irá perceber que a diferença no ritmo de permanência em cima de cada pé, enquanto anda, reflete fielmente a diferença de estado dos dois lados.

Como criar equilíbrio?

Evidentemente, você não pode exigir do lado comprometido que se comporte de outra maneira. Todavia, seu lado sadio tem escolhas. Você pode ficar em cima dele da maneira que está acostumado a fazer, e pode também utilizá-lo de outros modos, incluindo – se quiser – pedir-lhe que se comporte como o lado prejudicado.

Mais uma vez, apóie-se sobre o pé do lado machucado e acompanhe atentamente a reação que é assim eliciada nas várias partes do seu corpo. Reúna informações cada vez mais detalhadas sobre as maneiras de a dificuldade ser organizada em cada parte, desde a sola do pé até o rosto.

Movimente-se para ficar em pé sobre o lado que não machuca, mas dessa vez simulando o padrão do lado machucado. Adote, então, várias vezes seguidas, todos os detalhes que você acumulou a respeito do outro lado.

Comece a andar bem devagar sem sair do lugar, e cada vez que se apoiar no lado bom manque deste lado, imitando a maneira como se observou fazer com o lado limitado.

Quando você manca dos dois lados e se distorce igualmente em ambos, seu cérebro registra o equilíbrio simétrico, que é uma linguagem orgânica reservada para um estado de bem-estar. Dessa maneira, você se eleva até a freqüência da recuperação, e a cura progride numa velocidade notável. A cada passo, você acha mais fácil pisar com o pé do lado que estava relutante.

Esse processo pode ser usado a qualquer problema que envolva uma lesão unilateral, como um tornozelo torcido, um braço imobilizado, dor nas costas, a articulação coxofemural machucada, um desequilíbrio de visão. O princípio norteador consiste em estabelecer uniformidade, não onde você quer mas onde pode.

Escoliose: crie uma do outro lado também

O bem conhecido problema da escoliose também é tratado, no Método Feldenkrais, de acordo com os mesmos princípios.

Na escoliose, a coluna passa por uma deformação em espiral que avoluma as costelas de um lado, projetando-as para fora, enquanto as costelas do lado paralelo ficam menos desenvolvidas e afundam para dentro do corpo. Trabalhar com costas assimétricas, segundo o Método Feldenkrais, começa pela confirmação da condição vigente nestas, reforçando-a por meio de todas as manifestações que a conectam com a pelve, os braços, as pernas e até mesmo os olhos.

No estágio seguinte, os alunos podem aprender a acompanhar a configuração dos seus próprios movimentos no espaço, avaliando as suas sensações internas. Dessa maneira, eles irão adquirir uma definição mais precisa entre os lados direito e esquerdo. No transcurso de um processo educacional longo, eles irão gradualmente aprendendo a treinar seus movimentos para que o lado mais livre imite a maneira como aquele movimento é realizado do lado mais limitado. A ênfase sempre recai sobre a natureza do comportamento dinâmico e não no desenho quantitativo estático da estrutura.

É como se as pessoas, por meio da sua capacidade de conscientização, aprendessem a agir e responder por intermédio de um corpo em que elas mesmas criaram uma escoliose invertida. Em vez de lutar para corrigi-la até que chegue ao alinhamento ideal, o processo cria uma simetria funcional que atua visando desencadear no organismo o consentimento para que mude seu curso de movimentação compulsiva, tornando-a mais sintonizada com o equilíbrio e a lógica.

Tal como fez sua cama, assim você dormirá

Qual a influência de seus hábitos de dormir sobre seu estado geral?

Em que tipo de cama você dorme? Num colchão duro? Num colchão macio? Numa rede? Numa cama d'água?

Quando você está sadio e capaz, pode dormir bem em qualquer uma dessas superfícies. Apesar disso, é influenciado por todos os fatores com os quais interage. Na antiga Esparta, os jovens eram treinados para estar instantaneamente prontos para agir; eram ensinados a dormir no chão duro, para que nem mesmo durante o sono se deixassem entregar por completo. Soldados devem estar em estado perpétuo de alerta, sempre prontos a se defender.

Um colchão duro pode realmente se tornar uma luta constante. Se seu corpo não estiver preparado para amolecer e entregar seu peso, em cada uma de suas partes, então até mesmo o mais duro dos colchões não irá assegurar-lhe um alinhamento sobre a sua superfície plana. É mais provável que seu corpo venha a apresentar uma resistência crônica, além de centros de tensão.

Por outro lado, um colchão macio demais irá absorvê-lo do jeito que você é, com todos os tipos de deformidade que tiver, e lhe negará a chance de se familiarizar com um método mais ideal de organização.

Talvez a solução esteja em algum ponto intermediário. Imagine que está num colo que o segura com firmeza e, ao mesmo tempo, é sensível à sua topografia particular, cedendo onde precisa e dando apoiando onde é necessário. Talvez, então,

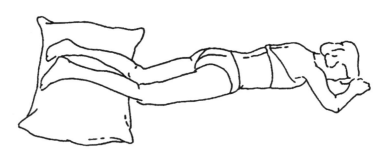

Dobre os joelhos para acomodar as costas
Elevar os pés sobre um travesseiro, deitado de barriga para baixo, é uma postura que oferece alívio imediato à região lombar. A flexão dos joelhos poupa-o da necessidade de alongar os músculos das costas além do que estes são capazes. Essa é a mesma conexão neuromotora que ocorre na posição ereta, a qual condiciona o conforto das costas a joelhos não travados.

sua cama deva ser de uma textura tal que suas saliências lhe pareçam planícies e seus vales, cumes.

Quando você usa uma placa de madeira como estrado da cama e um colchão macio por cima, você tem uma sensação de qualidade uniforme por toda a superfície, como se tivesse sido igualmente nivelado, num conforto que atinge o corpo inteiro.

A arte de dispor dos travesseiros

O travesseiro sob sua cabeça também dita às suas costas várias opções; que tal pensar um pouco a esse respeito? As mútuas relações entre as curvas da coluna, no pescoço e na lombar, são de tal ordem que a um pescoço mais arredondado estimula a lombar a diminuir a lordose, e uma nuca sem curva força a lombar a afundar a sua curva. Se seu travesseiro levanta a parte de trás da cabeça junto com o pescoço, a sua região lombar se tensiona com a necessidade de acentuar sua lordose. Por outro lado, se você afunda o travesseiro para receber, com um apoio igual, a parte de trás da cabeça e a nuca, está convidando a região lombar a relaxar e entrar mais em contato com a cama, oferecendo então mais conforto.

Um travesseiro sintético que não se ajusta à sua estrutura individual força-o a entrar numa configuração corporal arbitrária. Se, todas as manhãs, você se levantar sentindo incômodo na cabeça, é melhor verificar se o problema não está no travesseiro. Um travesseiro baixo que se amolde à forma individual de sua cabeça é para quem respeita o próprio bem-estar.

O princípio de usar os joelhos estendidos apenas nos estágios necessários de transição vale também para outras posições além da ereta. Quando você estiver deitado, também será mais confortável para as costas que os joelhos fiquem ligeiramente dobrados. Isso não se deve só ao condicionamento mecânico entre a direção das pernas e a prontidão dos músculos para se alongar, mas também ao condicionamento neurológico sujeito a um programa específico de funcionamento.

Deitar-se de costas, com os joelhos estendidos, será registrado em suas costas já irritadas como uma ameaça. No entanto, se você der apoio aos joelhos com um travesseiro, isso transmitirá ao seu sistema a idéia de que você não está mais na configuração de joelhos estendidos, com as suas devidas ramificações, e sentirá um alívio imediato.

Provavelmente, você sabe por experiência própria que se deitar de barriga para baixo retesa as costas de uma maneira que nem sempre é possível sustentar. Contudo, deitar nessa posição pode se tornar mais aceitável simplesmente cancelando o estiramento dos joelhos com um travesseiro sob os tornozelos, de modo que as panturrilhas fiquem ligeiramente erguidas e os artelhos afastados da cama. Suas costas recebem a mensagem dos joelhos fletidos como uma anulação da necessidade de estendê-los e, assim, suas costas se soltam com facilidade.

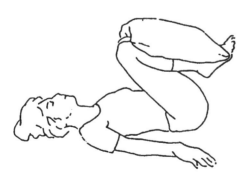

Outro uso prático do travesseiro
Deixe que o peso do travesseiro, mais o de suas pernas, achate suas costas contra o chão. Na linguagem do corpo, "achatar até o chão" significa curar a reação de suas costas à gravidade.

Às vezes, a solução está em dobrar um dos joelhos e trazê-lo para o lado do corpo. O outro tornozelo ainda estará recebendo o apoio do travesseiro. Dessa forma, você ativa o padrão de engatinhar e eleva todo o seu ser ao nível da eficiência orgânica.

Saber como posicionar os apoios ao se deitar na cama é uma arte. Você pode jogar com uma série de travesseiros de tamanhos diferentes para apoiar um ombro dolorido, preenchendo com congruência o vazio entre ele e o colchão. Pode acomodar, do mesmo jeito, a nuca, os quadris, os tornozelos, cotovelos e a curva da lombar, ou a protrusão sacral. Você se deita na cama que fez. Pode tanto se condenar a um leito rígido, ao qual é forçado a se adaptar, ou, usando apoios inteligentes, pode arrumar a sua cama para que ela corresponda às suas necessidades individuais.

Deitado de costas, com os joelhos sobre o peito, coloque um travesseiro sobre as pernas; isso ajudará a achatar suas costas contra a cama. Com os punhos no peito, você estará lembrando sua respiração de que ela deve fluir até em cima. Os travesseiros sob cada ombro e cotovelo ajudarão os punhos a chegar até o peito, sem qualquer tensão, criando a sensação de estar deitado num ninho.

Deitado de barriga para baixo, com um travesseiro sob o peito e estômago, você estará eliminando a curva da cintura e ligando a coluna à pelve num alinhamento mais contínuo. Essa elevação do tronco faz com que o pescoço fique pendurado e solto no ar, alongado pela própria ação da gravidade. Com os dois joelhos simultaneamente flexionados, da maneira que os bebês descansam, você pode se permitir se enrolar suavemente.

Você pode usar vários travesseiros de tamanhos diferentes para apoiar um ombro dolorido e assim ocupar a distância entre ele e o colchão. Ou para apoiar o pescoço, um lado do quadril, um tornozelo ou cotovelo, a curva da lombar, ou a protrusão do osso sacro, e não apenas para colocar a cabeça.

Você é quem escolhe se vai lutar contra o seu ambiente ou modificá-lo para que sirva ao seu corpo individual.

Lençóis de cetim: amenize a dor por meio do prazer

Alguma vez você já pensou na influência que a textura de suas cobertas tem nos seus movimentos e na sua atitude ao movimentar-se? O remédio mais delicioso de que tenho conhecimento para alívio das dores nas costas, ao qual recorreu um homem que já sofria com elas há muito tempo, foi passar a usar lençóis de cetim. Você consegue imaginar a atmosfera que lençóis de cetim criam para o seu sono? Consegue imaginar como amenizam e facilitam cada movimento, aumentando a sua capacidade de sentir prazer consigo mesmo?

Quando a atenção concentrada se dirige à periferia, à superfície de sua pele, a tensão intermuscular é reduzida. A aspereza de alguns movimentos passa a ecoar a maciez da suavidade periférica, e o desconforto começa a se dissolver e desaparecer.

Todas as noites, os lençóis de cetim podem se tornar uma fonte de relaxamento e prazer para cada parte de seu corpo. Cada movimento é envolvido por uma leveza flutuante. Quando você aprende a saborear o generoso prazer dessa atmosfera continuamente macia, que lembra a sensação de estar nadando, você estará retomando o romance esquecido com o seu próprio corpo. E, sem qualquer esforço ou exercícios, obtém essa reconciliação. Você só precisa estar em contato com o agente certo que estabeleça o tom.

Colchão d'água: aprendendo a ser como água

O colchão d'água pode ser a sua aula prática de como ser receptivo a mudanças na configuração de suas posições. Acompanhando o deslocamento da água que o está sustentando, você começa a reproduzir suas características. Tal como o elemento água, você se torna mais sensível aos momentos de mudanças e começa a ajustar as suas configurações de maneira congruente, e sem grandes preparos.

Isso só é possível quando você chegou ao estágio em que sabe como se entregar, e pode desfrutar de uma gama de variações. Se você tem uma imagem de seu corpo construída em termos de uma estrutura fixa, e está tentando bloquear as mudanças na superfície variável, certamente pode acordar de manhã, após uma noite num colchão d'água, sentindo que levou uma surra e está todo quebrado.

Oscilações em viagens: resistir ou entregar-se

Vale a mesma coisa para os turbulentos movimentos de uma viagem de carro. Você pode tentar manter a sua postura rigidamente intacta e se esforçar ao máximo para bloquear as inclinações que a ameaçam, como se estivesse com o corpo num molde de gesso, construído pela força de seus músculos. O mais provável é que termine a viagem sentindo-se todo duro e exausto, e chegue à conclusão de que, no seu estado, viajar é prejudicial. De outro modo, pode acolher as vibrações inesperadas, deixando-se receber uma massagem gratuita no corpo todo – tanto por dentro como por fora. Quando você se entrega a esses movimentos de balanço, esquecendo os temores que o deixam inteiramente tenso, então se comporta como um bebê, que quanto mais macio, menos se machuca.

Um microcosmo

Na natureza, cada passada elástica que o animal dá ao andar desencadeia uma reação que ecoa num meneio da cabeça. Essa onda, gerada nos pés, é transmitida pelos joelhos e pela articulação coxofemural até a pelve, atravessando depois todas as juntas da coluna. Não está em jogo só um relacionamento mecânico, que lembra um motor funcionando. Trata-se de um relacionamento neurológico, de uma conexão que vem de um padrão primordial de ação em equipe.

O corpo vivo não é como uma máquina constituída por diversas partes; antes, lembra mais uma constelação cujos membros são condicionados uns pelos outros e equilibrados entre si, como os corpos celestes no sistema solar. O complexo orgânico encerra o milagre de cada uma de suas partes, refletindo sua relação com o todo. Cada célula contém o código estrutural e funcional do restante do sistema. Cada grupo de células que formam um órgão definido ou um sistema funcional contém, em si, o programa, a perspectiva e as características de todos os outros diversos órgãos do corpo, mantendo-se num estado de interdependência em relação a todos eles.

Não existe uma só parte do organismo que não represente um microcosmo do organismo inteiro. Compreender esse aspecto extraordinário – a totalidade se reflete em cada uma de suas partes – descortina imensos panoramas de formas ímpares de terapia.

Esse princípio é subjacente aos diagnósticos médicos, em que o estado da pessoa inteira é deduzido a partir de uma pequena amostra de um dos sistemas de seu organismo, como o sangue, por exemplo. Da mesma maneira, o teste de um fio de cabelo pode indicar a composição dos tecidos e sinalizar uma deficiência ou um excesso de certos elementos nutricionais, assim como a capacidade do corpo de assimilá-los.

Também nos tempos antigos, antes da era dos laboratórios científicos, os médicos tinham meios de ler as informações que o organismo transmitia por meio de cada uma de suas partes. Eles verificavam muitas vezes o estado da língua, e assim descobriam a condição dos processos internos; avaliavam a condição geral pelos odores emitidos pelo corpo; tinham o ouvido afinado para captar as sutilezas na voz do paciente; ousavam palpar a pele do doente para determinar-lhe a textura e, além disso, analisavam-lhe a cor. Um aluno de judô certa vez me disse que seu professor no Japão sabia o que tinha acontecido com as suas costas pelo som de sua voz ao telefone.

Usando um conhecimento que a medicina convencional de hoje não adota, há especialistas que, avaliando alguns pontos e listas na íris dos olhos, podem determinar as mudanças e variações no funcionamento de cada órgão do corpo, o grau de deposição de resíduos nos intestinos, o estado de humor da pessoa e cada uma das doenças que ela já teve no passado. A iridologia é uma ciência baseada em experiências extensas e muitos livros já foram escritos a respeito.

O pulso também contém uma infinidade de informações. Na medicina chinesa, o padrão mínimo é ser capaz de diferenciar 36 tipos diferentes de pulsos no punho. É reconhecida uma certa ordem dentro do organismo; cada órgão do corpo está relacionado com uma camada específica da corrente sanguínea. O médico chinês pode recolher informações com uma sondagem sensível das mudanças de pulsação que acontecem conforme a profundidade de sua pressão no punho. O acupunturista habilidoso, altamente sensível às sutilezas, pode determinar com precisão o grau de desvio em relação ao estado saudável apresentado por cada função do corpo, checando apenas os pulsos.

Em Israel havia um famoso curador chamado Zvi, que viveu e trabalhou até os 90 anos. Seus diagnósticos espantosamente exatos eram todos baseados na aparência das unhas da pessoa.

A terapia conhecida como reflexologia talvez seja mais fácil de explicar que as outras já citadas acima.

Reflexologia funcional

Caminhar num ambiente natural, em solo não pavimentado e desigual, implica não só a interação do movimento entre pé e tronco mas também a dinâmica da aplicação da pressão dos pés contra o chão, e vice-versa. Ao movimentar-se, o peso do corpo é concentrado alternadamente em áreas diferentes da sola dos pés. Cada um desses deslocamentos momentâneos do peso alinha todos os elementos do corpo num segmento específico. Por exemplo, apoiar-se na borda externa do pé direito acionará um pouco mais todo o lado direito do ventre, e estimulará com isso o funcionamento do fígado. Isso significa que, para ativar uma massagem interna, o fígado precisa que o pé direito saiba como se inclinar, periodicamente, sobre sua borda externa. Essa é a maneira multifuncional e econômica da natureza, na qual cada função serve a mais que um propósito diretamente visível.

Durante as horas de vigília, os órgãos internos são destinados a funcionar num contexto de mobilidade, de deslocamentos constantes, de inclinações repetidas, derivadas da estimulação sempre diferente induzida pela pressão variável da sola dos pés. Se os pés de uma pessoa permanecem estáticos a maior parte do tempo, seus órgãos deixam de usufruir dessa forma discreta e rejuvenescedora de recuperar o vigor.

Negociação indireta por meio do parceiro neurológico

A coordenação do comportamento das costas também depende de como a pressão do peso do corpo é distribuída pela sola do pé. Se quiser localizar no seu pé o foco que, ao ser pressionado, induza as costas a encontrar uma postura de alívio, desloque lentamente o peso do corpo para trás quando estiver em pé. Quando você passa a se posicionar mais sobre os calcanhares, e os dedos começam a quase se desencostar do chão, você certamente percebe que, para conservar o equilíbrio e evitar cair para trás, sua região lombar precisa começar a se arredondar numa curva convexa para trás. As vértebras lombares, então, encontram por si sós o modo de se soltar da depressão e vir para fora. Na outra extremidade de sua coluna, o queixo se projeta um pouco mais para a frente.

Por outro lado, se você transferir seu peso para os dedões dos pés, para poder se manter equilibrado você será obrigado a abaixar um pouco a cabeça e, dessa maneira, estará convidando a nuca a se alongar em todo o seu comprimento, assumindo uma posição mais convexa, ao passo que a lombar acentua sua concavidade.

Essa resposta é um padrão inerente e repetido a cada passo dado. Você já o conhece bem, em porções diminutas, como as ondas de oscilação que lançam sua cabeça para trás enquanto a cintura se arredonda para fora, e curvam-na para baixo, na direção da terra, ao mesmo tempo que acentuam a curva da lombar.

O significado disso é que, para a região lombar poder completar a fase de convexidade alongada, a pessoa deve pisar de tal maneira com o pé no chão que seja criado aquele instante em que a pressão incide no calcanhar. Se a pessoa não consegue realizar uma pressão eficiente sobre essa zona específica do calcanhar, a ação das costas ficará incompleta e carente da capacidade de anular a lordose lombar, e com isso continuará inerte e com limitada flexibilidade.

Para poder aumentar a pressão sobre o calcanhar, o tornozelo precisa acentuar o ângulo de sua flexão. Nesta cultura de sapatos apertados, elevadores, rodas, solos lisos, as pessoas não fazem um pleno uso de seus pés, e não podem oferecer aos seus órgãos internos e membros externos a estimulação que estariam recebendo se caminhassem em ambiente natural. Além disso, esses órgãos perderam os benefícios que antigamente se obtinham ao se andar de quatro.

A reflexologia é uma espécie de substituto para a marcha completa. Ela se relaciona com a dimensão da pressão aplicada ao chão, e a reconstrói iniciando o gradiente exato de pressão sobre zonas específicas da sola dos pés. Mesmo quando a pessoa está deitada na horizontal, aplicar pressão em pontos específicos da sola dos seus pés induz no sistema nervoso a mesma experiência que teria sido produzida se ela estivesse em pé, com seu peso concentrado nesse ponto específico da pressão. Pela aplicação de pressão, o cérebro é estimulado a reativar os elos comportamentais correspondentes, trancados nos porões de sua memória funcional, os quais colocam em ação o corpo todo segundo aquela postura específica, e este portanto reagirá alinhando-se da mesma maneira que faria se estivesse de fato em pé, na vertical.

Há uma profunda mensagem na compreensão desse vínculo e em sua utilização. A pessoa cujas costas estão contorcidas por causa de alguma lesão tende a manter essa contração defensiva. Há poucas chances de que seu organismo ignore, voluntariamente, a advertência da ameaça e corra o risco de mais uma vez se alongar em todo o seu comprimento. Qualquer exigência direta e deliberada nesse sentido acarretará mais resistência e obstáculos. Entretanto, a pessoa pode entrar em contato com suas costas por meio de um parceiro neurológico: a sola do pé ou a palma da mão, localizando aí o ponto que desencadeia nas costas a resposta do alongamento e pressionando-o.

Reconstituir a pressão, dessa maneira, assegura à pessoa machucada a condição de que ela precisa. Ao sustentar a pressão por um período de tempo suficiente para o organismo absorvê-la e reagir a ela, pelo menos por um breve instante, as costas logo se alinham de modo correspondente, prontas para se alongar sem traumas e sem resistências. A única dor sentida é no ponto de pressão nos pés, e esta também pode ser moderada. Trata-se de cultivar a habilidade de chegar num estado em que a pessoa sinta a suave vulnerabilidade do ponto, mesmo que a pressão sobre ele seja menor. Demorar-se nesse equilíbrio ideal traz muitos benefícios.

Às vezes, a região lombar se esquece de como atingir um alongamento de alívio e, na realidade da posição ereta, ela não tem recursos suficientes para iniciá-lo, nem mesmo quando o equilíbrio está ameaçado. Mas quando você chega na região lombar mediante as relações familiares de sua rede neurológica, deitado confortavelmente, o cérebro se lembra de sua programação original e pode levar adiante os ajustamentos que não lhe seriam possíveis, se estivesse em pé sob a ação da gravidade.

A resposta eficaz das costas se baseia na experiência ancestral de milhares de anos de evolução, que refinaram o sistema nervoso até sua forma atual. Esse poder vai além do das experiências individuais, e colocá-lo em prática aciona recursos poderosos capazes de efetivar mudanças, sintonizadas com as intenções da natureza.

A dimensão da pressão sustentada

A sensação de estar submetido a pressão é básica ao movimento natural completo. O Método Feldenkrais – Consciência Pelo Movimento – tem como objetivo movimentos tão livres quanto possível de pressão interna; cria intencionalmente condições protegidas de experimentação, também tão livres quanto possível do campo da gravidade. Um limiar baixo de pressão interna e externa é uma necessidade da aprendizagem. Somente quando a pressão se reduz é que o cérebro torna-se capaz de notar e avaliar a eficiência de cada incremento sutil de pressão no movimento. Da mesma maneira, a fim de que o cérebro fique livre para descobrir alternativas para a coordenação de movimentos, deve se desvencilhar de sua necessidade habitual de enfrentar a força da gravidade. Assim, as aulas de movimento são geralmente realizadas com a pessoa deitada no chão, em condições, portanto, de efetuar movimentos que flutuem como se não tivessem peso.

Durante as sessões individuais, no entanto, o instrutor do Método da Integração Funcional trabalha às vezes com a dimensão da pressão, e proporciona uma verdadeira experiência de pressão, não só em vários pontos do pé, mas também na cabeça, nas vértebras, nos ombros, na pelve e nas costelas, e assim transmite a pressão pelo esqueleto inteiro, de todas as maneiras possíveis e em todas as direções imagináveis. Cada aplicação de pressão ativa todo um encadeamento de reações e mobiliza uma reorganização, como se a pessoa estivesse equilibrada sobre a sua cabeça, a sua coluna, ou qualquer outra área em que a pressão seja aplicada; com isso, ela ajusta seu alinhamento de uma maneira condizente com a pressão efetuada. Você poderia dizer, assim, que um dos aspectos da Integração Funcional é a multirreflexologia do organismo inteiro.

Auto-reflexologia

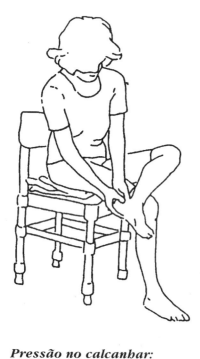

Pressão no calcanhar: ativando a conexão neurológica entre o calcanhar e a região lombar
Ofereça ao calcanhar, estando sentado, uma experiência de pressão contínua; isso ativará no cérebro um padrão organizacional da postura ereta, no qual a região lombar tem de equilibrar a postura e, espontaneamente, se arredondar.

Você mesmo pode utilizar o sistema microcósmico do organismo, rumo a um funcionamento mais ideal, aplicando pressão na sola de seus pés. Mesmo se você não for um especialista nas várias conexões entre zonas específicas do pé e as funções correspondentes no corpo, pode presumir que todas as áreas em que sentir um amolecimento evidente, que não possa ser justificado apenas pela pressão, precisa de um incentivo para se ajustar à pressão. Essa maciez denuncia que essa parte específica do pé está negligenciada do ponto de vista de sua utilização e de sua capacidade de sustentar pressão. O mais provável é que corresponda a uma disfunção de alguma outra parte do corpo. Com as suas mãos, você é capaz de oferecer ao pé a experiência de pressão que lhe está faltando, e de treiná-lo para agüentar pressão; dessa forma, estará afetando a função deficiente associada com esse ponto.

▶ Para aplicar pressão, você pode usar a sua mão ou um outro instrumento adequado, assim como o calcanhar do outro pé, como será explicado mais adiante. Às vezes, o alívio para as costas é tão dramático que a dor desaparece imediatamente. Dores irritantes, que ao longo dos anos se tornaram parte permanente de sua vida, podem subitamente dar lugar a uma sensação de vazio, quase como se estivesse faltando algo ali.

- Pressionar a ponta de borracha de um lápis num ponto sensível do tornozelo, durante alguns minutos, enquanto ainda está na cama deitado, e pressionar com o calcanhar de um pé a parte interna do tornozelo do outro pé, podem se tornar para você um hábito revigorante.

- Quando você atinge o chão com a borda interna de seu calcanhar, com leves toques em pincelada, tanto estando em pé como ajoelhado, o seu sistema o registrará como uma experiência de saltar e se organizará de acordo, da mesma forma como, ao saltar, ele configurará uma postura que é o seu melhor alinhamento possível na sua atual condição.

- Sente-se confortavelmente. Se possível, erga a sola do pé do mesmo lado em que sente a dor nas costas; coloque-a sobre a coxa da outra perna, de modo que possa ver a sola do pé e o calcanhar.

- Com os polegares, comece a aplicar pressão em pontos variados, ao longo da área entre o calcanhar e o tornozelo, entre o tornozelo e o tendão de Aquiles e embaixo do calcanhar, e mantenha cada pressão por um tempo suficiente para poder observar a resposta.

- Nesse processo de tentativa e erro, haverá um ponto em que a dor é mais aguda do que seria justificado dada a força da pressão. Esse é um ponto focal que merece uma pressão mais prolongada.

- É bastante útil usar a ponteira de borracha de um lápis em lugar dos polegares, pois essa ponteira é capaz de oferecer a textura semidura, semimole ideal, poupando-o da necessidade de forçar toda a conexão mão-braço-ombro-costas-queixo.

- Respire enquanto estiver fazendo a pressão.

De calcanhar a calcanhar

- Às vezes, a condição de suas costas impede que você alcance e segure o pé com as mãos. Apesar disso, você ainda pode aplicar pressão sozinho, usando um pé para pressionar o outro.

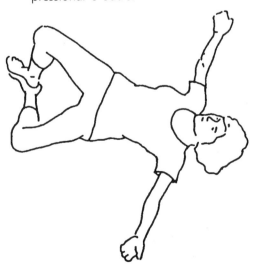

Alivie a região lombar trabalhando os calcanhares

Deitado, também é possível eliciar o programa neurológico que alivia a região lombar, pressionando um calcanhar com o outro. O que é difícil de se conseguir, com a mobilização intencional dos músculos das costas, pode ser alcançado pela comunicação com a rede neurológica.

- Deite-se de costas, com os joelhos flexionados e apontados para o teto, os pés totalmente apoiados no chão. Se estiver sentindo que o lado direito das costas está mais dolorido, incline um pouco o joelho direito para a direita, ainda flexionado, e apóie o tornozelo em sua borda externa. Você pode dar apoio ao joelho com um travesseiro e se livrar da incumbência de sustentar o peso da perna no ar.

- Com o calcanhar esquerdo, comece a pisar no lado de dentro do tornozelo direito, em vários pontos de toda a área do calcanhar, passando até o tendão de Aquiles. Fique um pouco em cada posição, e deixe o quadril esquerdo levantar um pouco do chão, para acentuar a pressão. Faça isso com suavidade e sensibilidade, respirando amplamente o tempo todo, para que você possa ser capaz de modular a pressão que está sendo aplicada no tornozelo direito pelo peso de seu corpo.

- Você também pode aplicar essas pressões em torno do tornozelo direito, usando o dedão do pé esquerdo. Pressionar o dedão dobrado oferece-lhe uma força de penetração ainda mais eficaz.

- Dessa maneira, explore vários lugares em volta do tornozelo direito, perto do calcanhar, perto da perna, e especialmente entre o osso saliente do tornozelo e o tendão de Aquiles. Quando sentir que chegou num ponto sensível, continue experimentando em várias direções para a pressão até descobrir a mais eficiente. Você pode aumentar o ângulo de flexão do tornozelo esquerdo, dobrando-o mais do que um angulo reto, e pressionar com o dedo do pé esquerdo o calcanhar direito, fazendo um movimento de parafuso que vem e vai girando, como faz quando apaga um cigarro. Quando encontrar a direção que causa a reação mais aguda, permaneça ali alguns instantes.

- Estenda as pernas e descanse um pouco. Sinta como você está deitado, e as diferentes sensações dos dois lados.

- Repita o processo inteiro várias vezes.

- Quando estiver pronto, fique em pé e observe as diferenças. O pé que recebeu a pressão pode dar a sensação de estar mais macio, achatado em toda a extensão da sola, mais em contato com a terra. E, mais importante que tudo, você pode descobrir que é capaz de realizar as suas atividades diárias sem as costas estarem atrapalhando, como acontecia antes.

Batendo os pés

- Fique de quatro, apoiado nas mãos e pés.

- Dê batidinhas com o lado superior direito do pé direito, no chão, de leve e com ritmo, mantendo os dedos estendidos para trás. O joelho deve ficar em contato com o chão todo o tempo. Sinta como o arco do pé e todos os seus ossos são vigorosamente balançados e estimulados em suas articulações.

- Levante o joelho direito para o lado, no ar, mantendo a borda interna do pé virada para o chão. Nessa posição, erga um pouco o pé direito, afastando-o do chão, e toque o chão com o lado de dentro desse calcanhar, fazendo pequenos movimentos de chute dirigidos para longe do seu corpo.

- Fique em pé e observe as diferenças entre os lados direito e esquerdo. Repita todos os procedimentos com o outro pé.

- Ajoelhe-se novamente. Afaste os joelhos, levante as pernas no ar e bata as solas dos pés uma contra a outra. Em especial, bata um calcanhar contra o outro.

- Fique em pé e observe as mudanças. As solas dos pés, que poderiam talvez parecer em geral inflexíveis, como tocos de madeira a sustentar o corpo em cima deles, agora não parecem mais tão diferentes do restante do organismo. Um fluxo interno passa por eles, tornando-os mais plenos e macios, vinculando-os a uma entidade unificada. Talvez agora você esteja em pé mais no chão e menos em cima dos seus pés.

- Sinta como suas costas estão agora, com tornozelos que recuperaram sua capacidade de fazer pressão. A surpresa maior está aguardando por você quando se puser a andar. Comece a andar ao redor, e perceba a elasticidade e a sensação de força que revitalizam seus tornozelos e as suas costas.

Pensar em forma de imagens: atalho para a concretização

Seus movimentos são tão bons quanto as suas imagens.

do *Tao Te King*

Às vezes, o caminho mais eficiente de todos é o mais sutil. Essa é uma espécie de movimentação que não é concreta, mas tem uma plena intenção e um desenho completo de sua configuração: é um movimento que só acontece na imaginação. Esta afina a ação antes que ela efetivamente aconteça no espaço. Ela inicia uma mobilização interna que organiza o sistema inteiro e o prepara para manifestar a imagem que se formou na mente. A maioria dos adultos tem o hábito de pensar em forma de palavras e frases. Quando estão prestes a realizar algum ato, geralmente pulam a etapa de criar uma imagem mental no cérebro, relacionando-se apenas com a verbalização semântica do ato. Em vez de se visualizar no auge de uma ação bem-sucedida, com todas as suas sensações correspondentes, eles se identificam apenas com o conceito cognitivo da ação. A armadilha de se pensar em forma de palavras é que, às vezes, isso contém considerações intelectuais como a preocupação e o medo do fracasso. O cérebro está voltado para organizar o ser humano segundo os *insights* e as imagens que nutrem a mente. A autocrítica desalentadora, só existente em palavras, é capaz de impedir o estabelecimento de uma auto-imagem mais ideal.

Por outro lado, é notável como recorrer à imaginação pode ser um atalho para o sucesso. Um pequeno instante dedicado a visualizar a ação como se já tivesse se manifestado com sucesso é recompensado numerosas vezes, com as qualidades da leveza, simplicidade de execução, precisão e capacitação espontânea; essas conquistas não são facilmente obtidas por outros meios. Aparentemente, pensar em termos de imagens é um processo que se originou nos primeiros estágios do desenvolvimento, e é diretamente alimentado pelos poderosos recursos da vitalidade primal.

Terapia do sonho em vigília

Há uma mestra espiritual da Cabala em Jerusalém, Collette Muskat, que desenvolveu um método muito rico de Terapia do Sonho Acordado. Com uma rara elegância, Collette inspira as pessoas a se transformar, guiando sua imaginação criativa no processo de visualizar imagens internas. Sua discípula Katherine De-Segonzac, com consultório em Nova York, sabe como aplicar as imagens exatas, talhadas sob medida para a pessoa, que acarretarão a melhora de sua postura e da atitude que tem para consigo mesma, atitude essa expressa na própria postura.

Uma das incumbências que ela dá às pessoas com dores nas costas é imaginar que, no espaço do estômago, atrás do umbigo, há uma pequena bola de luz branca. Em seguida, devem imaginar que essa bola de luz começa a crescer e se torna grande.

A imaginação fala diretamente ao cérebro. Sem fazer nada intencionalmente, o cérebro se dispõe a criar um espaço para a bola e você sente como as costas se descontraem e o arco diminui a curvatura, preenchido com a tênue delicadeza de uma fumaça. A imagem da bola de luz que se expande o tempo todo induz as costas a fazer aquilo que antes era impossível: a região lombar agora está pronta para se alongar e sair do ângulo estressado da lordose na região dolorida e contraída da cintura. Isso acontece espontaneamente, sem resistência e sem esforço.

Não só as costas como também o estômago se livra da tensão. A bola que se expande em todas as direções também amacia e dilata o estômago, lembrando o organismo de um padrão específico de mobilização das costas não acionado à custa do ventre. Qualquer diminuição da curvatura da lombar que ocorra ao custo de uma contração do estômago diminui seu teor de vitalidade e continua cultivando a atmosfera defensiva da dor. Aprender a ativar a lombar, neutralizando ao mesmo tempo o estômago para que este não sabote seu funcionamento, é um nível avançado de diferenciação que exige perícia elevada. Para se chegar intencionalmente nesse patamar é como repetir numerosas vezes o processo de se enfrentar diversas "vacas sagradas". Você encontrará mais informações quanto ao tensionamento dos músculos do estômago nos processos dirigidos disponíveis em fitas cassete, abrangendo as interações cabeça-joelho e costas-estômago.

Enquanto inspira a imaginação, é importante evitar a tentação de aumentar a amplitude do movimento por meio de uma intervenção concreta. Mesmo quando você sentir os primeiros vestígios da movimentação emergindo espontaneamente em seu íntimo, não se dedique a tentar avaliar suas conquistas, e continue, em vez disso, concentrando seus recursos mentais na imagem que existe em sua mente, pois o que você tem a fazer é só enxergar essa imagem. É ela que o levará a melhores conquistas.

Você pode imaginar, ver e sentir seus ombros se abrindo para os lados e ganhando mais uns 20 centímetros de largura, e algo delicado e sutil começará dentro de você a levar seus ombros até uma largura estável e confortável, que talvez você tenha esquecido ser possível.

Você pode imaginar a cabeça encimando o pescoço, longo como um mastro com um ou dois metros de altura. Quando estiver visualizando essa imagem em sua mente, de olhos fechados, poderá sentir uma migração interna de movimentos dentro de você, que servem para alinhá-lo segundo um vetor que o deixa mais alto, e o aproxima daquela que, no presente, é a sua melhor postura possível.

Seu sistema nervoso entende a linguagem das imagens e executa o necessário para realizar as tarefas que você lhe propuser. Tudo o que você conseguir colocar em imagens, também conseguirá fazer com maior facilidade. Poderia-se dizer que o limite de sua capacidade de se movimentar no espaço é ditado apenas por sua imaginação.

A história do mestre

Lembro-me de uma aula bastante instrutiva a respeito do poder das imagens, história relacionada com o próprio mestre.

Perto do final de nosso período de treinamento, em 1971, em Tel Aviv, Feldenkrais machucou seu joelho e começou a mancar de maneira muito acentuada. Era o seu joelho sensível, aquele que o tinha levado a iniciar suas pesquisas e permitira-lhe consolidar seu método, proporcionando alívio não só para si mesmo como para numerosas pessoas. Um de nós aplicou-lhe uma sessão de Integração Funcional, mas seu joelho inchou e doeu ainda mais. Ficamos todos muito frustrados; ali estávamos nós, praticamente com o treinamento concluído, e ninguém sabia como ajudá-lo.

Certa manhã, ele veio e não mancava mais. "Moshe", nós gritamos, "o que foi que você fez? O que lhe ajudou?" Mas Moshe não respondeu de imediato. Ele não respeitava a curiosidade impulsiva que não tivesse sido, antes, submetida a rigorosos controles internos por parte da pessoa. Num momento de generosidade, depois de alguns dias, ele contou a alguns de nós como tinha sarado o seu joelho.

Ele se sentou numa cadeira com as duas pernas tão dobradas quanto possível, e o joelho machucado bem esticado à sua frente. Fechou os olhos e, lentamente, conduziu-se na imagem de estar se acocorando; essa postura exige dos joelhos a flexão máxima, além de impor-lhes muita pressão.

Contou-nos que precisara de duas horas para se visualizar aceitando confortavelmente essa posição acocorada, em que cada uma das partes do seu corpo sabia que papel assumir, além de estar tendo realmente a sensação de estar participando desta forma de estar sentado. Quando se levantou, seu joelho machucado estava pronto para se flexionar com total facilidade.

É preciso que tenhamos experiência com movimentos e também clareza de detalhes para saber tudo o que participa da dinâmica íntima das funções do corpo, para sermos capazes de reconstruir com igual exatidão, em nossa imaginação, todos esses detalhes. Lembre aquele famoso pianista que admitiu que os ensaios mais produtivos que realizava para os seus concertos eram os que aconteciam apenas em sua imaginação.

Imaginação: prelúdio para o ideal

Você pode usar sozinho sua imaginação e enxergar a imagem não só de uma posição ou estrutura, mas também um movimento executando a sua função; assim, pode conferir-lhe o estilo e o ritmo que desejar. Você pode imaginar qualquer tarefa ou incumbência. Quando esquecer de dedicar alguns momentos para rever em sua imaginação a manifestação da sua vontade e se deixar levar pela ação, o mais provável é que seja dominado pelos hábitos. Quando o ato não é alimentado por uma visão, torna-se difícil e problemático – como subir um rio contra a correnteza. Nessas circunstâncias, é difícil até mesmo presumir que lhe surjam espontaneamente possíveis soluções elegantes.

A Consciência Pelo Movimento lhe dá muitas oportunidades de desenvolver em seu íntimo a alavanca da imaginação. Você aprende a respeitar o estágio preparatório e a se dar tempo para construir o que é positivo. Você realiza uma pequena parte do movimento – a parte segura – e o restante é completado em sua imaginação, sem que qualquer parte de seu organismo continue realmente se movimentando e, por conseguinte, sem nada que mobilize a sua resistência. Você imagina que o movimento flui de modo fácil e agradável e livre de qualquer dor.

Em sua imaginação, você não está sujeito às realidades da vida, nem às leis da gravidade. Pode conferir elegância aos seus movimentos, executando-os com prazer. Você deixa que sua imaginação o toque por dentro. Você também pode imaginar o oxigênio entrando nas células, colorindo-as com luz, dando-lhes vida, e entrando nas articulações para abrir o espaço entre elas. Você sente imediatamente o alívio que decorre desse processo microscópico sobre o qual não tem qualquer controle, mesmo que use movimentos voluntários.

Você dá ao seu organismo uma chance de se lembrar da sensação de se mover antes que houvesse dor. Ele sabe; já experimentou essa sensação antes. Quando você se oferece a imagem ideal completa, tão plena quanto ousar querer, sua concretização começa a acontecer espontaneamente.

Nossos sábios diziam há muito tempo: "O resultado final de nosso ato está implícito no pensamento inicial".

Curvar-se: sim, não, ou como

O movimento mais frustrador, quando as costas doem, é tentar curvar-se para a frente. Essa flexão exige muito alongamento daquela área que justamente mais se esquiva de fazê-lo; portanto, o melhor é não tentar nem sequer iniciar o movimento. Você provavelmente sabe como se dobrar para a frente flexionando os joelhos, sem forçar as costas para que se alonguem numa curva. Na realidade, essa é a maneira mais segura para você se curvar adiante, se estiver correndo o risco de sentir dor, e se ainda não aprendeu a usar suas costas de outra maneira.

Para esclarecer um pouco mais para si mesmo a dinâmica de uma flexão frontal, veja se consegue distinguir entre o que está acontecendo na frente de sua coluna e atrás. Num certo estágio da sua recuperação, quando estiver pronto, você será capaz de devolver essa flexão frontal ao seu repertório de movimentos, com a ajuda da seguinte diferenciação:

▶ Em pé, ou sentado, confortavelmente, com os olhos fechados, imagine que está vendo a sua coluna pela parte anterior de suas vértebras, dentro de seu corpo.

▶ Visualize os espaços entre as vértebras se fechando, para que as suas facetas frontais se aproximem e encostem firmemente umas nas outras.

- Visualize as vértebras cervicais, olhando para a parte que fica na garganta, e veja como elas se fecham umas nas outras, espremendo-se. Sinta como toda a região anterior da coluna, das cervicais até as lombares, diminui de tamanho com a aproximação das vértebras.

- Imagine que o osso esterno está encolhendo e afundando; os ombros parecem se aproximar do peito e o ventre se recolhe e diminui sozinho de tamanho.

- Repita essa visualização algumas vezes. Sinta como dentro de você um movimento começa a acontecer, ajustando-se às imagens, sem qualquer intervenção intencional de sua parte.

- Nessa sutileza, você pode observar o que está acontecendo atrás da coluna, como a parte das vértebras que está para fora é passivamente descontraída, soltando todo o seu comprimento, estendendo-se, e assim tornando possível a flexão contraída para a frente.

Quando você pretende se curvar para a frente e presta atenção no que transcorre atrás, nas costas, seu sistema recebe o sinal de que é para pôr em ação aquela parte na qual está se concentrando. Se no momento, em virtude da sensibilidade de suas costas, sua tendência é contrair-se, você na realidade está aumentando a contração. Quando sua atenção, concentrada em suas costas, ativa-a (o que significa contração), ela impede que você se curve para a frente. O problema é que, quando suas costas doem, e você quer se dobrar para a frente, sabe que elas não o deixarão realizar esse movimento; portanto, você concentra ansiosamente sua atenção na região que provavelmente sentirá dor e, dessa maneira, cria um impasse.

Você pode mudar, consciente e intencionalmente a sua atenção, para a área frontal, que controla a flexão frontal, e assim liberará esse movimento de todas as restrições posteriores. A percepção subliminar, individual, que está mais além dos movimentos aparentes, parece tão imbuída e inseparável destes que é difícil imaginar que essa percepção se preste a diferenciações e escolhas.

Ajustando imagem e função

- Quando se sentir pronto para completar a recuperação de suas costas e para apresentar-lhes mais movimentos potenciais, sugira a si mesmo curvar-se também para trás.

- Forme em sua mente a imagem das projeções posteriores de suas vértebras cervicais e torácicas, visualizando que o espaço entre elas diminui conforme elas se aproximam umas das outras e se inserem entre si. Sinta a prontidão do seu tronco e da parte frontal das vértebras para se expandirem em toda a sua extensão. Deixe clara para você esta nova orientação, na qual a frente se solta sem resistências, deixando que a ação posterior aconteça sem impedimentos.

- Para esclarecer o relacionamento entre a localização da sua atenção e o movimento, faça o inverso várias vezes. Pense nos processos posteriores das vértebras quando você se curvar para a frente e observe se consegue perceber alguma diferença.

- Visualize depois seu osso esterno e tente curvar-se para trás. Você sente que trava o movimento? Volte à referência que mais lhe serve agora.

- Você pode melhorar a função revigorando o relacionamento dos olhos com a direção do movimento. Observe onde seus olhos tendem a ir. Você pode olhar para cima quando suas costas encurtarem e sua cabeça estiver se movimentando para trás.

- Você pode também dirigir seus olhos para a direção inversa, de modo a olhar para baixo mesmo que o vetor do movimento da coluna e das costas seja para cima.

- Após algumas vezes correlacionando um modo com o outro, levante os olhos para que coincidam com o movimento da cabeça para trás, e observe até que ponto a diferenciação não convencional contribuiu para a flexibilidade das juntas de sua coluna ou, melhor ainda, para a flexibilidade do seu sistema nervoso.

- Para concluir as suas sensações, volte à flexão frontal e compare o que acontece agora com a flexão inicial. Vários movimentos suaves de flexão com as costas, ora para a frente, ora para trás, quando você sabe como ajustar sua intenção interna ao curso da movimentação tangível no espaço, ajudam suas costas a sair do clima de medo de participar da vida.

- Por meio da mesma metodologia, você pode melhorar a flexão lateral do corpo quanto à lateral, o que irá contribuir ainda mais para seu potencial de movimentação para a frente e para trás.

- Quando inclinar seu tronco para os lados, preferindo o lado mais fácil (o direito, por exemplo), tome consciência, como fez antes, do lado mais curto, ou seja, que está ativo.

- Visualize suas costelas do lado direito se aproximando umas das outras, e as vértebras cervicais fechando espaços, à medida que a orelha chega perto do ombro. O tempo todo, preste atenção em como o lado esquerdo corresponde com uma expansão passiva. Talvez este ainda não se alongue nos pontos onde é mais contraído; talvez só abra os espaços no ombro, nas costelas e nas nádegas. Dê um tempo suficiente para que se desenvolva o processo de alongamento contínuo nesse lado, e cuide do lado encurtado. Seu progresso é consolidado pelas manifestações de facilidade no movimento.

- De vez em quando sinta como a mão direita está deslizando para baixo pela coxa direita. Observe então como a mão esquerda sobe pela coxa esquerda.

- Fique um pouco nessa posição, num nível que lhe seja confortável, e desloque o seu peso de uma perna para outra, várias vezes.

- Permaneça apoiado sobre a perna esquerda e ondule o tronco todo dessa maneira, como uma porta em suas dobradiças, para a frente e para trás.

- Pare e avalie como acontece agora a flexão para a direita. A resistência diminuiu um pouco?

Empreste ao lado lesionado a imagem do lado livre

Se aparecer uma dor num lado do corpo, você pode aproveitar esse fenômeno e usá-lo para aprender não só como se mover sem dificuldade, mas também como induzir o cérebro a corrigir a limitação do lado menos confiável. Você pode transformar o lado livre num modelo de recuperação, emprestando-o ao lado lesionado. Esse processo transcorre em sua imaginação.

- Feche os olhos e imagine a sua região machucada. Localize os sues limites e realize uma imagem do seu formato. Se tem cor, observe qual é. Reúna todos os detalhes que chamam a sua atenção, tais como textura, configuração interna, tamanho, distância, alinhamento ou angulosidades, sensação, tendências. Se em sua mente lhe ocorrerem palavras para expressar as características dessa lesão, acrescente-as às suas observações. Respire fundo algumas vezes e descanse alguns instantes.

- Também em sua imaginação, procedendo da mesma maneira, faça um levantamento minucioso das condições do lado sadio. Veja como todos os detalhes acima se encontram nessa região. Verifique sua forma, a cor, o alinhamento, e registre as palavras que o descrevem. Fique alguns instantes com esse seu lado mais satisfatório, que não dói.

- Dirija sua atenção ao lado que não dói. Esse lado está livre de restrições e pode assumir qualquer movimento ou posição, inclusive, se você quiser, o estado particular em que se encontra o lado lesionado. Em sua imaginação, dote-o da forma, da orientação e das cores que atribuiu ao lado machucado. Aplique aí, um a um, todos os indícios do distúrbio.

- Você pode sentir a sua relutância em desistir do que é positivo, substituindo-o pelo que é negativo. Descanse por alguns instantes, sem fazer ou pensar em nada.

- Volte ao lado lesionado e observe-o agora.

- Nesse estágio, você talvez sinta que o lado machucado se esvaziou de sua programação e parece mais disponível a aceitar outras sugestões. Verifique se o lado lesionado está disposto a assumir a organização do lado sadio. Enxergue no lado dolorido a cor original do lado são, assim como o código das palavras características que você lhe atribuiu; observe nele o tamanho, a forma que havia antes, no outro lado, e imagine sua textura específica.

- Essa estratégia pode funcionar não só na imaginação mas também na realidade física de uma atividade concreta. Em casos de lesão do joelho, limitação no ombro, contração de um lado do rosto, dor num lado do pescoço ou das costas, você pode deixar que o lado livre realmente imite a dificuldade e a maneira de se movimentar do lado machucado.

- Por exemplo, se para você é difícil erguer o braço direito, observe em que ponto o movimento pára com dor, e então deixe o braço descansar. Em vez de manipulá-lo diretamente, levante o outro braço, o sadio, e demonstre ali o tipo de limitação que você tem no outro braço. Convide o braço livre a imitar o lado limitado. Repita esse movimento várias vezes e, a cada vez, ofereça intencionalmente resistência ao movimento nos lugares específicos que, por experiência, você já sabe que são as barreiras no lado machucado. Diminua a amplitude do movimento, coloque nele pressão e apreensão, e dedique-se mais a criar corporalmente frustração e incapacidade, tal como é no lado dolorido. Você pode precisar de toda a sua coragem consciente para suportar algo que se parece com autodestruição. Mais tarde, será recompensado quando for avaliar o efeito que esse processo surtiu no lado machucado.

- Talvez você registre alguma migração interna, alguma mobilização para uma reorganização, na qual o lado machucado começa a assumir a configuração de liberdade e lhe dá a impressão de ser capaz de se comportar como se ali não houvesse limitações à sua movimentação.

- Se quiser, convide o lado são, que ainda está livre para escolher, a voltar ao seu estado original e, dessa maneira, você desfrutará de uma recuperação completa em todas as regiões.

Deixe a inteligência imitar a ignorância: diplomacia neurológica

É uma experiência notável ser capaz de dissolver limitações físicas existentes há muito tempo por força de pensamentos. O hábito contraprodutivo parece perder o seu poder não quando você se esforça para corrigi-lo mas, ao contrário, quando você inflige esse mesmo dano ao lado sadio.

É muito intrigante como isso funciona. Poderíamos cogitar que o princípio da contra-simetria, tão fundamental ao movimento humano, seja responsável por uma melhora tão altamente eficiente nesse processo. Por sua própria natureza, que é a do padrão cruzado de engatinhar, o movimento num dos lados dá ao outro o sinal para fazer o inverso.

Além disso, parece que a dor não é só a lesão física muscular, mas também a subordinação do cérebro a um padrão específico de resposta, que perpetua essa dor.

Não é somente uma questão de capacidade operacional, mas sim uma decisão do sistema de julgamentos que programa a pessoa para agir. Em outras palavras, a dor não é só o *hardware* mas também o *software* usado na escolha da programação. Na dor, o organismo está paralisado num círculo vicioso de causa e efeito. Não só a organização muscular é limitada como também a programação defensiva se torna dominante e impede que entrem em ação outras opções mais gratificantes.

A experiência da movimentação demonstra que para a pessoa se libertar do círculo vicioso do distúrbio é necessário um momento de tomada de consciência no qual ela enxergue claramente todos os detalhes de sua organização interna, quando reagir a essa perturbação. Depois, ela reconstrói fielmente esses detalhes até o ponto de se tornar capaz de reproduzi-los em outro contexto. Você transfere para o lado sadio, positivo, a configuração do distúrbio, pois aí não corre o risco de reforçar a lesão, em sua auto-imagem. Parece que essa conscientização é suficiente para produzir um instante de distanciamento em relação à inércia da programação da lesão.

É interessante notar que o necessário à recuperação não é tanto estabelecer um modo ideal, mas sim rastrear o seu modo individual de se predispor à lesão e reeditá-la. É como se a reconstrução intencional do ato indesejado, fora de seu controle, lhe desse justamente essa medida de controle.

Quando você mostra ao seu sistema nervoso em outro contexto, com o seu lado seguro e criativo, onde ele pode observar claramente o dano que está infligindo a si mesmo, ele entende o que está fazendo e deixa de agir contra os seus interesses.

Em seu livro *O poder da autotransformação*, Feldenkrais relaciona-se com esse fenômeno como uma evidência de que o sistema nervoso central está comandando o organismo de forma completa. Ele relata que machucou um joelho e, depois de ter também lesionado o outro, começou a pensar que ficaria totalmente incapacitado. Para sua surpresa, o primeiro joelho sarou. Esse foi realmente o acontecimento que despertou a sua curiosidade e levou-o a iniciar a sua jornada de exploração do funcionamento humano, mas não o promoveu como instrumento intencional de seus atendimentos.

No trabalho que venho realizando nos últimos quatro anos, desenvolvi essa idéia de forma mais ampla até torná-la uma estratégia, em que o padrão lesionado é transportado até o lado sadio. Mesmo em casos graves de perda efetiva de controle num dos lados, algumas sementes de atividade foram geradas depois que as pessoas tiveram a coragem de "estragar" também o seu lado "bom".

Confio que o processo de trabalhar dessa maneira com os lados venha realmente a promover uma melhora, maior ou menor, numa variedade de casos, que vão desde uma curvatura preferencial na postura em pé, até mancar ou apresentar contraturas faciais. A surpreendente melhora imediata abre caminho a um trabalho educacional que precisa se desenvolver, facilitando e dando esperanças às pessoas, durante seu longo e paciente processo de resgatar a liberdade de movimentar-se.

A oportunidade de utilizar intencionalmente esse fenômeno da diplomacia neurológica abre possibilidades imprevisíveis de comunicação com o cérebro, possibilidades que ainda estão aguardando ser reveladas pela ciência.

Nesse ínterim, você tem acesso a experimentos práticos feitos no laboratório de sua própria movimentação pessoal. Por meio de seu mecanismo sensoriomotor de julgamento, você sempre é capaz de perceber como de fato pode chegar à excelência do domínio de um número cada vez maior de aspectos de seu bem-estar.

> ▶ Você pode testar essa estratégia mesmo que não sofra de qualquer lesão aparente, descobrindo sozinho até que ponto é capaz de induzir o seu organismo a se desempenhar além das expectativas, das considerações e das percepções que tem a seu respeito.

> ▶ Colocar em prática a Diplomacia Neurológica é muito simples e você pode fazê-lo até sentado.

> ▶ Agora, coloque as mãos em concha, uma dentro da outra, como se fosse beber água. Aproxime-as de sua boca, e leve a cabeça mais perto das mãos. Imite o ato

de beber água das mãos. Sinta como o seu organismo se organiza para fazer esse movimento, especialmente sendo fiel à imagem da água, cuidando para não derramá-la. Repita o procedimento algumas vezes. Depois, inverta a ordem das mãos e coloque por cima a que estava embaixo. Antes mesmo de tentar beber água dessa maneira, sinta a novidade dessa posição e avalie sua prontidão para agir nessa nova postura. Prossiga com o movimento concreto de beber água dessa maneira, por mais que pareça estranho, e repita-o devagar algumas vezes.

- Observe como seu corpo lida com a coordenação dessa função. Detecte onde estão sendo ativados gestos excessivos que, na primeira disposição das mãos, não foram necessários. Localize os pontos de esforço exagerado. Pode ser que o ombro ou as costelas estejam excessivamente ativados. Assimile os sinais dessa posição, que provavelmente você jamais havia adotado.

- Observe como esse ato carece da simplicidade e fluidez existentes no outro arranjo das mãos.

- Descanse um pouco.

- Coloque as mãos uma dentro da outra, segundo a disposição habitual ou em qualquer ordem que lhe seja mais fácil para poder assim beber água. Provavelmente será a escolha automática que você ativou da primeira vez.

- Retome a função de beber, mas, dessa vez, aplique aqui, detalhe por detalhe, o padrão da posição estranha que você adotou no arranjo mais difícil. Reproduza a tensão naqueles pontos que mostraram resistência do outro lado, impedindo deliberadamente a cabeça de chegar com facilidade até as mãos. Coloque uma certa pressão nos braços, no pescoço ou nas costas, e exagere a reação nos ombros. Não é preciso resistir com força máxima, só até o ponto em que a sensação geral seja semelhante à que lhe despertou o movimento menos confortável. Após várias vezes inibindo intencionalmente essa função, pare e descanse. Feche os olhos, respire fundo várias vezes, sentindo o alívio das amplas inspirações reconfortantes, e deixe que sua mente divague pela bruma do esquecimento. Confie que seu organismo estará processando as informações.

- Quando estiver pronto para abrir os olhos, coloque as mãos em concha segundo o arranjo que na primeira vez foi mais incômodo. Teste a função de beber. Sinta como o movimento é executado agora.

- Possivelmente você observará uma diferença notável na maneira como o movimento flui desta vez; é como se as barreiras tivessem desaparecido. Beber assim ficou tão simples que lhe fará sorrir.

- Perceba não só como diminuiu a dificuldade, mas também, em especial, a sensação de surpresa total. O novo desenho das mãos emerge do seu subconsciente, que sabe, melhor que a faculdade consciente, como promover a vida. Por meio da linguagem não-verbal do movimento e da sensação, as camadas mais profundas de seu organismo demonstram como abdicar de esforços parasitas.

Organizar o lado sadio conforme o padrão do lado limitado é um processo que transcorre na interface entre as dimensões voluntária e involuntária. Esse encontro proporciona à sua consciência a oportunidade de se familiarizar com as qualidades específicas da espontaneidade e sutileza dos movimentos, com as quais o subconsciente revela o que aprendeu, depois de você realmente ter aprendido como estimulá-lo nesse sentido.

7

Liberte suas costas

Alívio ou cura verdadeira?

Quando está sentindo dor, você não está interessado em explicações sobre a causa desse problema no passado, ou em opiniões e teorias conflitantes quanto à melhor atitude para o futuro. Quando está sentindo dor, você quer um alívio eficaz e imediato. Naquele instante.

No Capítulo 6, você recebeu diversas sugestões sobre como se livrar da dor, mediante processos que também podem levá-lo a uma cura verdadeira.

O que é a verdadeira cura? Você é considerado sadio desde que não esteja precisando ser hospitalizado? Enquanto não precisar se ausentar do trabalho por motivo de doença? Quando não sente nenhuma limitação física aparente? Quando consegue realizar as funções elementares de sua existência apesar de ter limitações? Onde você traça as fronteiras da saúde?

Vivendo plenamente

Você consegue definir saúde em termos positivos, sem citar a doença? Feldenkrais afirma que a saúde é a sua possibilidade de realizar seus sonhos secretos. Você está saudável quando seu corpo lhe serve fielmente, dando-lhe condições de participar da vida da forma como deseja, permitindo-lhe ousar ser a pessoa que só nos momentos de graça e exaltação você acredita que possa ser. Esse poderia ser o significado da saúde autêntica.

Interessar-se em apenas amenizar a dor seria o mesmo que contratar um advogado astuto que o livre da cadeia. Se ele tiver êxito em suas manobras e você não for preso, não há garantia nenhuma de que tenha aprendido como levar uma vida criativa e honesta.

Entretanto, se você tiver chegado ao limiar da prisão da dor, certamente precisa de uma ajuda de emergência, ao mesmo tempo que deve entender que esta não pode substituir uma transformação educacional.

Muitas pessoas se contentam simplesmente com estado de não-dor, e não aspiram a nenhuma melhora além disso. O que não passa de uma atitude de esquiva preguiçosa e demonstra uma visão muito estreita. Talvez seja em virtude da falta de fé, originária de uma história de sofrimentos em que não sobrou espaço para se acreditar que a vida pode ser mais que uma mera sobrevivência. Sofrer dores nas costas é considerado, em nossa sociedade, uma norma aceitável, desde que a vítima não fique acamada nem necessite de cirurgia. No que diz respeito à saúde, nossa sociedade até cultiva como sagrada a determinação de se agarrar incondicionalmente à vida, à revelia de toda deterioração e de todos os ataques que sofra.

Este livro é destinado às pessoas que não se importam apenas em conseguir viver sem dor, mas que buscam, além disso, viver num nível mais além do da sobrevivência: as pessoas que desejam viver plenamente.

Na realidade, você não tem escolha. Só quando é motivado a viver com saúde em seu mais amplo sentido – a auto-realização – é que as dificuldades localizadas são resolvidas. Se você só cuidar do problema imediato, tentando remover apenas a sua pequena ponta, ele continuará flutuando e indo em frente, em breve subindo à tona novamente, para dominá-lo com força ainda maior quanto mais partes suas forem emergindo paulatinamente. Moshe costumava dizer: tratar a dor se torna um problema para a vida inteira.

Somente uma mudança de atitude tornará possível derreter tal *iceberg*, e essa atitude em questão é o nível de integridade do seu funcionamento. Para se curar, você tem de aprender a modificar não só toda a sua coordenação de movimentos mas também suas crenças básicas implícitas em sua forma de se mover, e que nutrem e sustentam a sua vulnerabilidade. Mudar significa não só abster-se de se movimentar de uma maneira que cause danos ao corpo mas também – esta deve ser a parte mais difícil – estar disposto a descobrir novas atitudes, maneiras não habituais, de se mexer.

Generosidade orgânica – empréstimo temporário

A dor, como qualquer doença, indica um fusível queimado. Surgiu algum bloqueio no circuito, e a dor avisa que o sistema não pode mais continuar daquela maneira. Talvez você tenha podido, durante muito tempo, fazer empréstimos junto ao patrimônio do seu bem-estar, sem exceder seu limite de crédito. Essa é a vantagem da generosidade orgânica. Mas quando você atingiu o estágio de sentir dor, seu sistema sinaliza não poder mais fazer-lhe empréstimos pois não há mais reservas disponíveis; está dizendo que pode sobrevir uma falência. Como no caso da caixa de fusíveis, se você instalar um com maior nível de tolerância, está ameaçando a segurança da casa toda. Não seria mais responsável a atitude de primeiro investigar o que está acontecendo de errado?

Não por que, mas como se livrar disso

Como localizar a fonte da dor?

Infelizmente, o organismo humano é muito mais complicado que uma caixa de eletricidade doméstica. A criação da vida é engendrada com sofisticação e inteligência muito maiores que quaisquer instrumentos complexos inventados pelo pensamento humano.

As razões de suas dores nas costas podem ser intrincadas e fruto da idiossincrasia da história dos seus hábitos funcionais, maneira de pensar e constituição estrutural e, certamente, das coerções mentais impostas pelo ambiente. É difícil distinguir a causa primária de seu resultado. Sua capacidade de isolar com exatidão um fator específico é equivalente à sua capacidade de localizar um só caquinho colorido num caleidoscópio que girou num certo sentido e mudou todo o desenho.

Para você a pergunta objetiva não é por que isso ou aquilo aconteceu ou o que o causou, mas como sair do problema?

Ajudando a natureza a ajudar você

Felizmente, ao contrário do circuito da corrente que passa pela caixa de eletricidade da casa, seu organismo complexo tem a capacidade inerente de se livrar de distúrbios. Você pode se lembrar de que a natureza sempre busca a cura; essa é sua intenção inicial. Em hebraico, as palavras "saúde" e "criação" provêm do mesmo radical. Por meio de uma lenta gravitação rumo ao bem-estar, a natureza concede-lhe, minuto a minuto, a opção de ajudá-lo a ajudá-lo. Seu organismo é de tal forma dedicado à sua persistente orientação rumo ao bem, que até mesmo quando as pessoas fazem todo o possível para sabotá-lo, interpondo obstáculos ao caminho de sua obtenção, punindo-a com drogas que consertam uma coisa e prejudicam talvez outras duas, mesmo assim a deterioração do corpo é lenta e desgastante. Para a humanidade, até mesmo morrer é difícil.

Dor – seu guia de reformas

A dor é o testemunho da vontade que a natureza tem de se recuperar. É o apelo do organismo para retomar o caminho certo. Sua dor pode ser o mestre, que indica o percurso de volta para a saúde, se você souber ler suas mensagens, mais além do sofrimento.

A dor é um mecanismo de regulação, um dispositivo estrutural de segurança, que lhe envia sinais precisos, afastando-o do perigo. Tal como o cego você percorre um túnel sinuoso, em que cada encontrão contra a parede vai lhe mostrando onde se desviou do rumo seguro.

A dor mostra onde não ir e o que não fazer. Para descobrir o que fazer, você deve estar alerta e aberto para, sozinho, fazer descobertas. Sua sensibilidade para detectar e localizar tudo o que promove o seu bem-estar é a sua chave. Sua ajuda para a natureza se resume à sua capacidade de distinguir diferenças entre níveis variáveis de prazer, ou, na realidade, à permissão que você se dá para buscar a indulgência.

Talvez a primeira mensagem que você recebe da dor seja "Pare!". Parar, não para se confinar à sua limitação e ficar sentindo pena de si mesmo, mas porque você entende que o que veio fazendo até o momento não funciona mais no seu caso, e que agora tem de pensar e buscar outros caminhos. Para a abordagem de Feldenkrais, pensar quer dizer novas maneiras de fazer.

Não-ação como correção

Se a dor tivesse palavras, talvez você pudesse ouvi-la dizendo que no fundo você só precisa descansar. Um descanso generoso, paciente, livre de pressões e compromissos para se esforçar mais e mais em busca do impossível.

Às vezes, só é preciso que você deixe de se exercitar de uma maneira que lhe faz mal, e todo o restante de sua cura será feito por você por intermédio da natureza.

O esforço da natureza para curá-lo não pode se dar sob pressão. É uma orientação consistente, delicada e sutil que tem seu próprio ritmo. Qualquer forma desastrada de pressão desencaminha o processo natural de cura e o inibe por muito tempo. É muito fácil atrapalhar o processo da cura e não tão fácil decifrar e criar as condições que permitirão à natureza estipular o seu próprio curso de renovação.

Talvez você hesite em dar ouvidos à mensagem da dor. É possível que considere descansar uma forma de entregar-se, ou uma perda de seu estado de atividade. Verifique se você, conscientemente, está disposto a aceitar uma desaceleração como medida de resgate da sua honestidade orgânica. Experimente e sinta, por si, o que o descanso lhe traz, o que permanece em você depois.

Você quer corrigir a situação e está habituado a pensar que a correção, como qualquer outra atividade, envolve um ato intencional. Observe se, às vezes, você conseguiria pensar no não-fazer como uma fonte de poder corrretivo. Perceba como abster-se de agir lentamente o devolve a um estado neutro que lhe dá a chance de começar de novo, e de maneira mais apropriada.

Aprendendo o relaxamento por meio da atividade refinada

Se sua dor é tão avassaladora que até mesmo desejando relaxar seu corpo já não sabe se organizar para achar conforto nessa condição, você precisa de mais ajuda e preparo para poder descansar de um modo que lhe faça bem. A maneira mais fácil de aprender como se organizar para relaxar é igualmente aprendendo como se organizar para chegar ao equilíbrio ideal durante as atividades. Quando busca um estilo econômico para se mover, uma maneira de regular seus esforços para serem congruentes com a atividade a ser realizada, você se familiariza com a orientação favorável ao relaxamento. Sua vida consiste em movimento. É possível a você acompanhá-lo com consciência e introduzir mudanças. Depois de algum tempo, o seu bem-estar é determinado pelo nível do seu funcionamento quando você está em atividade, quando é capaz de agir, e a que custo ou benefício.

Como se movimentar – negociação criativa

Como se movimentar, então, quando você está sentindo dor? Deve tentar levar em frente todas as suas atividades cotidianas? Você precisa acrescentar mais exercícios? É bom que ande, nade, sente-se, faça flexões, ou você deve evitar todas essas atividades?

Essas são as perguntas formuladas, ou seja, uma busca do que deve ser feito, mas que não abordam como fazer essas coisas.

São vários os problemas. Não há duas pessoas com exatamente o mesmo problema. Mesmo que suas lesões tenham o mesmo rótulo, para cada uma o problema é condicionado por seu próprio contexto pessoal de conteúdos emocionais, estilo de funcionamento e constituição estrutural, e todos esses fatores se prestam a uma interminável variedade de combinações. Uma pessoa pode ter dor nas costas que só aparece esporadicamente, e apenas sob certas circunstâncias, embora leve a vida normalmente sentindo que algo não está muito certo nessa parte de seu corpo. Uma outra pode ficar presa num espasmo e tornar-se completamente incapaz de amarrar o sapato, ou de pensar em qualquer outra coisa além de suas costas. A única coisa parecida entre elas é que ambas desenvolveram o hábito de usar o corpo de maneira prejudicial, sem sentir como o faziam.

A trajetória dos movimentos benéficos é secundária. É uma configuração diferente da de um exercício e assemelha-se a uma busca do que pode ser feito no momento. Você pode descobrir essa trajetória em seu íntimo, se der atenção ao que seu organismo precisa num determinado momento.

Essa busca pode ser empreendida em qualquer condição, mesmo com a pessoa acamada depois de um acidente, ou escalando uma montanha. Quando você permite que a sua sensibilidade o conduza, quando é importante para você basear-se numa medida de conforto dada pelo interior de seu organismo, e não necessariamente executar um certo movimento num grau específico, você lentamente começará a descobrir o que está à disposição para ser feito e em que direção é possível expandi-lo com delicadeza.

Engenhosidade em tempos de crise

As tradições primitivas acumulam uma rica experiência com medicina folclórica que cura lesões usando desde o conhecimento simples de ervas medicinais até cerimônias destinadas a exorcizar maus espíritos. O progresso da medicina baseada no método do pensamento científico, em dados obtidos com pesquisas sobre os segredos da química e do bisturi, não se detém para filtrar criticamente as superstições entranhadas nos costumes antigos, em sua tentativa de lidar com os processos da vida. Mas, será que o homem, hoje, como indivíduo, está em melhores condições de enfrentar os problemas decorrentes da perda da saúde? Será que ele tem mais critérios com base nos quais fazer seus julgamentos? Será que as pessoas hoje sabem como recorrer à sua engenhosidade natural?

Uma pessoa inteligente em nossa cultura sabe o quanto é ignorante da linguagem profissional que exige anos de treinamento para que se obtenha o domínio de seus conceitos. Ela não tem outra escolha, portanto, senão depositar o entendimento e a responsabilidade de sua saúde nas mãos dos médicos. Os hospitais parecem ter assumido o papel que as igrejas tinham antes, pois as pessoas sabem o quanto dependem de salvação, uma vez que não foram criadas para poder em momentos de crise usar também a sua intuição. Foram, na realidade, educadas para concluir que não devem interferir nem pensar por si mesmas.

Até que ponto é relevante as pessoas ousarem se ajudar quando estão com problemas? Onde se situa o limite além do qual é estúpido e arriscado agir por conta própria? Esse dilema tem um equilíbrio delicado. O propósito deste livro é lançar alguma luz justamente sobre essa questão, aumentando a familiaridade das pessoas com esse campo no qual podem agir por conta própria. Além de cultivar a sua sensibilidade e capacidade de conscientização, ao pedir ajuda de um médico, a pessoa adquire a habilidade de incorporar essa ajuda com maior eficiência.

Reformulando a sua queixa

Uma maneira de aumentar a sintonia com o próprio organismo e entrar em contato com os recursos da sensibilidade espontânea é usar criteriosamente a terminologia na definição dos próprios problemas. Se para você o nome da doença tem importância e, além disso, você assume que o seu tratamento depende desse rótulo, então você está às voltas com algo que conhece muito pouco, sem ter tido a oportunidade de enxergar o quadro completo em todas as suas conseqüências. Se você se mantém apegado ao nome da doença, citando-o e repetindo-o todo o tempo para os outros, especialmente se essa palavra estiver em latim, estará dotando-a do poder de um encantamento. Sem perceber, você desiste de seu direito a ter uma opinião independente e se aprisiona no veredicto embutido nesse rótulo.

Você conservará uma medida maior de poder se deixar a terminologia profissional a cargo dos especialistas médicos, que sabem como usá-la. Para si mesmo, experimente usar uma linguagem fundamentada em seu conhecimento único, direto, interior, de si mesmo, pois é o agente pelo qual está sentindo e registrando o que se passa em seu organismo.

Dedicado a otimizar a capacitação funcional da pessoa como a chave do seu máximo bem-estar, Feldenkrais tomava um cuidado especial com a reformulação da queixa apresentada pelas pessoas que o procuravam. Quando estas começavam a citar o nome do problema que as tinha feito procurá-lo, ele ouvia e em seguida perguntava: "O que você gostaria de ser capaz de fazer e que agora não consegue?". Imediatamente, a conversa enveredava por um caminho de ações possíveis, assumia o rumo da esperança. O rosto da pessoa ficava iluminado quando ela passava a se incumbir de uma parte da busca, quando passava a participar de um processo que podia entender, deixando de ser dependente de algo que não podia mudar.

Deixar de pensar em termos verbais banais e começar a pensar em forma de imagens e sensações não-verbais autênticas é um objetivo constante em todo o desenvolvimento do Método Feldenkrais, como motivo sempre presente. A pessoa pode calcular e acompanhar suas ações confiando em seus sentidos, sem quaisquer declarações verbais.

Números: seu critério particular de auto-avaliação

Se as palavras devem ser usadas com cuidado, os números podem ser-lhe bastante úteis.

Se você sentir dor, atribua-lhe um número que, para esse momento, é exato.

Se zero for a condição ideal e 10 o nível insuportável, determine em que ponto da escala da dor você se situa. Só você pode saber essa resposta, melhor que qualquer outro. A própria observação que você realiza para atribuir os números coloca-o na categoria de ser responsável, e não mais só a vítima, dando-lhe chances em lugar da sensação de impotência. Quando pronuncia a palavra "dor", sua mente imediatamente acessa um complexo beco sem saída, difícil de você enfrentar. Quando você se diz um número, sabe que é um estágio, com indicações de mudanças possíveis.

O número que atribuir à sua dor é a sinalização que indica como você está evoluindo. Como qualquer outra lesão, a dor precisa de tempo para sarar. O alívio que você pode se proporcionar é delicado, sutil e gradual. O modo como você pode principalmente ajudar é sabendo como não agravar, como não atrapalhar o processo da cura. É muito fácil ignorar um grau de alívio se você não prestou bastante atenção a ele. Quando você se torna mais sensível às diferenciações sutis, descobrindo que passou de 6 para 5, sabe que está evoluindo, mesmo que ainda sinta dor.

Comprometimento das costas: comprometimento de sua capacidade de dizer "não" ao mundo

Enxergar o problema nas costas contrapondo a totalidade da pessoa é enxergar o quadro completo do que você é na vida, levando em conta a sua honestidade funcional, observando até que ponto você se desgasta com o desperdício interno de esforços infrutíferos, realizando movimentos que se tornam desajustados pela agressão. Enxergar a totalidade do seu ser é perceber o que você faz consigo mesmo nas fases de estresse, em que medida sua ansiedade para realizar suas incumbências o obriga ao uso de uma tensão inútil, que nunca o abandona nem se deixa jamais controlar.

Perceber o sofrimento em suas costas no contexto de sua personalidade total também significa reconhecer como sua constituição emocional afeta a engenhosidade de seu corpo para lidar com as tarefas da vida. Se você se lembrar bem, reconhecerá que o mesmo movimento em falso que marcou o início do problema nas costas foi acompanhado por frustração, por uma determinada pressão emocional.

Suas costas são a sua armadura. É com essa parte do seu corpo que você diz "não" para o mundo: "Não vou deixar", "Não quero", "Não me machuque". Quando você dá as costas a alguém, esse gesto de rejeição fala mais que mil palavras. Ao se sair de uma igreja educadamente, lembre-se da atitude de se caminhar de costas, com cuidado, para não agir com impertinência. Quando suas costas se machucam, na realidade a sua capacidade de dizer "não" ao mundo também fica comprometida. Sua sensação é que lhe foi negada a habilidade de se proteger de tudo a que você deseja dizer "não" e ao qual talvez nem saiba como dizê-lo.

Nesse sentido, você pode atingir suas costas a partir de sua personalidade. Se puder descobrir o que está embutido nelas e descobrir o conteúdo desse "não" ainda não dito, assumindo essa questão, talvez não tenha mais de sobrecarregar essa parte de seu corpo com as penas do seu espírito.

A supressão das soluções improvisadas: declínio do otimismo

Qualquer enfraquecimento de seu otimismo, qualquer estado de ânimo em que predomine a dúvida, ou autopunição na forma de queixas ou ansiedades imobilizam seu poder criativo e impedem que esse poder improvise soluções. No entanto, nos seus dias bons, com seu otimismo inabalável, você pode sobreviver com segurança e elegância até mesmo diante das mais árduas condições físicas.

Enxergar mais além que a área dolorida localizada, nas costas, compreendendo que de fato é a pessoa toda quem está sofrendo na vida, é uma abordagem intrincada para a qual nem todos estão prontos. A maioria das pessoas sabe que depois de um acidente automobilístico é preciso investir na recuperação do carro; o que nem sempre admitem é que o motorista também necessita de uma reeducação. Elas não têm consciência de suas deficiências em termos de bem-estar. Adotam a crença de que devem ocultar todos os incômodos e todas as tensões em seu íntimo, mantendo sempre uma boa fachada, até não se darem mais conta do sofrimento em que estão mergulhadas. As pessoas passam a vida com o queixo apertado, com a garganta espremida, com costelas fossilizadas, com pernas que perderam a sua elasticidade, com um olhar duro e, não obstante, acham que estão ótimas porque continuam cumprindo todas as suas obrigações adequadamente. Seu corpo, no entanto, quer nas costas quer na frente, manifesta a ausência de seu único desejo – o que as pessoas não admitem nem para si mesmas.

Será que isso significa não haver chance de termos costas em ordem a menos que primeiro paremos de nos machucar, antes que a dor nos obrigue a descansar? Será que para nos livrar da dor, devemos primeiro desistir da ambição de querer mais da vida, ou ao contrário, que não devemos fazer todas as pequenas concessões que diariamente nos são impostas, desistindo de uma medida apropriada de conforto, nem aceitar nada que não nos ofereça contentamento? Será que as costas continuarão a nos atormentar enquanto nossa vida emocional não estiver segura? Essas são questões difíceis para as quais causa e efeito se mostram fatores interdependentes. Gostaria de abordar esse dilema mediante o relato de um caso.

Dor nas costas e psique frustrada: mútuo cativeiro

Sara era uma pessoa cheia de vida, com um ritmo bastante dinâmico. Veio me procurar porque sentia fortes dores nas costas. Indicou a área entre a escápula direita e a coluna, afirmando que tinha ali uma dor incessante e uma sensação de queimação.

Quando comecei a tocá-la, descobri que sua coluna inteira parecia um bastão sem flexibilidade. Cada ponto que eu tocava refletia um nível de enrijecimento que traduzia a necessidade de que fosse mantido, como se a própria existência daquela mulher dependesse de sua capacidade de convocar todos os seus músculos para defendê-la. Tratava-se de uma atitude de defesa extensa, de abrangência total, que expressava sua concepção da vida como algo que devia ser dominado à força.

Sara contou-me que sempre se mantivera em forma, participando de muitas escaladas. Tudo isso acabou quando torceu seu tornozelo e sofreu uma lesão séria.

Porém não parou de imediato; tentou se forçar a superar essa limitação andando com o pé dolorido mesmo, mas o problema só piorou. No momento não estava mais fazendo trilhas e, além disso, suas costas tinham começado a torturá-la.

Abrindo-se um pouco durante a conversa, Sara falou de sua solidão na vida, de sua precária comunicação com a nora apesar de suas boas intenções, de sua ânsia frustrada de compartilhar afeto e companhia com outra pessoa, da quase impossibilidade de consegui-lo, e de seus receios relativos à "condenação" à velhice. Para mim estava claro que a suavidade do conforto corporal que Sara tão desesperadamente precisava, e em busca da qual havia vindo até mim, tinha pouquíssimas chances de ser absorvida num estado emocional como o seu, em que havia uma falta total de fé na capacidade da vida de atender às suas necessidades. Era visível para mim como seu estado de espírito austero sufocava a sua habilidade de descontrair o modo de tratar o seu corpo, tornando-o uma armadura, e de se movimentar de maneira prazerosa. Por outro lado, seu problema físico, em todas as suas facetas, da cabeça aos pés, impedia como algemas que ela se relacionasse com mais otimismo com a vida, dando-se permissão para gozá-la. Amarrada nesse círculo vicioso, ela só se machucava cada vez mais.

O dano de perseverar

Você pode imaginar o que acontece à pessoa que insiste em andar com um tornozelo machucado, determinada a obrigá-lo a funcionar, apesar da dor? A pelve recua a cada passo, quando tem de se apoiar na perna dolorida; os ombros se congelam antecipando a dor; cada uma das costelas não ousa abrir mão de sua defesa para deixar a respiração ser profunda. O que acontece com o pescoço e olhar diante dessa persistência em superar o limite, custe o que custar? Esse preço é pago não só pela área entre as escápulas e as costas, onde os protestos aparecem primeiro.

Você consegue imaginar que tipo de comunicação – se é que há alguma – pode haver com o ambiente diante dessa falta de delicadeza para consigo mesma? O que pode ser feito para ajudar Sara? Será que uma sessão de mobilização das vértebras consegue reformar as lutas de toda uma vida? E o que ela poderia aprender com isso? Por onde começar, para que possa sentir a dor diminuir? Será que primeiro haveria de ser reverter todas as deformidades de seu corpo, e dissolver todos os seus pontos de tensão? Ou será que seus movimentos continuarão lhe faltando a menos que primeiro aprenda a se tratar da mesma forma como trata seus netos, aceitando-os como eles são, sem tentar mudá-los em nada? Ela sabe como ser sensível e receptiva em relação a eles, não fazendo exigências exageradas. Será que as suas dores não a deixarão em paz até que esteja pronta para se tratar com a mesma aceitação que dispensa a seus netos?

Em outras palavras: será que precisamos erradicar e consertar todos os defeitos físicos e todas as atitudes emocionais destrutivas para só então nos tornar perfeitos e simétricos, harmoniosos e leves, de corpo e alma, só então tendo a chance de parar de sentir dor?

Minha meta, com este livro, é transmitir a mensagem de que, em qualquer condição física, em qualquer idade e com quaisquer problemas, você tem a chance de fazer progressos, maiores ou menores, evoluindo rumo a um funcionamento do corpo humano mais confortável, benéfico e capaz de auto-recuperação.

Integração funcional: aprendendo pelo toque

A orientação da Integração Funcional que o aluno recebe do instrutor num atendimento individual, deitado na maca, é transmitida pelo toque. O instrutor zeloso, pessoalmente organizado segundo um alto nível de coordenação, toca o aluno com as suas mãos, explorando-lhe o corpo com delicadeza e atenção. Por meio do fenômeno da ressonância entre esses dois sistemas nervosos, o aluno começa a receber autorização para ser delicado consigo mesmo, paciente, consciente. Por intermédio do toque atencioso, que busca ler o organismo que está em suas mãos, investigando em detalhes suas maneiras idiossincráticas de se movimentar, o aluno recebe uma auto-imagem mais clara. O instrutor também transmite ao aluno o respeito pelo ser que ele é.

A sensação de ser aceito se dissolve sob a pressão constante da defesa. Com a renovação da confiança, é criado um clima de abertura. Os movimentos exploratórios do instrutor se tornam uma maneira de sugerir novas opções aos movimentos. A aula não começa necessariamente no foco problemático, mas pode começar num ponto remoto, associado a ele, onde exista chance de o aluno sentir que são possíveis movimentos livres de limitação. Depois que essa qualidade houver sido cultivada na periferia, o instrutor pode encaminhar sugestões ao cerne do problema, buscando pelo aluno a trajetória que este não encontra, a ressonância de outras partes do corpo com a nova opção. O instrutor o repete muito devagar em contextos diferentes, colocando o aluno em movimento tantas vezes forem necessárias, até que a nova opção seja aceita pela totalidade do corpo. A perspectiva de integrar o corpo todo ao novo padrão de movimentação é a idéia central do atendimento. Isso transcorre mediante um diálogo sensível entre o instrutor e o sistema nervoso do aluno, sem que se troquem palavras.

Se o aluno estiver sentindo uma diferença no comportamento de seus movimentos, mesmo que mantendo uma passividade absoluta, essa já é uma aula importante e revolucionária, suficiente para um atendimento.

Sara saiu da maca como alguém que acaba de voltar de uma viagem a uma terra distante, regida por outras leis. Ela estivera naquele lugar em que as pessoas têm permissão para deixar cair a armadura cotidiana, permanecendo num espaço sem palavras, fora do tempo. Talvez pela primeira vez em anos, a vida a estivesse encontrando nos termos dela, Sara. Alguém lhe havia mostrado o que era bom para ela, numa medida maior que a que já o fazia para si mesma. Seu rosto tinha a aparência de ausência total de expressões, como a do bebê que acaba de acordar. Sua maneira de ficar em pé estava totalmente diferente: mais suave, reconciliada, humanizada.

Ouvindo o positivo

Sara fez vários movimentos com o ombro afirmando que desta vez estava realmente mais fácil. Continuou manipulando essa articulação, para se certificar de que a dor tinha efetivamente passado por completo. Nesse estágio, para ela era importante descrever a natureza de sua dor quando chegou para o atendimento, demonstrando-a por meio da distorção do seu corpo. Ela ainda não estava pronta para dar uma chance ao gosto pelo positivo, que havia sido lentamente construído na maca.

Na realidade, para se adaptar às mudanças e saber como colher os benefícios de sua forma de organização ao final de um atendimento, quando a mudança é claramente evidente, é necessário passar por um processo especial, não mais simples de executar que o usado para criar a mudança em seu início.

Moshe sempre afirmava que o mais difícil de mudar nas pessoas é a sua crença de que elas não conseguem mudar.

A avó dessa história precisou de várias outras sessões durante as quais progrediu paciente e gradualmente, antes de estar pronta para sair da maca dando ouvidos, atenta e curiosa, ao que lhe parecia uma condição melhor e mais positiva.

Sua transformação consistiu em aprender como aprender. Senti uma satisfação profunda quando a vi iluminada pelos primeiros indícios de sua nova liberdade. A princípio, observou tudo com uma seriedade possessiva, até sentir que podia confiar naquilo que se tornaria parte de sua vida, simplesmente prestando atenção ao processo. Com a nova condição do seu corpo, sua atitude perante a vida também projetava a força de uma pessoa que sabe que há coisas que só a ela cabe mudar.

Quanto mais você tenta superá-la, mais ela o supera

Que parte da dor é real e qual é influenciada pela atitude da pessoa a seu respeito? Em que medida resistir à dor aumenta o sofrimento da pessoa? Em que medida as conseqüências da lesão são aumentadas quando a pessoa lhe acrescenta a decepção, o temor e a impaciência? O que acarreta para a dor aceitá-la? É possível ludibriar a dor e desenvolver uma atitude de humildade a seu respeito?

Para responder a essas perguntas, gostaria de relatar uma história pessoal, pois acredito que ela contém uma mensagem importante para muitas pessoas.

Meu pai, que me era especialmente próximo, desenvolveu uma doença terminal. Foi operado e recebeu tratamentos medicamentosos que talvez tenham prolongado sua vida, porém o oprimiam com sofrimentos e alienação. Ele nos pedia que o ajudássemos a se libertar, mas naquela época nenhum de nós sabia o que fazer com esse pedido, ou nem sequer como ouvi-lo.

Ele me contou que certa noite os músculos de sua panturrilha entraram numa cãibra, e pensou com seus botões: "Se uma cãibra dessas se apoderasse de meu coração eu poderia partir rápida e elegantemente deste mundo".

Algumas semanas depois, acordou tarde da noite com uma dor aguda no coração. Seu lado esquerdo inteiro estava tomado por um espasmo que ia do ombro até as costelas. Há muitos anos havia tido um ataque do coração, e já sabia identificar os sinais. Dessa vez, recebeu bem a dor; ficou deitado quieto, esperando. Não acordou sua esposa e agradeceu a Deus por Ele ter ouvido suas preces e enviado aquele ataque que levaria embora sua alma com o toque de um beijo.

O que aconteceu, contou-me ele, foi que após alguns instantes o ataque cedeu e passou. O sofrimento de meu pai não havia terminado. Depois de algum tempo tomou um banho, engoliu todas as pílulas para dormir que encontrou e deixou a todos nós um bilhete de despedida pedindo que o perdoássemos. Tivera uma vida plena e recompensadora, dizia o bilhete, e não via sentido em destruir sua autoimagem com aquela doença.

Não obstante, essa tentativa também não deu certo. Sua esposa acordou e pediu ajuda. Foi submetido a um tratamento em unidade intensiva, e sobreviveu inclusive a um ataque de pneumonia. Foi forçado a viver mais algumas semanas, até que a doença reivindicou sua vida, como a vela que queima até o seu final.

Esse tipo de falecimento não é certamente nem um pouco novo em nossa cultura atual; no entanto, o seu ataque cardíaco passou como se não houvesse nem acontecido, quando tudo nele pedia para morrer dessa maneira, o que continua me espantando. Onde se pode encontrar uma indicação mais evidente do efeito de se entregar à dor? É possível que uma pessoa possa sobreviver a um ataque do coração simplesmente não lutando contra ele? É possível que esse ataque se torne crítico só quando a pessoa tenta debelá-lo? Será possível que quanto mais a pessoa usa de sua força física para resistir a um ataque desse tipo mais ele se mostra, enfim, fatal?

Parece que, na luta de poder entre uma ânsia animal inata e o desejo que a pessoa voluntariamente mentaliza como realizado, a primeira sempre sairá vencedora. Mesmo que o homem racional consiga aceitar intelectualmente a idéia de que lhe é benéfico permanecer maleável perante a dor e deixá-la fluir, ainda assim ele não saberá como fazê-lo na prática. Quem se acostumou, a vida toda, a obter tudo por meio de esforços e superações à base da força de vontade, não será capaz de encontrar em si mesmo a capacidade de se entregar, mediante uma situação de emergência.

Desse ponto de vista, a contribuição educacional da Consciência Pelo Movimento é altamente valiosa, uma vez que familiariza as pessoas com moderação. Esse processo treina-as para que deixem de reagir com esforço máximo, colocando-as em sintonia com sua capacidade de suportar uma frustração e permanecer respirando enquanto ela durar; essas são todas qualidades que, em momentos de crise, podem se mostrar cruciais.

Dizendo "sim" à vida

Em todos os movimentos realizados no processo da Consciência Pelo Movimento, a sua qualidade é tão importante quanto a sua configuração e o seu perfil didático. Quando você está em busca de movimentos cuja finalidade é proporcionar alívio, o estilo de movimentação é ainda mais importante. O alívio não virá com movimentos duros, rápidos ou violentos. Talvez tenha sido essa a sua atitude a vida inteira, mas deve admitir que não o ajudou a construir uma condição saudável, nem o tornou mais charmoso ou elegante, ou aliviou as suas dores; afinal de contas, você está sofrendo.

Considere claramente, por um momento, se você está realmente disposto a desistir da abordagem que finge criar uma facilidade recorrendo à brutalidade. Para resgatar em si mesmo as qualidades da suavidade e leveza, talvez você precise adotar uma atitude que, possivelmente, só se recebe de pais conscientes, que não adotam teorias e seus conhecimentos preconcebidos sobre o que é melhor para o filho, e sim se deixam guiar pela sua intuição sempre encontrando maneiras de promover o bem-estar dos filhos com delicadeza e atenção.

Você pode ter observado que, em certas condições, quando a atitude é de consideração e sensibilidade, as suas costas podem novamente realizar movimentos a salvo e com êxito. Essa observação dá margem a novas esperanças de melhora em seu interior. Reabilitar um movimento em que antes só havia uma ostensiva declaração de veto à vida é um feito revolucionário. É começar a dizer "sim" à vida.

Movimentar-se novamente a salvo é como retomar a comunicação num relacionamento após uma crise. O movimento gratificante, comprometido com assegurar a satisfação por meio da suavidade, reconforta-o como numa reconciliação, quando você se dá conta de que nem tudo está perdido como supunha. Você só precisa executar aquela pequena parte dos movimentos que está dentro de sua zona de conforto e segurança, mantendo-se nesses limites. Depois de dez ou vinte repetições desses micromovimentos, que podem parecer sem valor, você também conseguirá executar movimentos mais amplos, sem disparar o aparecimento da dor.

Sua paciência para conquistar as mais finas sutilezas do bem-estar

Se, ao ler as sugestões anteriores, você concluir que esse método de sofisticadas sensibilidades não se adapta a seu caso e não tem paciência para o que parece ser egocentrismo e auto-indulgência, então essa é justamente a evidência do quanto você está distante de manter um estilo de vida que a respeita e promove.

Pergunte-se honestamente onde você encontra melhores chances de reabilitar a sua já debilitada vitalidade. Será que a sua relutância em prestar atenção aos detalhes de suas sensações ajudam-no a deixar de ser vítima delas? No longo prazo, não é verdade que os problemas crônicos estão consumindo mais o seu tempo, evidenciando ainda menos esperanças de solução?

Se você não está disposto a experimentar-se em diversos níveis do agir, sintonizando seu organismo para a moderação e a paciência, está se sentenciando a um desfecho do tipo tudo ou nada. Ou você continua fazendo movimentos insensíveis e arbitrários, que acumulam danos, ou se recolhe numa postura de desconfiada abstenção bloqueando severamente sua participação na vida. De ambas as maneiras é a frustração. É acreditar que não há saída.

Em qualquer condição vulnerável, é possível encontrar recursos mentais para assimilar um estilo de vida que não piore a dor nem aumente as decepções, e busque o que está à sua disposição para poder reverter o seu envolvimento com o fazer compulsivo. Você pode se tornar consciente de detalhes pequenos, continuamente em mutação, e, em seu interior, encontrará o caminho que lhe trará alívio. Onde mais você tem à sua disposição um laboratório tão preciso no qual testar a sua interação criativa com o bem-estar?

Ouvi de uma aluna o relato de uma história ilustrando claramente essa abordagem. Ela passou por uma cirurgia depois de ter sofrido um acidente de carro, no qual fraturou a pelve em nove lugares. Durante toda a sua fase de recuperação manteve o controle de sua condição cultivando sua sensibilidade e consciência. Ela descobria em seu interior e registrava os menores movimentos que lhe eram possíveis, e os repetia numerosas vezes, com grande delicadeza. Envolveu-se com sua própria pesquisa particular e tudo o que tinha à sua disposição era a predisposição para descobertas e levar em conta as reações desencadeadas em seu corpo. "Os médicos não acreditaram na velocidade da minha recuperação", disse ela. "Não eram exercícios", acrescentou. "Era simplesmente imaginar aonde mais eu ainda poderia ir, e sentir o quanto era permitido, e depois brincar com isso."

O que você efetivamente pode movimentar

Há algumas coisas que você pode fazer por si mesmo, no mesmo espírito, pelo menos por algum tempo.

Nos dias difíceis, talvez você não consiga sequer amarrar o sapato; contudo, se puder se levar conscientemente mais além do patamar da ansiedade de antecipar uma punição a cada movimento, descobrirá, por exemplo, que seus ombros estão prontos para se livrar de sua rigidez e balançar levemente quando você andar. Talvez você consiga girar a cabeça macia e suavemente, de um lado a outro, desde que seus movimentos sejam mínimos e sem pressa, e, principalmente, sensíveis. Você também pode convidar o seu peito a respirar mais amplamente. Pode certamente escancarar a boca e deixar que ela ecoe o ritmo da caminhada.

Esse ato é bastante significativo. Na complexidade dos laços de família orgânicos há uma íntima correspondência de reações entre a pelve e o maxilar. Quando suas costas doem e sua pelve sabe não ser seguro bascular livremente, o maxilar também tende a se contrair e endurecer. Quando você convence conscientemente o maxilar a se mover, pois ele pode fazê-lo sozinho, então, em razão de seus vínculos ancestrais com a pelve, os quadris serão persuadidos a autorizar também um movimento mais amplo.

Quando você lida indiretamente com as suas costas, será mais fácil desfazer os traumas localizados nesse segmento. Quando você mobiliza o que é possível, cria um ambiente de movimentos que fluem naturalmente, no qual cada uma das partes é requisitada para interagir com as outras. Quando todos os elos de todos os sistemas estiverem acionados para praticar o otimismo funcional, então a parte relutante também se torna mais disposta a desistir de seu recuo e começa a participar da movimentação global.

Em presença de qualquer problema físico, você pode descobrir aqueles lugares que são capazes de movimentação, por mais remotos que sejam em relação às costas que doem e resistem, e colocá-los em ação de modo delicado e mínimo, como em qualquer outra movimentação natural. Você perceberá como a idéia de se mexer acabará lentamente se difundindo também pelas costas. Quanto mais você revela o que é possível, sempre que o pode, mais tênue e suportável se tornará sua dor nas costas. A melhora talvez seja muito pequena e imperceptível, porque o problema ainda existe, mas você está indo na direção certa: está treinando o funcionamento de seu organismo para que saia do confinamento e entre em atividade, o que, em linguagem orgânica, é o mesmo que recuperação.

Deficiente, ou alguém com um problema?

Sua primeira tarefa, quando está com dor, é estar atento para não entrar no papel do "deficiente" e se angustiar porque suas costas o estão torturando.

Há uma diferença entre ser uma pessoa deficiente e alguém com um problema. Quando, em 1967, Moshe ensinou o seu método de Integração Funcional ao seu primeiro grupo em Tel Aviv, uma das pessoas que escolheu para demonstrar o método era um homem que havia sido ferido num acidente de automóvel. O seu braço pendia inerte ao lado do corpo depois de ter perdido o controle motor. Moshe tentou diversas estratégias com ele, mas os nervos haviam aparentemente sido seccionados e era impossível recuperar a movimentação independente desse braço. Moshe amenizou os efeitos colaterais da lesão que ocasionavam uma distorção unilateralizada abrangendo todo o restante do corpo, e levou-o a um estado mais equilibrado e, em geral, melhor. Mas o braço em si não pôde ser reabilitado. Esse era o nosso primeiro modelo, e aprendemos com ele uma grande dose de humildade. Na última sessão com essa pessoa, Moshe dedicou o todo tempo a palavras de despedida. "Fiz tudo o que sei e não há mais o que possa fazer por você". Essas palavras eram raras em sua boca. "No entanto, lembre que os amigos que se apressam na sua frente por consideração à sua deficiência, e lhe abrem a porta, não são amigos de verdade. Muito depressa eles se cansarão de você e o abandonarão. Mas, se alguém lhe mostrar como usar o cérebro em vez da mão impotente, essa pessoa é sua amiga."

"Há muitas coisas que você pode fazer", continuou Moshe, "pois você pode amar e constituir uma família, e a profunda noção de responsabilidade que vem de sua lesão tornará o seu amor mais forte."

Na realidade, a fronteira entre a pessoa deficiente e a com um problema situa-se em algum ponto entre a idéia do que não posso e do que posso fazer.

O domínio da limitação

Talvez lhe seja difícil enxergar que ainda tem uma escolha de atitude a adotar quando se trata de uma questão de dor. O tecido orgânico atua de tal maneira que até mesmo um mínimo distúrbio localizado é divulgado pela totalidade do organismo e se reflete em suas reações gerais. Quando o distúrbio atinge o nível da dor, esta recebe prioridade total. Essa necessidade atende à sobrevivência durante um determinado estágio da lesão, a qual age visando envolver a rede orgânica completa no esforço de autodefesa. Se as costas machucadas têm necessidade de se imobilizar, todas as outras partes do organismo se identificarão com essa mensagem e reagirão com a tendência a bloquear os movimentos, em maior ou menor extensão, segundo a gravidade da lesão.

Quando você está confinado e, mesmo sendo o mais realista possível, sabe que é difícil se movimentar sem sofrimento, dificilmente é capaz de imaginar que consiga não se tornar uma pessoa deficiente, cuja vida seja totalmente governada por essa limitação. Indiretamente, tudo irá acontecer para alimentar em seu íntimo a noção de que você é prisioneiro da dor. Sem o desejar, você será levado a pensar que seu corpo o traiu e você caiu numa cilada.

O mecanismo orgânico é estruturado de maneira a que as pessoas sejam atentas ao que é negativo, aos perigos, às ameaças à vida. Esse é o equipamento que toda criatura viva necessita para sobreviver, em meio à batalha pela existência no seio da natureza. O cérebro mostra-se bastante eficiente quando tem de achar defeitos, e, segundo essas falhas, ele estabelece um curso de ação. Essa atuação seletiva do cérebro detecta primeiramente o que é prejudicial e em seguida o satisfatório. O reconhecimento do que é prazeroso pode ser facilmente ignorado se a pessoa não o registrar de maneira deliberada.

É o mesmo que arrancar o mato do seu jardim e esquecer de apreciar as flores. Na realidade, durante nossa fase de crescimento, recebemos atenção pelas nossas atitudes negativas. Nossa tendência é dar bem mais ouvidos às advertências sobre o que não fazer do que às vozes encorajadoras que nos convidam a ousar, a fazer coisas que prometem ser mais interessantes que as convencionais. Temos inclusive menos palavras para verbalizar os fatos positivos do que para expressar os negativos. Prestar atenção ao que é positivo é como ouvir o silêncio em meio aos ruídos. É preciso treino e uma educação voltada para a seletividade.

A opção de atitude: a metade cheia da xícara

É sua capacidade humana que decide conscientemente onde investir a sua atenção. O objeto dessa escolha tem uma chance de crescer e prosperar. Concentrar toda a sua atenção nas suas costas, no ponto onde dói, torna-as mais irritadas e sem saída, lhes dá um destaque desproporcional no contexto de sua auto-imagem, garantido a essa região problemática o domínio sobre tudo o mais. Por outro lado, se dedicar algum tempo ao que é positivo em você, então o seu bem-estar também terá uma chance de assumir o lugar que merece e se tornar mais forte.

Sua tarefa humana consiste em transcender sua tendência defensiva e, em vez dela, utilizar seus recursos mentais para equilibrar o quadro. Uma atitude de otimismo equilibrado e a busca consistente de liberdade são ingredientes essenciais quando se trata de explorar as soluções de movimento apresentadas neste livro. Quer se trate de estar deitado sobre um rolo de cobertor e lembrar delicadamente sua coluna de como se alinhar com menos sofrimento; quer se trate de sentar na beirada de uma mesa e demonstrar para a cabeça e a pelve como interagir com mais harmonia; quer seja ajoelhar perto de uma cama e ajudar os tecidos contraídos a se livrar de sua excessiva defesa, ou de inibir a área dolorida com as mãos enquanto anda, permitindo que os movimentos naturais retomem sua configuração e fluência originais, cada uma dessas sugestões, como tantas outras, requer uma atitude de otimismo que nasce de seu íntimo.

A revelação mais notável da capacidade humana de canalizar conscientemente sua atitude para enxergar a metade cheia da xícara me foi dada por Jonathan Cohen.

Jonathan, em sua cadeira de rodas, num corpo com a menor sustentação jamais vista, explica em seu livro *From Defect to Wholeness* [Da deficiência à integridade], de que modo considera sua gravíssima lesão uma oportunidade excelente para despertar em si mesmo recursos espirituais e se tornar criativo, engendrando soluções que lhe possibilitem sobreviver. Seu problema não lhe permite considerar sua existência uma coisa líquida e certa. A todo momento ele deve recriar, com sensibilidade e aguda consciência, seu conforto físico, além de seu desenvolvimento espiritual. Para ele, essa criatividade intencional é o significado mais elevado do ser humano.

Por meio da coordenação de movimentos, você tem a oportunidade de cultivar conscientemente a escolha de preferir o que é positivo, e essa não é uma atitude que nasce espontaneamente. Nos momentos de dor ou limitação, essa oportunidade é ainda mais acentuada. Você é capaz de aprender com a dor quando tiver conseguido construir uma postura de paciência e consideração que lhe permite manter a serenidade e a vigilância, observando o que está acontecendo, decidido a aprender com as suas observações.

Seu sistema ecoa as suas observações. Ao investigar quais são as suas opções de movimento, aos poucos você anexa ao seu território de liberdade um número maior de áreas que vão saindo da relutância e do confinamento. Cada vez mais, você se torna capaz, apesar de seus atuais problemas.

O fim como começo

Por quaisquer meios que você escolha diminuir a sua dor, fazendo pressão nos pontos chave da rede neuronal, com drogas que sedam uma área e comprometem outra, com cintas elásticas, apoios e aparatos mecânicos, terapias de ondas térmicas ou ultra-som – quer se submetendo a uma cirurgia na qual a zona lesionada é fixada em caráter permanente para não ser mais vulnerável, ou fazendo um tratamento de acupuntura no qual as agulhas reativam as correntes elétricas pela totalidade do seu organismo –, em todos esses casos você ainda tem de aprender a usar seu corpo de uma maneira que não facilite a recorrência do problema.

O fato de você não estar mais sentindo dor não atesta que tenha se tornado um cidadão saudável.

A recuperação ocorre quando você houver reabilitado sua capacidade de funcionar de maneira segura e gratificante, como é necessário para que a vida seja plena.

A recuperação está em você elevar seu nível de imunidade, em você melhorar sua capacidade independente de lidar com desafios cada vez maiores e sem se machucar.

A recuperação está em você aprender algo com a sua lesão e sair desse estado melhor do que estava antes.

Enquanto você estiver condicionado a um método, um aparato, um exercício, ainda está na fase de apenas conseguir gerar alívio. Por mais que esse seja um estágio necessário, lembre-se de que a autonomia funcional não surge sempre do alívio. A autonomia funcional está na linha do horizonte, e você pode aproximar-se dela quando estiver pronto a percorrer o caminho que leva à eficiência na movimentação, atualizando os seus hábitos. Para se recuperar é preciso que você passe por uma reforma completa de sua integridade funcional.

É você quem decide se pára a meio caminho ou se vai em frente, em busca do horizonte de seu potencial.

O trabalho de ampliar o seu potencial é rejuvenescedor. O processo de introduzir alterações em seus padrões de movimentação leva-o de volta a um momento do início de sua vida, no qual seus hábitos ainda estavam incompletos e abertos a mudanças. Essa nova abertura a rever os seus hábitos lhe proporciona os mesmos sentimentos e as mesmas sensações de antes: viver sentindo-se jovem.

Leituras Recomendadas*

CAPRA, Fritjof. *The Turning Point*. Em português, *O ponto de mutação*. São Paulo, Pensamento, 1999, 20ª ed.
CHOPRA, Deepak. *Quantum Healing*. Em português, *A cura quântica*, 1991.
FELDENKRAIS, Moshe. *Awareness Through Movement*. Em português, *Consciência pelo movimento*. São Paulo, Summus, 1997.
_____. *Body and Mature Behavior*. Londres, Routledge & Kegan Paul, reimpresso por ALEF, Israel, maio de 1988.
_____. *The Case of Nora*. Em português, *O caso Nora*. São Paulo, Summus, 1979.
_____. *The Elusive Obvious*. Califórnia, Meta, 1981.
_____. *The Master Moves*. Califórnia, Meta, 1985. Em português, *Vida e movimento*. São Paulo, Summus, 1988.
_____. *The Potent Self – A Guide to Spontaneity*. São Francisco, Harper & Row, 1985. Em português, *O poder da autotransformação*. São Paulo, Summus, 1994.
HEGGIE, Jack. *Running with the Whole Body*. Pensilvânia, Rodale Press, Emmaus, 1986.
KURTZ, Ron e Prestera, H. *The Body Reveals*. Em português, *O corpo revela*. São Paulo, Summus, 1989.
LEONARD, George. *The Ultimate Athlete*. Em português, *O atleta dos atletas*. São Paulo, Summus, 1999.
PEARCE, J. C. *The Bond of Power*. Nova York, Dutton, 1981.
_____. *Magical Child*. Nova York, Bantam, 1981.
SACKS, Oliver. *The Man Who Mistook His Wife for a Hat*. Em português, *O homem que confundiu sua mulher com um chapéu*, 1990.
ZEMACH-BERSIN, David e Kaethe e REESE, Mark. *Relaxercise*. Em português, *Solte-se*. São Paulo, Summus, 1972.

Recursos complementares

Para obter as fitas cassete e de vídeo, *Free Your Back – Free Yourself*, entre em contato com:

Ruthy Alon
A-27 Ein Karem
Jerusalém 90872
Israel
Tel.: 972-241224

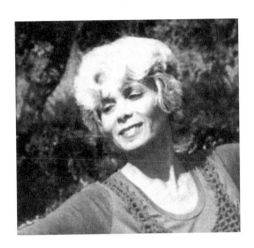

Ruthy Alon

É considerada atualmente uma das mais importantes orientadoras do Método Feldenkrais.

Nasceu em 1930, de mãe marroquina e pai russo, casados em Jerusalém. Estudou em Haifa, Tel-Aviv e no *kibutz* Mishmar Haemek.

Cursou o Seminário de Professores em Jerusalém e lecionou na escola primária do *kibutz* Alonim.

Casou-se em 1950 e é mãe de dois filhos.

Em 1958 travou contato com o Método Feldenkrais e desde então dedicou-se ininterruptamente a grupos de Consciência pelo Movimento.

A partir de 1968 adquiriu seu treinamento formal em Integração Funcional com o próprio Moshe Feldenkrais.

Lecionou em conceituadas universidades e instituições, ocupou os mais diversos cargos e exerceu diferentes funções nas Organizações Feldenkrais nos Estados Unidos, Israel, Austrália e em vários países da Europa.

Tem desenvolvido seus próprios métodos, específicos para trabalhar com diferentes partes do corpo, bem como para despertar recursos interiores de autocura por meio do toque e da tomada de consciência.

Impresso em off set

Rua Clark, 136 – Moóca
03167-070 – São Paulo – SP
Fones: (0XX) 6692-7344
6692-2226 / 6692-8749

com filmes fornecidos pelo editor

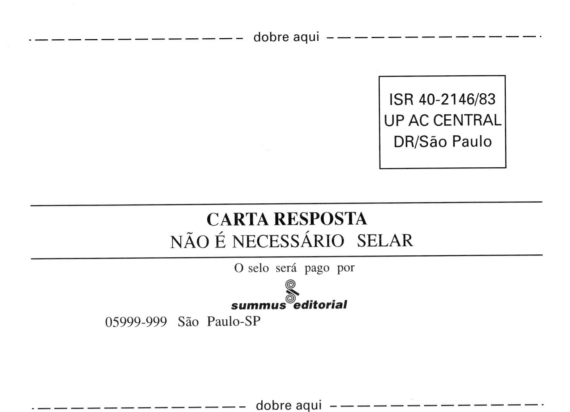

ESPONTANEIDADE CONSCIENTE

summus editorial
CADASTRO PARA MALA-DIRETA

Recorte ou reproduza esta ficha de cadastro, envie completamente preenchida por correio ou fax, e receba informações atualizadas sobre nossos livros.

Nome: _____ Empresa: _____
Endereço: ☐ Res. ☐ Coml. _____ Bairro: _____
CEP: _____-_____ Cidade: _____ Estado: _____ Tel.: ( ) _____
Fax: ( ) _____ E-mail: _____ Data de nascimento: _____
Profissão: _____ Professor? ☐ Sim ☐ Não Disciplina: _____

1. Você compra livros:
☐ Livrarias ☐ Feiras
☐ Telefone ☐ Correios
☐ Internet ☐ Outros. Especificar: _____

2. Onde você comprou este livro? _____

3. Você busca informações para adquirir livros:
☐ Jornais ☐ Amigos
☐ Revistas ☐ Internet
☐ Professores ☐ Outros. Especificar: _____

4. Áreas de interesse:
☐ Educação ☐ Administração, RH
☐ Psicologia ☐ Comunicação
☐ Corpo, Movimento, Saúde ☐ Literatura, Poesia, Ensaios
☐ Comportamento ☐ Viagens, *Hobby*, Lazer
☐ PNL (Programação Neurolingüística)

5. Nestas áreas, alguma sugestão para novos títulos? _____

6. Gostaria de receber o catálogo da editora? ☐ Sim ☐ Não

7. Gostaria de receber o Informativo Summus? ☐ Sim ☐ Não

Indique um amigo que gostaria de receber a nossa mala-direta

Nome: _____ Empresa: _____
Endereço: ☐ Res. ☐ Coml. _____ Bairro: _____
CEP: _____-_____ Cidade: _____ Estado: _____ Tel.: ( ) _____
Fax: ( ) _____ E-mail: _____ Data de nascimento: _____
Profissão: _____ Professor? ☐ Sim ☐ Não Disciplina: _____

summus editorial
Rua Itapicuru, 613 – cj. 72 05006-000 São Paulo – SP Brasil Tel (011) 3865 9890 Fax (011) 3872 7476
Internet: http://www.summus.com.br e-mail: summus@summus.com.br